T0129777

Weiterbildung Onkologie

Irenäus A. Adamietz · Wolf O. Bechstein · Hans Christiansen
Christian Doehn · Andreas Hochhaus · Ralf-Dieter Hofheinz
Werner Lichtenegger · Florian Lordick · Dirk Schadendorf
Michael Untch · Christian Wittekind (Hrsg.)

Weiterbildung Onkologie

CME-Beiträge aus: Der Onkologe

Juli 2014 – Dezember 2015

Mit 54 größtenteils farbigen Abbildungen und 41 Tabellen

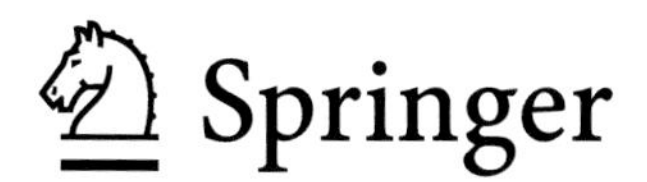

Herausgeber
Prof. Dr. I.A. Adamietz
Ruhr-Universität Bochum
Marienhospital Herne – Klinik für Strahlentherapie
Herne, Deutschland

Prof. Dr. W.O. Bechstein
Universitätsklinikum Frankfurt
Zentrum der Chirurgie – Universität Frankfurt
Frankfurt, Deutschland

Prof. Dr. H. Christiansen
Medizinische Hochschule Hannover
Strahlentherapie Spez Onkol
Göttingen, Deutschland

Prof. Dr. C. Doehn
Urologikum Lübeck
Lübeck, Deutschland

Prof. Dr. A. Hochhaus
Universitätsklinikum Jena
Klinik für Innere Medizin II
Jena, Deutschland

Prof. Dr. R.-D. Hofheinz
Interdisziplin. Tumorzentrum
Universität Mannheim
TagesTherapieZentrum TTZ
Mannheim, Deutschland

Prof. Dr. W. Lichtenegger
Charité – Universitätsmedizin Berlin
Klinik für Gynäkologie
Berlin, Deutschland

Prof. Dr. F. Lordick
Universitätsklinikum Leipzig
Cancer Center
Leipzig, Deutschland

Prof. Dr. D. Schadendorf
Universitätsklinikum Essen
Klinik für Dermatologie
Essen, Deutschland

Prof. Dr. M. Untch
HELIOS Klinikum Berlin-Buch
Klinik Gynäkologie/Geburtshilfe
Berlin, Deutschland

Prof. Dr. C.F. Wittekind
Universitätsklinikum Leipzig
Institut für Pathologie
Leipzig, Deutschland

ISBN 978-3-662-49414-1 ISBN 978-3-662-49415-8 (eBook)
DOI 10.1007/978-3-662-49415-8

Auszug aus: Der Onkologe, Springer-Verlag 2014–2015

Die Deutsche Nationalbibliothek verzeichnet diese Publikation in der Deutschen Nationalbibliografie;
detaillierte bibliografische Daten sind im Internet über http://dnb.d-nb.de abrufbar.

Springer

Umschlaggestaltung: deblik Berlin

Gedruckt auf säurefreiem und chlorfrei gebleichtem Papier

Springer ist Teil von Springer Nature
Die eingetragene Gesellschaft ist Springer-Verlag GmbH Berlin Heidelberg

Inhaltsverzeichnis

Korrespondierende Autoren

Dreyling, M., Prof. Dr.
Medizinische Klinik III
Klinikum Großhadern
Ludwig-Maximilians-Universität München
Marchioninistraße 15
81377 München
Martin.Dreyling@med.uni-muenchen.de

Eigendorff, E., Dr.
Abteilung Hämatologie/Onkologie
Universitätsklinikum Jena
Erlanger Allee 101
07740 Jena
ekkehard.eigendorff@med.uni-jena.de

Fink, S.E.K., Dr.
Nierenzentrum Heidelberg
Abteilung für Nephrologie
Universität Heidelberg
Im Neuenheimer Feld 162
69120 Heidelberg
susanne.fink@med.uni-heidelberg.de

Fruehauf, S., Prof. Dr.
Medizinische Klinik
Klinikum Bad Hersfeld
Seilerweg 29
36251 Bad Hersfeld
stefan_fruehauf@urz.uni-heidelberg.de

Grosch, H., Dr.
Abteilung Onkologie
Thoraxklinik Heidelberg
Amalienstraße 5
69126 Heidelberg
heidrun.grosch@med.uni-heidelberg.de

Hilgendorf, I., PD Dr.
Klinik für Innere Medizin II
Abteilung für Hämatologie und Internistische Onkologie
Universitätsklinikum Jena
Erlanger Allee 101
07747 Jena
Inken.Hilgendorf@med.uni-jena.de

Hillemanns, P., Prof. Dr.
Klinik für Frauenheilkunde und Geburtshilfe
Medizinische Hochschule Hannover
Carl-Neuberg-Straße 1
30625 Hannover
Hillemanns.peter@mh-hannover.de

Hofmann, W.-K., Prof. Dr.
Abteilung für Hämatologie und Onkologie
III. Medizinische Klinik
Universitätsmedizin Mannheim
Theodor-Kutzer-Ufer 1–3
68167 Mannheim
w.k.hofmann@medma.uni-heidelberg.de

Kurosch, M., Dr.
Klinik für Urologie und Kinderurologie
Universitätsklinikum Frankfurt
Theodor-Stern-Kai 7
60590 Frankfurt am Main
Martin.Kurosch@kgu.de

Manekeller, S., PD Dr. MHBA
Klinik und Poliklinik für Allgemein-, Viszeral-,
Thorax- und Gefäßchirurgie
Universitätsklinikum der Rheinischen Friedrich-
Wilhelms-Universität Bonn
Sigmund-Freud-Straße 25
53127 Bonn
Steffen.Manekeller@ukb.uni-bonn.de

Mügge, L.-O., Dr.
Klinik für Innere Medizin II
Universitätsklinikum Jena
Erlanger Allee 101
07740 Jena
lars-olof.muegge@med.uni-jena.de

op den Winkel, J., Dr.
Thoraxklinik am Universitätsklinikum Heidelberg
Amalienstraße 5
69126 Heidelberg
jan.opdenwinkel@med.uni-heidelberg.de

Reinisch, M., Dr.
Senologie/interdisziplinäres Brustzentrum
Kliniken Essen Mitte
Henricistraße 90
45136 Essen
m.reinisch@kliniken-essen-mitte.de

Reiter, M.A., Dr.
Klinik für Urologie
Isar Kliniken GmbH
Sonnenstraße 24 – 26
80331 München
michael.reiter@isarklinikum.de

Schadendorf, D., Prof. Dr.
Hauttumorzentrum am Westdeutschen Tumorzentrum
(WTZ) & Klinik für Dermatologie, Venerologie
& Allergologie
Universitätsklinikum Essen
Hufelandstraße 55
45133 Essen
dirk.schadendorf@uk-essen.de

Seiler, T., Dr.
Medizinische Klinik III
Klinikum Großhadern
Ludwig-Maximilians-Universität München
Marchioninistraße 15
81377 München
Till.Seiler@med.uni-muenchen.de

Weis, J., Prof. Dr.
Klinik für Tumorbiologie Freiburg
Breisacher Straße 117
79106 Freiburg
weis@tumorbio.uni-freiburg.de

Woest, G., PD Dr.
Klinik für Allgemein- und Viszeralchirurgie
Universitätsklinikum Frankfurt
Goethe-Universität
Theodor-Stern-Kai 7
60590 Frankfurt am Main
guido.woeste@kgu.de

Wybranski, C., Dr.
Klinik für Radiologie und Nuklearmedizin
Universitätsklinik Magdeburg
Leipziger Straße 44
39120 Magdeburg
christian.wybranski@med.ovgu.de

Onkologe 2014 · 20:689–700
DOI 10.1007/s00761-013-2646-2
Online publiziert: 19. Juni 2014

W.-K. Hofmann · N.Z. Müller · F. Nolte
Abteilung für Hämatologie und Onkologie, III. Medizinische Klinik, Universitätsmedizin Mannheim, Mannheim

Myelodysplastische Syndrome

Zusammenfassung

Hintergrund. Myelodysplastische Syndrome (MDS) stellen sowohl aus diagnostischer als auch therapeutischer Sicht eine große Herausforderung dar.
Methodik. Die zytomorphologische Knochenmarkdiagnostik in Kombination mit der Zytogenetik und die Befundung aus dem peripheren Blut sind aktueller Goldstandard in der MDS-Diagnostik. Risikoscores wie der IPSS/IPSS-R („international prognostic scoring system revised international prognostic scoring system") oder der WPSS („WHO classification-based prognostic scoring system", WHO: „World Health Organization") erlauben eine Abschätzung der Prognose der Patienten hinsichtlich des Gesamtüberlebens und des Risikos einer Progression in eine akute myeloische Leukämie (AML).
Ergebnisse. Therapiegrundlage ist die supportive Therapie v. a. mit Gabe von Erythrozytenkonzentraten und ggf. notwendig werdender Eisenchelation. Die allogene Stammzelltransplantation ist nur für eine Minderheit der Patienten eine kurative Option. Für Patienten mit fortgeschrittenem MDS, die keine Kandidaten für eine Stammzelltransplantation sind, stellt 5-Azacytidin eine sehr wirksame und gut verträgliche Therapie dar, die darüber hinaus ambulant durchführbar ist.
Schlussfolgerung. Wegen des meist fortgeschrittenen Alters und der häufig bestehenden Komorbiditäten der Patienten einerseits sowie der Therapietoxizität und oft unbefriedigenden Ansprechraten auf konventionelle Therapieansätze andererseits ist das Management von MDS-Patienten komplex. Die Therapiemöglichkeiten sollten immer individuell auf den Betroffenen abgestimmt sein, mit dem Ziel einer Verbesserung der Lebensqualität.

Schlüsselwörter

Myelodysplastische Syndrome · Knochenmark · Zytogenetik · Erythrozytenkonzentrat · 5-Azacytidin

Lernziele

Nach Lektüre dieses Beitrags
- **kennen Sie die entscheidenden Abläufe der aktuellen Diagnostik und Risikostratifizierung der myelodysplastischen Syndrome (MDS),**
- **sind Ihnen die wichtigen Standardtherapieelemente für MDS geläufig,**
- **können Sie risikoadaptiert die Indikation für eine Eisenchelationstherapie stellen,**
- **können Sie Patienten identifizieren, die von einer Therapie mit Erythropoetin profitieren,**
- **sind Ihnen die neuen Entwicklungen in der zielgerichteten Therapie des MDS bekannt.**

Hintergrund

Bisher ist die alloSZT die einzige kurative Therapieoption für Patienten mit MDS

MDS sind v. a. Erkrankungen des **fortgeschrittenen Lebensalters**. Die verschiedenen Subtypen dieser heterogenen Erkrankungsgruppe sind durch eine insuffiziente Hämatopoese mit mehr oder weniger stark ausgeprägten Zytopenien im peripheren Blut sowie ein erhöhtes Risiko für die Entwicklung einer akuten myeloischen Leukämie (AML) charakterisiert. Bisher ist die allogene Stammzelltransplantation (alloSZT) die einzige kurative Therapieoption für Patienten mit MDS. Sie ist allerdings nur für eine Minderheit der Betroffenen geeignet (s. unten).

Für die meisten Patienten bleibt die rein supportive Therapie die einzige Option

Mit der demethylierenden Substanz **5-Azacytidin** (Vidaza®) steht für Patienten mit einem erhöhten medullären Blastenanteil eine gut verträgliche Substanz zur Verfügung, für die ein Überlebensvorteil gegenüber einer rein supportiven Therapie bzw. anderen konventionellen zytostatischen Strategien gezeigt werden konnte. Dennoch bleibt für die meisten Patienten die rein supportive Therapie mit regelmäßigen Gaben v. a. von Erythrozytenkonzentraten und im Verlauf Einleitung einer Eisenchelationstherapie die einzige therapeutische Option. Das weitere Verständnis der zugrunde liegenden molekulargenetischen Veränderungen [1] und der Pathomechanismen des MDS sowie die wünschenswerte Identifizierung krankheitsspezifischer molekularer Zielstrukturen sind die Basis für die Entwicklung effizienter, zielgerichteter und nebenwirkungsarmer Therapeutika.

Myelodysplastic syndromes

Abstract

Background. Myelodysplastic syndromes (MDS) are an enormous challenge with respect to diagnostics and therapy.

Methods. Cytomorphological bone marrow diagnostics in combination with chromosomal analyses and diagnostics from peripheral blood are the gold standard of MDS diagnostics. Risk scores, such as the international prognostic scoring system (IPSS), the revised international prognostic scoring system (IPSS-R) and the World Health Organization classification-based prognostic scoring system (WPSS) which allow an estimation of the prognosis concerning overall survival and the risk of progression to acute myeloid leukemia (AML) are well established.

Results. Allogeneic stem cell transplantation is a curative option but only for the minority of patients. The basis of therapy is therefore supportive care especially with the transfusion of packed red blood cells and if necessary, iron chelation. For patients with advanced MDS who are not candidates for stem cell transplantation, 5-azacitidine is an effective and well-tolerated therapy that is also feasible in an outpatient setting.

Conclusion. Advanced age and patient co-morbidities on the one hand and toxicity of therapy in combination with an often unsatisfactory response to conventional therapy approaches on the other hand result in an extremely complex management of patients with MDS. The treatment options should always be adjusted individually for each patient with the goal to improve the quality of life.

Keywords

Myelodysplastic syndromes · Bone marrow · Cytogenetic analysis · Erythrocyte transfusion · 5-Azacitidine

Tab. 1 Diagnostik des MDS	
Peripheres Blut	**Knochenmark**
Blutbild	Zytologie mit Fe, POX, PAS, Esterase
Retikulozyten	Zytogenetik, ggf. mit FISH (Chromosomen 5, 7, 8)
Differenzialblutbild	Histologie
LDH	Immunphänotypisierung
Ferritin	Molekulargenetik (Einzelgene):
Erythropoetin	- Diagnose: *JAK2, TET2*
Folsäure	- Prognose: *ASXL1, EZH2, RUNX1, TP53*
Vitamin B_{12}	- Splicing: *SF3B1, U2AF1*
Gegebenenfalls HLA-Typisierung	

Fe Eisen, *FISH* Fluoreszenz-in-situ-Hybridisierung, *HLA* „human leukocyte antigen, *LDH* Laktatdehydrogenase, *POX* Peroxidase, *PAS* „periodic acid Schiff"

Aktuelle europäische Leitlinien für die Diagnostik und Therapie von Patienten mit MDS stehen seit Oktober 2013 zur Verfügung [2]. Für Deutschland und Österreich sind Empfehlungen für die Diagnosestellung und die Therapie von Patienten mit MDS auf dem Internetportal Onkopedia der DGHO (Deutsche Gesellschaft für Hämatologie und Onkologie, http://www.dgho.de) hinterlegt.

Diagnostik

MDS sind **hämatopoetische Erkrankungen**, die mit einer dysplastischen Blutbildung im Knochenmark, peripheren Zytopenien sowie einem erhöhten Risiko für die Ausbildung einer Leukämie einhergehen. Die Diagnose MDS ist eine Herausforderung, denn auch andere hämatologische oder nichthämatologische Erkrankungen können zu dysplastischen Veränderungen der hämatopoetischen Zellen führen. Es gilt daher zunächst, andere Ursachen für eine Zytopenie auszuschließen. Hierzu gehören u. a. Substratmängel (Eisen, Vitamin B_{12}, Folsäure), Virenerkrankungen [HIV („human immunodeficiency virus"), Herpes-simplex-Virus, Ebstein-Barr-Virus, Zytomegalievirus, Varizella-zoster-Virus, Parvovirus B19, Hepatitisviren], die aplastische Anämie, Lymphome (z. B. Haarzellleukämie), die paroxysmale nächtliche Hämoglobinurie, die akute myeloische Leukämie oder auch der toxische Knochenmarkschaden (durch Medikamente, insbesondere Immunsuppressiva, Alkohol, Blei usw.).

Vor Diagnose MDS müssen zunächst andere Ursachen für eine Zytopenie ausgeschlossen werden

Die Diagnose MDS stützt sich auf zytomorphologische Untersuchungen des Knochenmarks und des peripheren Bluts (■ **Tab. 1**). Die morphologische Begutachtung eines peripheren Blutausstrichs kann bereits zu Beginn Hinweise zur Ätiologie der Zytopenie liefern, z. B. über den Nachweis von Virozyten, Formveränderungen der Erythrozyten, Blasten oder Dysplasiezeichen in der Granulopoese. Eine **Immunphänotypisierung** aus dem peripheren Blut und dem Knochenmark kann speziell zum Ausschluss eines Lymphoms (z. B. einer Haarzellleukämie) oder auch einer paroxysmalen nächtlichen Hämoglobinurie sinnvoll sein. Unabdingbar ist die Durchführung einer Knochenmarkpunktion mit Zytologie (■ **Abb. 1**), Zytogenetik und Histologie. Per definitionem darf eine Zellreihe als dysplastisch bezeichnet werden, wenn 10% ihrer Zellelemente **Dysplasiezeichen** aufweisen. Dabei kann lediglich eine Zellreihe betroffen sein, aber auch zwei oder alle drei Zellreihen. Dysplasiemerkmale sind z. B. Kernentrundungen, Kernabsprengungen, Hypogranulation, Pseudo-Pelger-Formen und Mikromegakaryozyten. Vereinzelt lässt bereits die Präsenz spezifischer Dysplasiezeichen eine spezielle MDS-Untergruppe vermuten, z. B. geht die isolierte Deletion 5q typischerweise mit einer Vermehrung dysplastischer Megakaryozyten mit kreisrunden Kernen (Spiegeleiformen) einher.

Die Diagnose MDS stützt sich auf zytomorphologische Untersuchungen des Knochenmarks und des peripheren Bluts

Die Durchführung einer Knochenmarkpunktion mit Zytologie, Zytogenetik und Histologie ist unabdingbar

Die **histologische Aufarbeitung** des Knochenmarks ist ein weiterer wichtiger Schritt zur Diagnosestellung. Sie erlaubt, neben der Knochenmarkarchitektur auch den Fasergehalt zu ermitteln, was speziell für die Diagnose eines hypoplastischen MDS oder eines myeloproliferativen Syndroms wie der Myelofibrose von Bedeutung ist. Der Nachweis einer Knochenmarkfibrose beim MDS ist mit einer schlechteren Prognose assoziiert. Mittels Knochenmarkhistologie können außerdem weitere in Frage kommende Differenzialdiagnosen des MDS, z. B. Lymphome, ausgeschlossen werden.

Der Nachweis einer Knochenmarkfibrose bei MDS ist mit einer schlechteren Prognose assoziiert

Die Bestimmung des Blastenanteils im peripheren Blut und im Knochenmark ist Teil der Prognoseabschätzung und dient als ein grundlegendes Unterteilungsmerkmal für die MDS-Untergruppen sowohl in der FAB-Klassifikation (FAB: „French American British") als auch in der zuletzt 2008 überarbeiteten WHO-Klassifikation (WHO: „World Health Organization"), nach der ein

Der Blastenanteil im peripheren Blut und Knochenmark ist für die Prognoseabschätzung und die MDS-Untergruppen-Zuordnung von Bedeutung

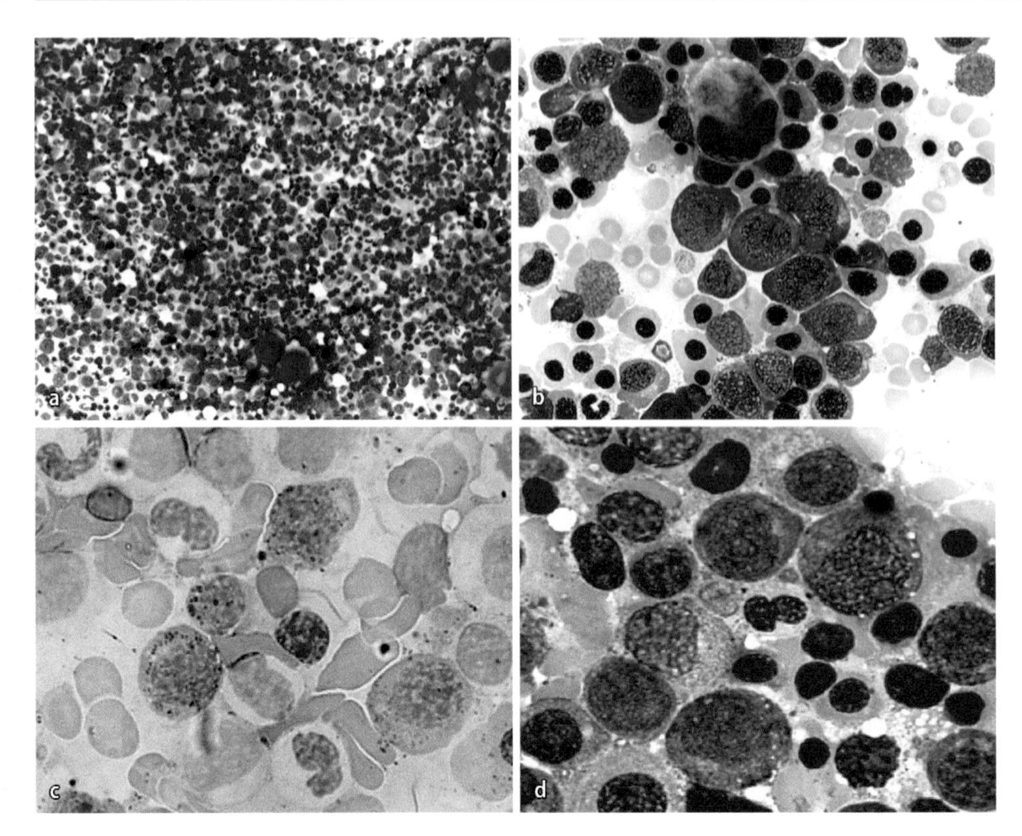

Abb. 1 ▲ Knochenmarkzytologie bei MDS, **a** refraktäre Anämie mit hyperzellulärem Knochenmark, **b** refraktäre Zytopenie mit multilinearer Dysplasie, **c** refraktäre Anämie mit Ringsideroblasten, **d** refraktäre Anämie mit Blastenexzess Typ I (**a,b,d** May-Grünewald-Giemsa-Färbung; **c** Berliner-Blau-Färbung)

Blastenanteil von über 20% das Vorliegen einer akuten myeloischen Leukämie (AML) definiert. In der aktuellen WHO-Klassifikation finden auch zytogenetische Befunde Berücksichtigung, das MDS mit isolierter Deletion 5q ist hier als eigene Untergruppe definiert.

Die Zytogenetik ist ein integraler prognostischer Faktor und Bestandteil des IPSS („international prognostic scoring system") und WPSS („WHO adapted prognostic scoring system"). Das IPSS wurde kürzlich überarbeitet und stellt nun eine altersadaptierte Risikostratifizierung dar (IPSS-R, ◼ **Tab. 2**). Die Therapie wird maßgeblich durch die Zytogenetik beeinflusst, so ist z. B. bekannt, dass speziell das MDS mit Deletion 5q sehr gut auf die Behandlung mit dem Immunmodulator Lenalidomid anspricht oder auch Patienten mit Hochrisiko-MDS und Aberrationen des Chromosoms 7 besonders von einer Therapie mit der demethylierenden Substanz 5-Azacytidin profitieren. Oft wird die Diagnose MDS auch erst durch den Nachweis einer bestimmten zytogenetischen Aberration bei nur geringen Dysplasiezeichen und grenzwertiger Zytopenie gestellt. Chromosomale Veränderungen finden sich bei etwa 50% der neu diagnostizierten MDS-Patienten und werden nach dem IPSS in gut (normaler Karyotyp, isolierte Monosomie Y, Deletion 5q und Deletion 20q), schlecht (komplex mit mehr als 3 Aberrationen oder vorhandener Anomalie des Chromosoms 7) und intermediär (alle anderen Aberrationen) eingestuft [3, 4, 5, 6, 7, 8].

Die Therapie wird durch die Zytogenetik maßgeblich beeinflusst

Chromosomale Veränderungen finden sich bei etwa 50% der neu diagnostizierten MDS-Patienten

Therapie

Strategien

Das einzige Therapiekonzept mit kurativer Intention ist, wie oben angeführt, die allogene Stammzelltransplantation. Diese ist jedoch aufgrund des meist höheren Patientenalters und der oft bestehenden Komorbiditäten nur für wenige Patienten eine Option.

Die kurative alloSZT ist aufgrund des meist höheren Patientenalters und der oft bestehenden Komorbiditäten nur für wenige Patienten eine Option

Das wichtigste Ziel bei der Behandlung von Patienten mit MDS ist die **Erhaltung der Lebensqualität**, wofür eine sorgfältige und regelmäßige supportive Therapie erforderlich ist. Mögliche weitere Therapieentscheidungen müssen immer unter Berücksichtigung der Patientensituation, des

Tab. 2 Definition des IPSS-R („international prognostic scoring system – revised")

	Scorepunkte						
	0	0,5	1	1,5	2	3	4
Karyotyp[a]	A	–	B	–	C	D	E
Blasten (%)	≤2	–	>2–<5	–	5–10	–	>10
Hb-Wert	≥6,21 mmol/l (≥10 g/dl)	–	4,97 bis <6,21 mmol/l (8 bis <10 g/dl)	4,97 mmol/l (<8 g/dl)	–	–	–
Thrombozyten	10^{-7}/l (≥100/nl)	5×10^{-8} bis 10^{-7}/l (50 bis <100/nl)	5×10^{-8}/l (<50/nl)	–	–	–	–
Neutrophile	≥8×10^{-7}/l (≥800/nl)	<8×10^{-7}/l (<800/nl)	–	–	–	–	–
Risikoscore	*Punkte*						
„Very low risk"	≤1,5						
„Low risk"	2–3						
„Intermediate risk I"	3,5–4,5						
„Intermediate risk II"	5–6						
„High risk"	>6						

[a]*A* Sehr gut [–Y, del(11q)]*B* gut [normal, del(5q), del(12p), del(20q), Doppelklon mit del(5q)]*C* intermediär [del(7q), +8, +19, i(17q), andere Einzel- oder Doppelklone]*D* schlecht [–7, inv(3)/t(3q)/del(3q), Doppelklon mit –7/del(7q), komplex (3 Aberrationen)]*E* sehr schlecht (komplex, >3 Aberrationen)

Patientenwunsches, der Therapiechancen, aber auch der potenziellen Nebenwirkungen getroffen werden (◘ **Abb. 2**).

Therapie der Niedrigrisiko-MDS

Das Niedrigrisiko-MDS umfasst die Stadien „very low risk", „low risk" und „intermediate risk I" nach IPSS-R (◘ **Tab. 2**). Die Indikation für eine krankheitsspezifische Therapie ist streng zu stellen und ergibt sich aus dem Alter der Patienten, Nebenerkrankungen sowie klinischen Symptome, wie Fatigue bei Anämie, rezidivierenden Blutungen bei Thrombozytopenie oder häufigen Infekten bei Leukopenie. Patienten, die asymptomatisch sind, deren Blutwerte nur geringe Pathologien zeigen und die keine größeren Komorbiditäten aufweisen, können zunächst im Verlauf beobachtet werden.

Die Indikation für eine krankheitsspezifische Therapie ist streng zu stellen und hängt vom Alter der Patienten, Nebenerkrankungen und den klinischen Symptomen ab

Supportive Therapie

Sie ist ein Grundpfeiler der Therapie sowohl bei Niedrig- als auch bei Hochrisiko-MDS. Sie besteht aus der bedarfsgerechten Transfusion von Erythrozyten- und Thrombozytenkonzentraten und der antibiotischen Therapie bei Infekten. Gegebenenfalls können bei erhöhter Blutungsneigung und ausgeprägter Thrombozytopenie **Proteaseinhibitoren** wie Tranexamsäure oder ε-Aminokapronsäure gegeben werden. Der Zeitpunkt für die Transfusion von Erythrozytenkonzentraten ist nicht an einen bestimmten Hämoglobinwert gebunden, sondern hängt von den klinischen Symptomen und Befunden sowie den Komorbiditäten des Patienten (z. B. kardiale Erkrankungen) ab und sollte individuell festgelegt werden. Die Thrombozytengabe richtet sich ebenfalls nicht nach einer festgelegten Thrombozytenzahl, sondern sollte nur bei akuten Blutungszeichen, bei fieberhaften Infekten oder vor operativen Eingriffen durchgeführt werden, eine rein prophylaktische Gabe ist nicht indiziert.

Die supportive Therapie beinhaltet die bedarfsgerechte Gabe von Erythrozyten- und Thrombozytenkonzentraten und die Antibiose bei Infekten

Hämatopoetische Wachstumsfaktoren

Im Jahr 1997 entwickelte die Arbeitsgruppe von Hellström-Lindberg den sog. **Nordic-Score**, mit dessen Hilfe die Chance für ein Ansprechen auf Erythropoetin und granulozytenstimulierende Wachstumsfaktoren abhängig vom endogenen Erythropoetinspiegel und der Transfusionsbedürftigkeit abgeschätzt werden kann. Patienten mit einem Erythropoetinspiegel von unter 500 U/l und einer Transfusionsbedürftigkeit von maximal 2 Erythrozytenkonzentraten/Monat sprechen mit bis zu 75% der Fälle am besten auf diese Behandlung an. Speziell Patienten mit einem Anteil von >15% Ringsideroblasten im Knochenmark (◘ **Abb. 1c**) profitieren von einer Kombinationstherapie mit Erythropoetin und granulozytenstimulierenden Wachstumsfaktoren. Diese Substanzen sollten über einen Zeitraum von 8 bis 12 Wochen verabreicht werden, bevor das Ansprechen auf die Therapie be-

Das Ansprechen auf eine erythropoese- und granulozytenstimulierende Therapie sollte erst nach 8- bis 12-wöchiger Behandlung bewertet werden

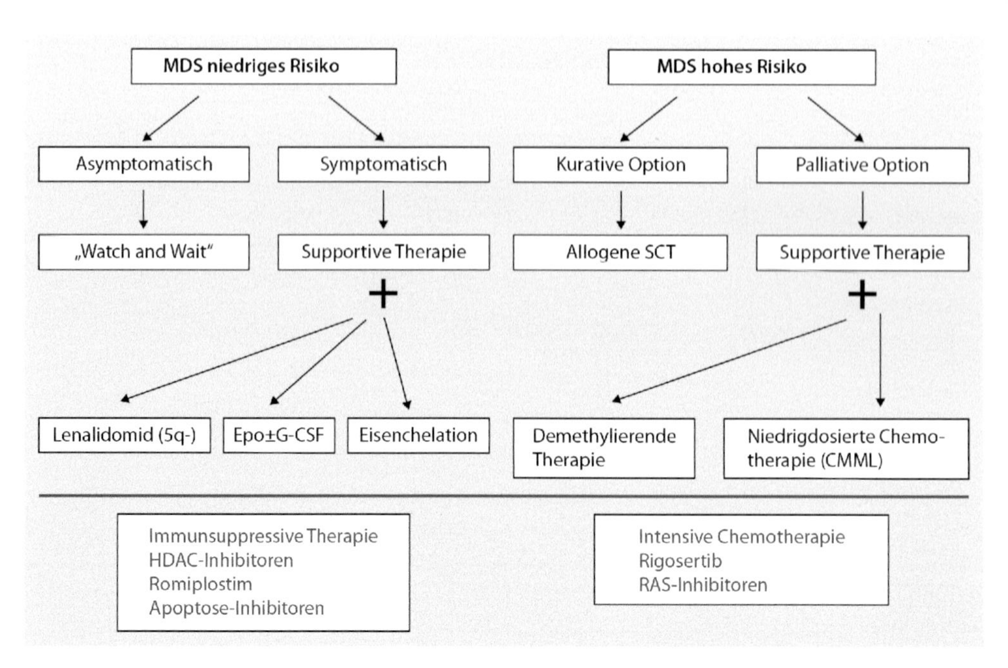

Abb. 2 ▲ Therapiealgorithmus beim MDS, *rot* experimentelle Behandlungsmöglichkeiten (meist im Rahmen von klinischen Studien), *CMML* chronische myelomonozytäre Leukämie, *G-CSF* „granulocyte-colony stimulating factor", *Epo* Erythropoetin, *HDAC* Histondeazetylase, *MDS* myelodysplastische Syndrome, *RAS* Onkogen („rat sarcoma"), *SCT* Stammzelltransplantation

wertet wird. Ein erhöhtes Transformationsrisiko in eine AML konnte für diese Therapie bisher nicht nachgewiesen werden, in nichtrandomisierten Studien zeigten sich Hinweise auf einen positiven Effekt auf das Überleben für die mit hämatopoetischen Wachstumsfaktoren behandelten Patienten im Vergleich zu denjenigen mit alleiniger supportiver Therapie.

Inwiefern thrombopoesestimulierende Faktoren, z. B. **Romiplostim**, bei Patienten mit anhaltender substitutionsbedürftiger Thrombopenie indiziert und zielführend sind, gilt es in Zukunft genauer zu eruieren. Die Reduktion akuter Blutungsereignisse und benötigter Thrombozytentransfusionen in aktuellen Studien lässt einen klinischen Benefit für Romiplostim vermuten [9, 10, 11].

Eisenchelation

Ein Nebeneffekt rezidivierender Transfusionen ist die **konsekutive Eisenüberladung**. Durch Studien und Beobachtungen bei Menschen mit angeborenen Anämien wie Thalassämie und Sichelzellanämie wurde der Zusammenhang von Eisenüberladung und daraus folgenden Endorganschäden belegt. Besonders betroffen bei diesen meist jungen, adoleszenten Patienten sind Herz, Leber und das endokrine System. Die Einführung einer suffizienten Eisenchelationstherapie in diesem Patientenkollektiv führte zu einer eindeutigen Reduktion von Morbidität und Mortalität. Inwiefern diese positiven Aspekte der Eisenchelation auch auf den älteren MDS-Patienten übertragen werden können, ist noch nicht abschließend geklärt. Retrospektive Analysen lassen vermuten, dass eine konsequente Eisenchelation das Überleben der MDS-Patienten positiv beeinflussen kann. Weiterhin wurde eine **Verbesserung der Hämatopoese** unter Eisenchelation berichtet, welche am ehesten auf die Reduktion von schädigenden Sauerstoffradikalen im Knochenmark zurückzuführen ist [12, 13].

Vermutlich kann eine konsequente Eisenchelation das Überleben der MDS-Patienten positiv beeinflussen

Immunmodulatorische Therapie

Lenalidomid ist eine Substanz mit immunmodulatorischen und antiangiogenen Eigenschaften. Speziell bei Patienten mit Nachweis einer Deletion 5q konnten hervorragende Ansprechraten gezeigt werden. In 2 Studien erreichten 57 und 67% der Patienten mit Deletion 5q Transfusionsfreiheit sowie ein zytogenetisches Ansprechen in 41 und 73% der Fälle. Ein Therapieansprechen konnte bereits innerhalb der ersten 2 Monate in beiden Studien erreicht werden. Viele Patienten profitierten bis zu 2 Jahre von der Therapie. Obwohl in einigen Fällen von lang anhaltenden Remissionen nach Absetzen von Lenalidomid berichtet wurde, herrscht in Expertengremien Konsens über die Fortführung der Therapie, solange sie toleriert wird und wirksam ist [14, 15, 16, 17].

Speziell bei Patienten mit Nachweis einer Deletion 5q konnten hervorragende Ansprechraten auf Lenalidomid gezeigt werden

Als strukturell ähnliche Substanz ist auch Thalidomid bei MDS-Patienten effektiv, mit hauptsächlicher Wirkung auf die Erythropoese, besonders bei Patienten, die keinen Blastenexzess im Knochenmark aufweisen. Aufgrund der jedoch häufig bei klinisch wirksamen Dosen auftretenden Nebenwirkungen, z. B. Polyneuropathien und Obstipation, ist seine Anwendung nur eingeschränkt möglich und meist nicht über einen längeren Zeitraum tolerabel.

Die Anwendungsmöglichkeiten von Thalidomid sind wegen der bei klinisch wirksamen Dosen häufig auftretenden Nebenwirkungen eingeschränkt

Sowohl bei Thalidomid als auch bei Lenalidomid ist das **teratogene Potenzial** zu beachten.

Valproinsäure

Sie führt über ihre Funktion als **Deacetylaseinhibitor** zu einer Lockerung der Chromatinstruktur, wodurch es zu einer Loslösung der DNA (Desoxyribonukleinsäure) von den Histonen kommt. Dies hat zur Folge, dass Gene – z. B. Tumorsuppressorgene – der Transkription wieder zugänglich sind und damit auch exprimiert werden. Speziell für Patienten mit Niedrigrisiko-MDS, die nicht auf eine Therapie mit Wachstumsfaktoren ansprechen, ist die Gabe von Valproinsäure eine Option. Hierbei wird ein Blutserumspiegel von 5×10^{-5}–10^{-4} g/l (50–100 µg/l) wird angestrebt. Neurologische Nebenwirkungen sind zu beachten. Die Wirkung anderer Histondeacetylaseinhibitoren wird aktuell in klinischen Studien untersucht.

Bei Valproinsäuretherapie sind die neurologischen Nebenwirkungen zu beachten

Therapie der Hochrisiko-MDS

Das Hochrisiko-MDS umfasst die Stadien „intermediate risk II" und „high risk" nach IPSS-R (■ **Tab. 2**). Diese Patienten haben eine ungünstige Prognose mit einem hohen Risiko für eine Progression in eine AML. Neben der supportiven Therapie sollte für jeden Patienten die weitere Behandlung abhängig vom Alter und evtl. vorliegenden Begleiterkrankungen individuell festgelegt werden.

Hochrisiko-MDS-Patienten haben eine ungünstige Prognose mit einer hohen Wahrscheinlichkeit der Progression in eine AML

Demethylierende Substanzen

5-Azacytidin ist in Europa zur Behandlung von Patienten mit Hochrisiko-MDS zugelassen, sofern diese nicht für eine allogene Stammzelltransplantation in Frage kommen. Die Zulassung begründet sich auf 2 randomisierten Phase-III-Studien: die CALGB 9221- und die AZA-001-Studie. In Ersterer wurde die Applikation von 5-Azacytidin über 7 Tage [0,075 g/m^2 (75 mg/m^2), Wiederholung alle 28 Tage] mit supportiver Therapie verglichen. 60% der mit 5-Azacytidin behandelten Patienten vs. 5% in der Gruppe mit ausschließlich supportiver Therapie zeigten ein Ansprechen. In der AZA-001-Studie wurde die Behandlung mit 5-Azacytidin mit supportiver Therapie, intensiver Chemotherapie und der Gabe von niedrigdosiertem Cytarabin verglichen. Es konnte ein Überlebensvorteil von 9 Monaten für die mit 5-Azacytidin behandelten Patienten gezeigt werden. Weiterhin waren unter der Therapie mit der demethylierenden Substanz die Zeit bis zur AML-Progression verlängert, der Transfusionsbedarf reduziert, und es traten seltener infektiöse Komplikationen auf. Diese Ergebnisse waren unabhängig vom Patientenalter, FAB-/WHO-Klassifikation oder Karyotyp. Auffällig war, dass besonders Patienten mit einer Monosomie 7 oder Deletion 7q von der 5-Azacytidin-Therapie profitierten. Ein spezifischer Überlebensvorteil im Vergleich zur intensiven Chemotherapie konnte im Rahmen dieser Studie nicht gezeigt werden, was möglicherweise auf die niedrigen Patientenzahlen innerhalb der verglichenen Gruppen zurückzuführen ist.

Patienten mit einer Monosomie 7 oder Deletion 7q profitierten besonders von der 5-Azacytidin-Therapie

Die Kombinationsmöglichkeiten von 5-Azacytidin mit anderen Substanzen, z. B. mit der immunmodulatorischen Substanz Lenalidomid oder einem Deacetylaseinhibitor, werden aktuell in Studien untersucht.

Die Kombinationsmöglichkeiten von 5-Azacytidin mit anderen Substanzen werden aktuell in Studien untersucht

Für die demethylierende Substanz Decitabin konnte der Nachweis eines Überlebensvorteils im Vergleich zur supportiven Therapie bisher nicht erbracht werden. In einer frühen Phase-III-Studie wurden jedoch ein Ansprechen und eine Verlängerung des progressionsfreien Überlebens im Vergleich zur supportiven Therapie demonstriert. Dass eine Behandlung mit Decitabin keinen Einfluss auf das Gesamtüberleben zeigte, könnte an dem möglichen Wechsel der Patienten von der Gruppe mit „best supportive care" in die mit Decitabin behandelte Gruppe liegen. Andererseits könnte der Unterschied zwischen 5-Azacytidin und Decitabin auch im Wirkmechanismus begründet liegen: während Decitabin lediglich eine Wirkung auf die DNA entfaltet, scheint 5-Azacytidin zusätzlich mit der RNA (Ribonukleinsäure) der Zellen zu interagieren [18, 19, 20].

Während Decitabin lediglich eine Wirkung auf die DNA entfaltet, scheint 5-Azacytidin zusätzlich mit der RNA der Zellen zu interagieren

Nichtintensive Chemotherapie

Die nichtintensive Chemotherapie kann nach Ausschöpfung anderer Therapiemöglichkeiten sinnvoll sein

Mit Verfügbarkeit der demethylierenden Substanzen trat die nichtintensive Chemotherapie, z. B. mit niedrigdosiertem **Cytarabin** oder **Melphalan**, in den Hintergrund. Dennoch kann sie für einige Patienten nach Ausschöpfung anderer Therapiemöglichkeiten, z. B. der Behandlung mit demethylierenden Substanzen, sinnvoll sein.

Intensive Chemotherapie

Prognostisch günstige Faktoren für die intensive Chemotherapie sind u. a. jüngeres Alter, guter Allgemeinzustand sowie prognostisch günstiger Karyotyp

Bei 50–60% der Patienten kann mit intensiven, ähnlich den bei AML verwendeten, Induktionstherapien eine komplette Remission erreicht werden, jedoch mit häufig nur kurzen Remissionsdauern. Aufgrund des höheren Patientenalters ist dieses Vorgehen nur für wenige MDS-Patienten eine Option. Als prognostisch günstige Faktoren für die intensive Chemotherapie gelten u. a. ein jüngeres Alter, ein guter Allgemeinzustand sowie ein prognostisch günstiger Karyotyp. Inwiefern die intensive Chemotherapie z. B. zur Remissionsinduktion vor geplanter allogener Stammzelltransplantation sinnvoll ist, kann nur im Einzelfall nach Abwägung von Nutzen und Risiken entschieden werden.

Allogene Stammzelltransplantation

Die Entscheidung für eine Stammzelltransplantation sollte mit Bedacht in einem Transplantationszentrum getroffen werden

Bei ihr handelt es sich um die einzige potenziell kurative Therapie. Durch die Reduktion der Intensität der Konditionierung ist es heute möglich, auch ältere Patienten über 65 Jahre der alloSZT zuzuführen. Die Entscheidung für eine Stammzelltransplantation sollte mit Bedacht unter Berücksichtigung des Patientenalters, bestehender Komorbiditäten und dem Vorhandensein eines potenziellen Stammzellspenders in einem Transplantationszentrum getroffen werden.

Der genaue Zeitpunkt für die Durchführung der Transplantation wird häufig diskutiert. Patienten mit Hochrisiko-MDS, die für eine Stammzelltransplantation in Frage kommen, sollten möglichst zeitnah transplantiert werden oder zumindest sollten Hinweise für einen Krankheitsprogress, wie eine zunehmende Transfusionsbedürftigkeit oder eine zunehmende Neutropenie, für den Therapiebeginn sprechen.

Es existieren unterschiedliche **Komorbiditätenscores**, um den prognostischen Therapieerfolg abzuschätzen. Diese sind insbesondere vor dem Hintergrund der Verfügbarkeit der reduzierten Konditionierung von Bedeutung. Hier scheinen zwar einerseits die transplantationsbedingte Morbidität und Mortalität vermindert zu sein, andererseits aber ist das Risiko für ein Rezidiv erhöht. Diesbezüglich bedarf es weiterer Studien. Auch die Bedeutung einer möglichen Therapie mit demethylierenden Substanzen vor Transplantation gilt es weiter zu untersuchen [21].

Fazit für die Praxis

- **Eine Knochenmarkzytologie und -zytogenetik sind für die genaue Diagnostik und Risikostratifizierung von MDS-Patienten obligat.**
- **Die allogene Stammzelltransplantation stellt für einige MDS-Patienten eine Option mit kurativem Therapieansatz dar.**
- **Die Substitution von Blutbestandteilen sollte sich an der Symptomatik und eventuellen Komorbiditäten der Patienten orientieren.**
- **Eine prophylaktische Thrombozytensubstitution sollte unterbleiben.**
- **Aktuelle Therapiestrategien umfassen für Patienten mit 5q-Syndrom die Gabe von Lenalidomid sowie für Patienten mit Hochrisiko-MDS (IPSS „intermediate II" und „high") die Therapie mit 5-Azacytidin, welche solange durchgeführt werden sollten, wie die Patienten auf die Therapie ansprechen und keine therapielimitierenden Toxizitäten auftreten.**

Korrespondenzadresse

Prof. Dr. W.-K. Hofmann
Abteilung für Hämatologie und Onkologie, III. Medizinische Klinik, Universitätsmedizin Mannheim
Theodor-Kutzer-Ufer 1–3, 68167 Mannheim
w.k.hofmann@medma.uni-heidelberg.de

Einhaltung ethischer Richtlinien

Interessenkonflikt. W.-K. Hofmann, N. Z. Müller und F. Nolte geben an, dass kein Interessenkonflikt besteht.

Dieser Beitrag beinhaltet keine Studien an Menschen oder Tieren.

Literatur

1. Cazzola M, Della Porta MG, Malcovati L (2013) The genetic basis of myelodysplasia and its clinical relevance. Blood 122:4021–4034
2. Malcovati L, Hellstrom-Lindberg E, Bowen D et al (2013) Diagnosis and treatment of primary myelodysplastic syndromes in adults: recommendations from the European LeukemiaNet. Blood 122:2943–2964
3. Vardiman JW, Thiele J, Arber DA et al (2009) The 2008 revision of the World Health Organization (WHO) classification of myeloid neoplasms and acute leukemia: rationale and important changes. Blood 114:937–951
4. Greenberg P, Cox C, LeBeau MM et al (1997) International scoring system for evaluating prognosis in myelodysplastic syndromes. Blood 89:2079–2088
5. Malcovati L, Germing U, Kuendgen A et al (2007) Time-dependent prognostic scoring system for predicting survival and leukemic evolution in myelodysplastic syndromes. J Clin Oncol 25:3503–3510
6. Greenberg PL, Tuechler H, Schanz J et al (2012) Revised international prognostic scoring system for myelodysplastic syndromes. Blood 120:2454–2465
7. Haase D, Germing U, Schanz J et al (2007) New insights into the prognostic impact of the karyotype in MDS and correlation with subtypes: evidence from a core dataset of 2124 patients. Blood 110:4385–4395
8. Schanz J, Tuchler H, Sole F et al (2012) New comprehensive cytogenetic scoring system for primary myelodysplastic syndromes (MDS) and oligoblastic acute myeloid leukemia after MDS derived from an international database merge. J Clin Oncol 30:820–829
9. Hellstrom-Lindberg E, Negrin R, Stein R et al (1997) Erythroid response to treatment with G-CSF plus erythropoietin for the anaemia of patients with myelodysplastic syndromes: proposal for a predictive model. Br J Haematol 99:344–351
10. Hellstrom-Lindberg E, Malcovati L (2008) Supportive care and use of hematopoietic growth factors in myelodysplastic syndromes. Semin Hematol 45:14–22
11. Kantarjian H, Fenaux P, Sekeres MA et al (2010) Safety and efficacy of romiplostim in patients with lower-risk myelodysplastic syndrome and thrombocytopenia. J Clin Oncol 28:437–444
12. Rose C BS, Vassilief D et al (2007) Positive impact of iron chelation therapy (CT) on survival in regularly transfused MDS patients. A prospective analysis by the GFM. Blood 110:249a
13. Bennett JM (2008) Consensus statement on iron overload in myelodysplastic syndromes. Am J Hematol 83:858–861
14. List A, Dewald G, Bennett J et al (2006) Lenalidomid in the myelodysplastic syndrome with chromosome 5q deletion. N Engl J Med 355:1456–1465
15. Fenaux P, Giagounidis A, Selleslag D et al (2011) A randomized phase 3 study of lenalidomide versus placebo in RBC transfusion-dependent patients with low-/intermediate-1-risk myelodysplastic syndromes with del5q. Blood 118:3765–3776
16. Giagounidis A, Fenaux P, Mufti GJ et al (2008) Practical recommendations on the use of lenalidomide in the management of myelodysplastic syndromes. Ann Hematol 87:345–352
17. Ades L, Fenaux P (2011) Immunomodulating drugs in myelodysplastic syndromes. Hematology Am Soc Hematol Educ Program 2011:556–560
18. Silverman LR, Demakos EP, Peterson BL et al (2002) Randomized controlled trial of azacitidine in patients with the myelodysplastic syndrome: a study of the cancer and leukemia group B. J Clin Oncol 20:2429–2440
19. Fenaux P, Mufti GJ, Hellstrom-Lindberg E et al (2009) Efficacy of azacitidine compared with that of conventional care regimens in the treatment of higher-risk myelodysplastic syndromes: a randomised, open-label, phase III study. Lancet Oncol 10:223–232
20. Lubbert M, Suciu S, Baila L et al (2011) Low-dose decitabine versus best supportive care in elderly patients with intermediate- or high-risk myelodysplastic syndrome (MDS) ineligible for intensive chemotherapy: final results of the randomized phase III study of the European Organisation for Research and Treatment of Cancer Leukemia Group and the German MDS Study Group. J Clin Oncol 29:1987–1996
21. Cutler C (2010) Allogeneic hematopoietic stem-cell transplantation for myelodysplastic syndrome. Hematology Am Soc Hematol Educ Program 2010:325–329

Onkologe 2014 · 20:787–798
DOI 10.1007/s00761-014-2681-7
Online publiziert: 20. Juli 2014

T.W. Park-Simon · R. Klapdor · H. Hertel · P. Soergel · M. Jentschke · P. Hillemanns
Klinik für Frauenheilkunde und Geburtshilfe, Medizinische Hochschule Hannover, Hannover

Diagnostik und Therapie des Zervixkarzinoms

Zusammenfassung

Hintergrund. Das Zervixkarzinom ist in Deutschland das dritthäufigste genitale Karzinom der Frau. Seine Therapie erfolgt adaptiert an Tumorstadium, Risiko- und individuelle Patientenfaktoren.

Diagnostik und Klassifikation. Das Zervixkarzinom wird klinisch nach den FIGO-Stadien (FIGO: „Fédération Internationale de Gynécologie et d'Obstétrique") eingeteilt. Hierfür erforderlich sind eine gynäkologische Untersuchung mit Spekulumeinstellung, manueller vaginaler und rektaler Untersuchung. Für die Diagnostik werden die Entnahme von Material für die zytologische Untersuchung und für den HPV-Test (HPV: humanes Papillomvirus) sowie eine kolposkopisch gezielte Biopsie oder Konisation eingesetzt. Hinzu kommen als spezielle Diagnostik eine gynäkologische Ultraschalluntersuchung sowie eine Nierensonografie. Weitere bildgebende Verfahren können bei Unklarheiten oder höheren Tumorstadien sinnvoll sein.

Therapieempfehlungen. Ab dem FIGO-Stadium IA2 wird ein Lymphknotenstaging durchgeführt. Bei FIGO IB–IIB ist die radikale Hysterektomie mit pelviner und ggf. paraaortaler Lymphonodektomie indiziert. Das laparoskopische Vorgehen stellt eine schonende Alternative zur offenen Operation dar. Die primäre Radiochemotherapie führt im Vergleich zur Operation in den Stadien FIGO IB–IIB zu vergleichbaren Langzeitergebnissen mit unterschiedlichem Nebenwirkungsprofil und Rezidivmuster. Der Nutzen der Sentinellymphonodektomie wird in klinischen Studien geprüft. Bei lokal fortgeschrittenem Karzinom Stadium FIGO III wird die Radiochemotherapie empfohlen. Die Therapie im Stadium FIGO IV sollte individuell gewählt werden. Die Radiochemotherapie wird als adjuvante Therapie bei erhöhtem Risiko eingesetzt. Die alleinige Chemotherapie erfolgt im fortgeschrittenen Stadium FIGO IVb oder bei Rezidiv.

Schlussfolgerung. Durch adäquate Diagnose und Therapieentscheid lassen sich eine Über- oder Untertherapie vermeiden und die für jedes Stadium optimale Behandlung finden. Dadurch ist – bei entsprechend frühen Tumorstadien – auch eine fertilitätserhaltende Behandlung möglich. Auch Komorbiditäten durch Kombination von Therapieverfahren können auf diese Weise, soweit möglich, vermieden werden.

Schlüsselwörter
Zervixkarzinom · Hysterektomie · Lymphknotenstaging · Trachelektomie · Radiochemotherapie

Lernziele

Nach Lektüre dieses Beitrags
- **kennen Sie die wichtigsten Verfahren zur Diagnostik des Zervixkarzinoms,**
- **wissen Sie, welche diagnostischen Methoden zur Stadieneinteilung indiziert sind,**
- **beherrschen Sie die stadiengerechte Therapie des Zervixkarzinoms,**
- **kennen Sie die fertilitätserhaltenden Operationsverfahren,**
- **sind Ihnen die nichtoperativen therapeutischen Optionen und deren Indikationen bekannt.**

Hintergrund

Das Zervixkarzinom stellt mit einer 5-Jahres-Überlebensrate von 69% und einer Mortalitätsrate von 2,5/100.000 ein großes gesundheitliches Problem dar

Das Zervixkarzinom stellt in Deutschland das dritthäufigste genitale Karzinom der Frau dar. Mit einer 5-Jahres-Überlebensrate von 69% und einer Mortalitätsrate von 2,5/100.000 bleibt es weiterhin ein großes gesundheitliches Problem [1].

Diagnostics and therapy of cervical cancer

Abstract
Background. Cervical cancer is the third most common genital cancer in women in Germany. The choice of treatment depends on tumor stage, risk factors and individual patient characteristics.
Diagnostics and classification. Cervical cancer is clinically classified according to the Fédération Internationale de Gynécologie et d'Obstétrique (FIGO) stage. For this a clinical examination is necessary with the use of a speculum, bimanual vaginal and rectal examination, a gynecological examination with removal of material for cytological diagnostics and human papillomavirus (HPV) testing as well as a targeted biopsy by colposcopy or conization. Additionally, special diagnostics include an obligatory gynecological ultrasound investigation and renal sonography and further imaging methods can be helpful in uncertain situations and high-grade tumor stages.
Therapy recommendations. Lymph node staging is carried out for all patients with tumor stage FIGO IA2 and higher. Up to tumor stages FIGO IB–IIB, radical hysterectomy combined with pelvic and if necessary para-aortic lymph node staging are performed. Chemoradiotherapy leads to similar results compared to open surgery regarding long-term survival but differs in the side-effect profile and recurrence pattern. Sentinel lymph node dissection is being tested in clinical trials. For patients suffering from locally advanced cancer FIGO stage III primary chemoradiotherapy is recommended and for patients with FIGO stage IV tumors individual treatment should be considered. Adjuvant chemoradiotherapy is conducted in high risk patients. In advanced FIGO stage IVb and recurrent cervical cancer primary chemotherapy represents the therapeutic option.
Conclusion. By adequate diagnostics and therapy decisions over-therapy and under-therapy can be avoided and the optimal treatment for each stage can be found. For the corresponding early tumor stage a fertility-retaining treatment is possible. In this way even comorbidities can be avoided as far as possible by a combination of therapeutic procedures.

Keywords
Cervical cancer · Hysterectomy · Lymph node staging · Trachelectomy · Chemoradiotherapy

Diagnostik des Zervixkarzinoms

Die Klassifikation des Zervixkarzinoms erfolgt klinisch nach den FIGO-Stadien (FIGO: „Fédération Internationale de Gynécologie et d'Obstétrique") in Form einer klinischen Untersuchung mit Spekulumeinstellung und bimanueller vaginaler und rektaler Untersuchung. Eine gynäkologische Untersuchung zur Diagnostik sollte die Entnahme einer Probe zur zytologischen Befundung und zur Durchführung eines HPV-Tests (HPV: humanes Papillomvirus) beinhalten.

Eine gynäkologische Untersuchung zur Diagnostik sollte die Entnahme einer Probe zur zytologischen Befundung und zur Durchführung eines HPV-Tests beinhalten

Moderne bildgebende Verfahren, wie Ultraschall, CT (Computertomografie) und MRT (Magnetresonanztomografie) finden noch keinen Eingang in die FIGO-Klassifikation.

Kolposkopisch geführt (falls nicht bereits makroskopisch sichtbar) werden eine **gezielte Biopsie** entnommen oder eine Konisation durchgeführt. Letztere ist dann sinnvoll, wenn durch eine Biopsie beim klinischen Verdacht keine Bestätigung des Karzinoms erfolgen konnte (diagnostische Indikation) oder das vermutete Karzinom im Konus in toto reseziert werden kann (bis maximal Stadium IB1; therapeutische Indikation).

Als spezielle Diagnostik sind eine gynäkologische Ultraschalluntersuchung sowie eine Nierensonografie als obligat anzusehen. Bei Unklarheit bezüglich der lokoregionären Tumorausbreitung bzw. bei höhergradigen Tumorstadien (>IB1) kann eine MRT-Untersuchung des Beckens hilfreich sein, da hierdurch neben der Tumorgröße eine parametrane Infiltration gut beurteilt werden kann. Ein CT des Thorax/Abdomens ist zum Ausschluss einer Metastasierung indiziert.

Eine gynäkologische Ultraschalluntersuchung sowie eine Nierensonografie sind obligater Bestandteil der speziellen Diagnostik

Ein CT des Thorax/Abdomens ist zum Ausschluss einer Metastasierung indiziert

Weitere diagnostische Maßnahmen wie Zysto-/Rektoskopie sind höhergradigen Tumorstadien vorbehalten. Die Indikation für eine i.v. Pyelografie, einen Kontrastmitteleinlauf oder ein PET-CT (PET: Positronenemissionstomografie) ist individuell zu stellen.

Operative Therapie

Operatives Staging

Die Genauigkeit des Stagings kann durch ein operatives Staging verbessert werden, welches in den letzten Jahren in den Industrienationen an Bedeutung gewann [2, 3]. Hierbei wird – in aller Regel per Laparoskopie – eine **komplette Lymphonodektomie** im Bereich der pelvinen und paraaortalen Lymphabflusswege durchgeführt. Das prätherapeutische operative Staging hat das Ziel, das Stadium der Erkrankung möglichst exakt zu definieren und so eine optimal stadienangepasste Therapie zu ermöglichen, insbesondere vor Beginn einer primären Radiochemotherapie zur Festlegung deren Grenzen. Die **postoperative Stadieneinteilung** erfolgt nach der **TNM-Klassifikation** (T: Tumor, N: Lymphknotenbefall, M: Metastasierung, [4]), die Angabe des FIGO-Stadiums ist dann optional.

Die exakte Definition des Erkrankungsstadiums im prätherapeutischen operativen Staging ermöglicht eine optimal stadienangepasste Therapie

Die Entscheidung über die Therapiemodalität wird interdisziplinär unter Einbeziehung der Gynäkologischen Onkologie, der Strahlentherapie, der Anästhesie und der Pathologie getroffen, um die verschiedenen Therapiemöglichkeiten unter Abwägung der Kurz- und Langzeitfolgen zu diskutieren. Die Therapie ist dann individuell unter Berücksichtigung von Alter, Lebenssituation, Erkrankungsstadium und Nebenerkrankungen festzulegen.

Die Entscheidung über die Therapiemodalität wird interdisziplinär getroffen

Stadienabhängige Therapie des Zervixkarzinoms

Stadium IA1

Beim frühen mikroinvasiven Zervixkarzinom ist die **Konisation** bei entsprechendem Sicherheitsabstand und bei Kinderwunsch ausreichend. Bei Patientinnen ohne Kinderwunsch kann eine einfache **Hysterektomie** durchgeführt werden, die onkologische Sicherheit wird dadurch nicht erhöht. Bei lymphovaskulärer Gefäßinvasion (L1 und V1) ist die pelvine Lymphadenektomie indiziert (**Sentinelkonzept** in spezialisierten Zentren unter Studienbedingungen bzw. zur Identifikation für den Schnellschnitt).

Bei lymphovaskulärer Gefäßinvasion ist die pelvine Lymphadenektomie indiziert

Stadium IA2–1B1

Die frühen Stadien werden durch zunächst **pelvines Lymphknotenstaging** und bei Tumorfreiheit der Wächterlymphknoten [Sentinellymphknoten (SLN)] durch (bevorzugt) nervensparende radikale Hysterektomie behandelt. Bei Kinderwunsch und Tumoren bis 2 cm Größe sowie negativem

Bei Kinderwunsch und Tumoren <2 cm mit negativen Lymphknoten erfolgen die pelvine Lymphadenektomie und die radikale vaginale Trachelektomie

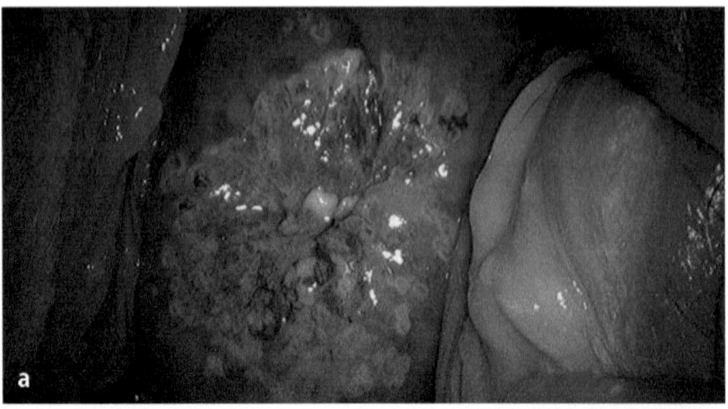

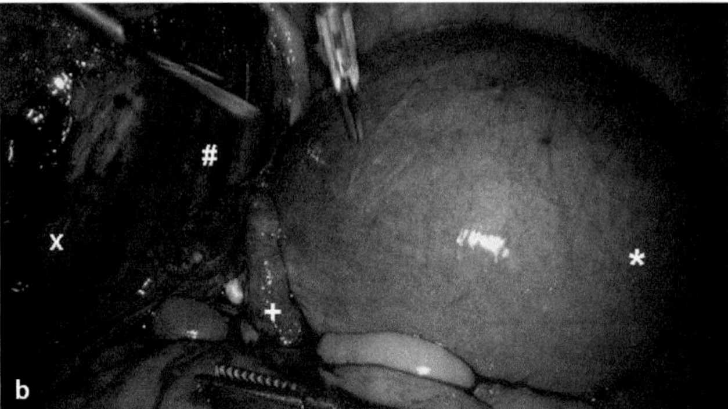

Abb. 1 ◄ Patientin in der 16. Schwangerschaftswoche einer Geminigravidität mit Adenokarzinom der Cervix uteri im Stadium pT1b1 mit Schlingenkonisation und laparoskopischem Lymphknotenstaging: **a** Portio vor Trachelektomie, **b** intraoperativer Situs im Rahmen des pelvinen Lymphknotenstagings; nach erfolgreichem Austragen der Schwangerschaft: komplettierende Operation, * Uterus, + Tuba uterina, # A. iliaca interna, *x* Beckenwand (mit freundl. Genehmigung von P. Hillemanns)

Lymphknotenstatus erfolgen die pelvine Lymphadenektomie und die radikale vaginale Trachelektomie (Sentinelkonzept in spezialisierten Zentren unter Studienbedingungen bzw. zur Identifikation für den Schnellschnitt; ◘ **Tab. 1**).

Stadium IB2

Obligat ist die pelvine Lymphonodektomie, die paraaortale lediglich bei Befall der pelvinen Lymphknoten. Alle operativen Verfahren, offen oder laparoskopisch oder robotergestützt, sind in den Leitlinien [5] gleichwertig. Bei Lymphknotenbefall ist die **Radiochemotherapie** indiziert (◘ **Tab. 1**).

Stadium IIA/B

Bei negativem Lymphknotenstatus kleiner Tumoren mit nur geringer Ausbreitung auf die Scheide kann ein alleiniger operativer Ansatz möglich sein

In den Frühstadien (≤FIGO-Stadium IIA) sollte bei nicht zu erwartender adjuvanter Therapie (fehlende präoperative Risikofaktoren) die **primär operative Therapie** erfolgen. In der Behandlung fortgeschrittener Stadien stellt die primäre Radiochemotherapie vorzugsweise nach Staging der pelvinen und paraaortalen Lymphknoten zur Festlegung der Ausdehnung des Strahlenfelds die Methode der Wahl dar. Bei negativem Lymphknotenstatus kann bei kleinen Tumoren und nur geringer Tumorausbreitung auf die Scheide (FIGO IIA) ein alleiniger operativer Ansatz möglich sein (◘ **Tab. 1**).

Stadium III

Hier ist die **primäre Radiochemotherapie** indiziert. Zur Optimierung der Ausdehnung des Strahlenfelds kann ein (laparoskopisches) chirurgisches Staging der Lymphknotenstationen sinnvoll sein (◘ **Tab. 1**).

Stadium IV

Bei der Therapieentscheidung im Stadium IV spielen das klinische und das laparoskopische Staging der Erkrankungsausdehnung eine Rolle

Je nach klinischer Situation erfolgt die Therapie individualisiert. Als Standard gilt die primäre Radiochemotherapie. Bei der Therapieentscheidung spielen das klinische und das laparoskopische Staging der Erkrankungsausdehnung eine Rolle. In Fällen, in denen die Erkrankung die Beckenwand nicht erreicht und keine Lymphknoten- und Fernmetastasen vorliegen, kann die **Exenteration** aus kurativer Sicht erwogen werden (◘ **Tab. 1**).

Tab. 1 Grundprinzipien der Behandlung des Zervixkarzinoms

Stadium	Bevorzugte Behandlung
Frühe Stadien und prämenopausale Patientinnen	Operative Verfahren favorisiert
FIGO-Stadien Ib–II	Operative Verfahren und die Verfahren der simultanen Radiochemotherapie sind in ihrer Wirkung gleichwertig, unterscheiden sich aber im Rezidivprofil und Nebenwirkungsspektrum.
Ab Stadium III	Radiochemotherapie ist Mittel der Wahl.
Ab Stadium IV	Die Therapieentscheidung muss individualisiert gefällt werden (primäre Radiochemotherapie, Exenteration, palliative Chemotherapie).
Kinderwunsch und frühes Zervixkarzinom	Möglichkeit des Uteruserhalts ist anzubieten.
Eine Über- oder Untertherapie sind zu vermeiden.	
Komorbiditäten durch Kombination von Therapieverfahren sollten Patientinnen erspart bleiben.	
Es sollte nur ein Therapieverfahren eingesetzt werden (Operation vs. Radiochemotherapie).	
Nervensparende Operationstechniken sind Standard.	

Operative Therapie des frühen Zervixkarzinoms

Die Entscheidung zur primär operativen Therapie führt bei unzureichendem Staging der Tumorausbreitung zu sekundär notwendig werdenden adjuvanten Therapieansätzen (z. B. bei nachgewiesenen Lymphknotenmetastasen, unzureichenden Resektionsrändern, Parametrienbefall oder Lymph- bzw. angiovaskulärer Gefäßinvasion), welche zusätzlich die Kombination aus Chemo- und Radiotherapie umfasst. Die unterschiedlichen Morbiditäten dieser Behandlungen addieren sich zum Nachteil der Patientinnen. In aktuellen Untersuchungen konnte gezeigt werden, dass die Rate an ungewünschten Kombinationstherapien nach primärer Operation bei adäquater Patientinnenselektion durch Laparoskopie in den Stadien FIGO IA1, L1–IIA unter 10% betragen kann [6].

Durch adäquate laparoskopische Patientinnenselektion kann die Rate ungewünschter Kombinationstherapien nach primärer Operation reduziert werden

Der wichtigste prognostische Faktor für das Zervixkarzinom ist der Lymphknotenstatus [7]. Dieser sollte deshalb vor der Wahl der Therapieform idealerweise laparoskopisch adäquat evaluiert werden. Auf diese Weise ist es möglich, die Patientinnen zu selektieren, welche von der alleinigen Operation (radikale vaginale Trachelektomie bei Wunsch nach Gebärmuttererhalt, radikale Hysterektomie) profitieren, und diejenigen, für die nach Staging und der Diagnose von Lymphknotenmetastasen, Tumorinvasion in Nebenorgane oder in den Bauchraum eher eine primäre Radiochemotherapie sinnvoll ist.

Der wichtigste prognostische Faktor für das Zervixkarzinom ist der Lymphknotenstatus

Ein Gebärmuttererhalt beim frühen Zervixkarzinom ist möglich: Bis zu einer Tumorgröße von 2 cm mit negativem Lymphknotenstatus ist die radikale vaginale Trachelektomie eine fertilitätserhaltende Alternative mit hoher Schwangerschafts- und Baby-take-Home-Rate. Weitere Kriterien für die Operation, bei der etwa 2/3 des Gebärmutterhalses, eine Scheidenmanschette und die Hälfte des Parametriums reseziert werden, sind 1 cm freie Schnittränder und eine Restzervixlänge von 1 cm. Dabei erreicht diese Methode bei Einhaltung der oben genannten Einschlusskriterien im Vergleich zur radikalen Hysterektomie identische onkologische Ergebnisse [8].

Beim frühen Zervixkarzinom ist ein Gebärmuttererhalt möglich

Die radikale vaginale Trachelektomie ist das derzeit das am besten untersuchte Verfahren mit breitestem geburtshilflichem Datenbestand, sodass sie als Standardverfahren gelten kann. Jungen Patientinnen mit Zervixkarzinom und Kinderwunsch ist sie als Therapiealternative zur radikalen Hysterektomie unbedingt anzubieten ([9], ◘ **Abb. 1,** ◘ **Tab. 1**).

Jungen Patientinnen mit Zervixkarzinom und Kinderwunsch ist die radikale vaginale Trachelektomie unbedingt anzubieten

Verminderung der Morbidität der operativen Therapie

Die Effektivität der laparoskopisch-operativen Behandlung des frühen Zervixkarzinoms ist erwiesen, sie stellt somit eine schonende Alternative zum derzeitigen Standard der abdominalen radikalen Hysterektomie mit pelviner Lymphadenektomie dar. Sie umfasst die Darstellung und Schonung der sympathisch/parasympathischen Nervenversorgung des Beckens über die Fasern des Plexus hypogastricus inferior und der Nn. splanchnici pelvici, welche u. a. für die **Blasenentleerung** essenziell sind (◘ **Tab. 1**; [10]).

Bei der laparoskopischen operativen Behandlung des frühen Zervixkarzinoms wird die Nervenversorgung des Beckens geschont

Sentinelkonzept

Mit der Beschränkung der Lymphadenektomie auf die SLN erlaubt das Sentinelkonzept eine Verminderung der operationsbedingten Komplikationsrisiken im Vergleich zur kompletten Lymphadenektomie (Blutungen, Nervenverletzungen, Lymphozelen, Lymphödem). In zahlreichen Studien konnte beim Zervixkarzinom belegt werden, dass eine alleinige Sentinellymphonodektomie unter strenger Einhaltung von Mindestqualitätskriterien beim frühen Zervixkarzinom (<2 cm) sicher anwendbar wäre [11, 12, 13]. Neben dem allgemeinen Trend, die Radikalität der operativen Verfahren beim frühen Zervixkarzinom zu reduzieren, stellt das alleinige Sentinelkonzept bei mikroinvasiven Tumoren mit lymphovaskulärer Infiltration (L1 und V1) und kleinen Tumoren bis 2 cm ein hoffnungsvolles Therapiekonzept zur Verminderung der operationsbedingten Morbidität dar, das nur unter Studienbedingungen nach kombinierter Blau- bzw. radioaktiver Markierung mit beidseitiger Darstellung der SNL („sentinel node localisation") und Entfernen aller bildgebend dargestellten SNL eingesetzt werden sollte (◘ **Tab. 1**; [14]).

Unter strenger Einhaltung von Mindestqualitätskriterien wäre die alleinige Sentinellymphonodektomie beim frühen Zervixkarzinom sicher anwendbar

Operative Therapie des fortgeschrittenen Zervixkarzinoms

Operatives Staging

Gemäß der FIGO- bzw. TNM-Klassifikation gilt der paraaortale Lymphknotenbefall als M1-Situation, und von daher als primär metastasiert. Die (laparoskopische) operative Staginguntersuchung mit Exstirpation der pelvinen und paraaortalen Lymphknoten kann die Rate an unnötigen adjuvanten Radiochemotherapien auf etwa 10% bei Patientinnen im Stadium bis FIGO IIA vermindern, wenn beim Nachweis von Lymphknotenmetastasen im Schnellschnitt auf eine radikale Hysterektomie verzichtet wird [6].

In einer kombinierten Analyse der 3 amerikanischen GOG-Studien (GOG-85, -120, -165, GOG: „Gynecologic Oncology Group") mit 685 Patientinnen im Stadium FIGO IIB–IVA ohne bekannte paraaortale Metastasierung zeigte sich durch das operative Lymphknotenstaging ein Vorteil hinsichtlich des krankheitsfreien, aber auch des Gesamtüberlebens [15]. Wird das Lymphknotenstaging dagegen laparoskopisch durchgeführt, verzögert sich die Radiochemotherapie nur um rund 10 Tage [16]. Der therapeutische Effekt eines paraaortalen Lymphknotenstagings konnte bisher nicht nachgewiesen werden (◘ **Tab. 1**).

Das operative Lymphknotenstaging ist sowohl hinsichtlich des krankheitsfreien als auch des Gesamtüberlebens von Vorteil

Therapie bei lokal fortgeschrittenem Karzinom FIGO IVA

Gemäß einer Erhebung von Mangler et al. [17] wird in knapp einem Drittel aller Fälle grundsätzlich die primäre Radiochemotherapie und in rund 13% der Versuch einer primären Exenteration durchgeführt. In Studien zum Einsatz der primären Radiochemotherapie im Stadium IVA wurde lediglich ein progressionsfreies Überleben von 10 Monaten bei einer 3-Jahres-Überlebensrate von nur 32% erreicht [18]. Bei kurativer Intention der Strahlentherapie muss mit einer signifikant erhöhten Fistelrate von 20–30% gerechnet werden [19]. Daher kommt der primären Exenteration weiterhin Bedeutung zu, insbesondere bei nodalnegativen Patientinnen, die mit deutlichen besseren Überlebensdaten assoziiert sind. Allerdings liegt die Rate nodalpositiver Patientinnen bei bis zu zwei Dritteln. Insofern ist die Wahrscheinlichkeit einer **adjuvanten Radiochemotherapie** nach erfolgter primärer Exenteration sehr hoch (◘ **Tab. 1**).

Die primäre Exenteration ist aufgrund der v. a. bei nodalnegativen Patientinnen deutlich besseren Überlebensdaten weiterhin von Bedeutung

Medikamentöse Therapie

Neoadjuvante Chemotherapie beim Zervixkarzinom

Ihr Ziel ist ein sog. **Downstaging**, d. h. die Verringerung der lokoregionären Tumorgröße, der Wahrscheinlichkeit eines Lymphknotenbefalls und der parametranen Infiltration zur Erzielung einer besseren Operabilität in Verbindung mit einem systemischen Effekt zur Reduktion des Fernmetastasierungsrisikos. Durch die Vermeidung einer Radiatio mit den assoziierten Nebenwirkungen erhofft man sich einen signifikanten Effekt auf das Gesamtüberleben.

In Metaanalysen wurden 6 Studien mit insgesamt 1078 Frauen verglichen, in denen die Rolle der neoadjuvanten Chemotherapie beim frühen bzw. lokal fortgeschrittenen Zervixkarzinom randomisiert verglichen wurde. Sowohl das Gesamtüberleben [HR=0,77 (HR: „hazard ratio"), CI=0,62–

0,96 (Konfidenzintervall), p=0,02] als auch das progressionsfreie Überleben (HR=0,75, CI=0,6–0,9, P=0,008) waren in der Gruppe mit neoadjuvanter Chemotherapie signifikant verbessert. Auch die lokale Rezidivrate war vermindert.

Beim frühen bzw. lokal fortgeschrittenen Zervixkarzinom verbessert die neoadjuvante Chemotherapie das Gesamt- sowie das progressionsfreie Überleben

In einer weiteren Metaanalyse ergab sich auch für die FIGO-Stadien IB1–IIA zwar eine verminderte Rate an adjuvanten Radiotherapien, allerdings konnte kein Effekt in Bezug zum Gesamtüberleben gezeigt werden [20]. Leider liegen keine Daten aus randomisiert kontrollierten Studien zum Einsatz der neoadjuvanten Chemotherapie plus Operation im Vergleich zur primären Radiochemotherapie vor (■ **Tab. 1**).

Adjuvante kombinierte Radiochemotherapie/Chemotherapie

Nach primär chirurgischem Vorgehen hängt die Indikationsstellung zur adjuvanten Therapie vom histologischen Tumorstadium ab. Bei nachgewiesenem Befall der pelvinen Lymphknoten, Resektionsstatus non in sano sowie dem Vorliegen mehrerer Risikofaktoren (L1, V1, Tumorgröße 4 cm, tiefe Stromainvasion) sollte eine adjuvante Radiochemotherapie einschließlich der Lymphabflussgebiete mit der Patientin besprochen werden.

Bei Befall der pelvinen Lymphknoten, Non-in-sano-Resektion sowie Vorliegen mehrerer Risikofaktoren ist eine adjuvante Radiochemotherapie anzustreben

In der GOG-92-Studie wurde der Nutzen einer postoperativen Beckenbestrahlung bei intermediärem Risikokarzinom (L1, V1, tiefe Stromainvasion) geprüft [21]. Durch die Bestrahlung konnte im Vergleich zur Gruppe mit reiner Observierung eine signifikante Reduktion des Rückfallrisikos erzielt werden. Obwohl in der ausschließlich observierten Gruppe numerisch mehr Todesfälle auftraten, zeigte sich im Gesamtüberleben kein signifikanter Unterschied. Ob sich durch eine adjuvante kombinierte Radiochemotherapie eine weitere Risikoreduktion und Verbesserung des Gesamtüberlebens erzielen lassen, wird in einer laufenden Phase-III-Studie (GOG-0263) geprüft. In der klinischen Praxis wird im Allgemeinen bei fehlender Kontraindikation für die Gabe von Cisplatin die postoperative kombinierte Radiochemotherapie empfohlen.

In der klinischen Praxis wird die postoperative kombinierte Radiochemotherapie bei fehlender Kontraindikation für die Gabe von Cisplatin empfohlen

Für den Therapieerfolg der primären kombinierten Radiochemotherapie ist die Applikation einer ausreichenden Strahlendosis durch perkutane Bestrahlung in Kombination mit einer Afterloading-Therapie entscheidend. Letztere ist integraler Bestandteil des Gesamtbehandlungskonzepts. Eine sekundäre Hysterektomie nach primärer Radiochemotherapie ist im Allgemeinen nicht indiziert, da bisher kein positiver Effekt auf die lokale Rezidivrate und das krankheitsfreie bzw. Gesamtüberleben belegt werden konnte und sie mit einer signifikant erhöhten Morbidität assoziiert ist [22, 23, 24]. Wenn allerdings die Afterloading-Behandlung nicht durchführbar ist oder der Tumor persistiert, ist die Indikation zur sekundären radikalen Hysterektomie im Sinne einer Salvage-Operation interdisziplinär zu stellen.

Bei primärer kombinierter Radiochemotherapie ist die Afterloading-Therapie integraler Bestandteil des Gesamtbehandlungskonzepts

Mit dem Einsatz der kombinierten Radiochemotherapie beim lokal fortgeschrittenen und beim frühen Hochrisikokarzinom können sowohl das progressionsfreie Überleben (HR=0,61; p<0,0001) als auch das Gesamtüberleben (HR=0,70; p<0,0001) signifikant verbessert werden [25]. Dies ist sowohl auf die deutliche Reduktion des Lokalrezidivrisikos (HR, 0,61; p<0,0001) als auch des Fernmetastasenrisikos (HR, 0,57; p<0,0001) zurückzuführen. In der klinischen Routine bewährte sich das Schema mit Cisplatin 40 mg/m^2 wöchentlich über maximal 6 Zyklen. Die 5-Jahres-Überlebensraten liegen bei 60–70% (■ **Tab. 1**, [26]).

Die kombinierte Radiochemotherapie reduziert das Rezidiv- und Metastasierungsrisiko bei lokal fortgeschrittenem sowie frühem Hochrisikokarzinom

Chemo-/zielgerichtete Therapie beim fortgeschrittenen Zervixkarzinom

Die Chemotherapie ist beim Plattenepithel- und bei Adenokarzinomen der Cervix uteri wirksam. Eine kurative Wirkung der Chemotherapie ist bisher nur in der Kombination mit einer gleichzeitigen Radiotherapie nachgewiesen. Beim fortgeschrittenen, persistierenden oder rezidivierenden Zervixkarzinom zeigt die alleinige zytostatische Therapie nur einen moderaten Benefit. Cisplatin zählt zu den Substanzen mit der höchsten zytotoxischen Einzelaktivität und bildet den Eckpfeiler für viele Kombinationstherapien. Eine Monotherapie mit Cisplatin erzielt eine Response-Rate um 20%.

Eine kurative Wirkung der Chemotherapie ist bisher nur in der Kombination mit einer gleichzeitigen Radiotherapie nachgewiesen

Ein positiver Trend mit höherer Ansprechrate und längerem progressionsfreiem Überleben zeigte sich unter Cisplatin/Paclitaxel [27], sodass sich diese Kombination in der klinischen Routine zur Behandlung des metastasierten und rezidivierten Zervixkarzinoms etablierte (■ **Tab. 1**).

Studien ergaben eine hohe Aktivität von Bevacizumab, die bis dato in keiner Untersuchung der GOG für die Zweit- und Drittlinientherapie in der rezidivierten Situation gezeigt werden konnte. In

Behandlungskombinationen mit Bevacizumab verbessern das Gesamtüberleben und das progressionsfreie Überleben signifikant

einer Phase-III-Studie wurde die Standardtherapie mit Cisplatin/Paclitaxel mit 3 experimentellen Kombinationen verglichen (Cisplatin/Paclitaxel/Bevacizumab, Paclitaxel/Topotecan und Paclitaxel/Topotecan/Bevacizumab). In Hinblick auf das Gesamtüberleben zeigte sich kein signifikanter Unterschied zwischen Cisplatin/Paclitaxel und Paclitaxel/Topotecan. Für die Behandlungskombinationen mit Bevacizumab wurde ein signifikanter Unterschied im Gesamtüberleben und progressionsfreien Überleben nachgewiesen (13,3 vs. 17 Monate und 5,9 vs. 8,2 Monate). Im Allgemeinen wurde die Kombinationstherapie mit Bevacizumab gut toleriert. Es traten keine unerwarteten bevacizumabassoziierten Nebenwirkungen auf. **Gastrointestinale Fisteln** allerdings wurden ausschließlich in der mit Bevacizumab behandelten Gruppe (3%) beobachtet. Damit ist Bevacizumab die erste zielgerichtete Therapie, die beim fortgeschrittenen Zervixkarzinom einen Überlebensvorteil zeigt (◘ **Tab. 1**).

Lokalrezidiv

In der Rezidivsituation nach radikaler Hysterektomie ist in rund der Hälfte aller Fälle mit einer **distanten Metastasierung** zu rechnen, während ein alleiniges zentrales bzw. vaginales Rezidiv lediglich bei einem Viertel und ein alleiniges Beckenwandrezidiv bei einem weiteren Fünftel der Patientinnen vorliegen [28]. In der Rezidivsituation wird das weiteren therapeutische Prozedere unter Berücksichtigung der primären Therapie, der Lokalisation des Rezidivs, des Vorliegens von Fernmetastasen und in Abhängigkeit vom Allgemeinzustand der Patientin festgelegt. Bei alleinigem zentralem Rezidiv ist ein operatives Vorgehen zumeist als pelvine Exenteration möglich und kann eine 5-Jahres-Überlebensrate zwischen 35 und 50% erzielen [29]. Bei primär nicht erfolgter Radiochemotherapie stellt dieses therapeutische Verfahren eine adäquate Alternative dar, wobei 5-Jahres-Überlebensraten zwischen 50 und 70% erreicht werden.

Bei alleinigem zentralem Rezidiv ist ein operatives Vorgehen zumeist als pelvine Exenteration möglich

Kombinationstherapien mit intraoperativer Radiotherapie bzw. LEER (lateral erweiterte endopelvine Resektion) führen bei lateralem Tumorsitz in ausgewählten Patientenkollektiven zu akzeptablen Ergebnissen. Bei isolierten paraaortalen Lymphknotenmetastasen ist in Einzelfällen eine operative Entfernung bzw., falls primär nicht erfolgt, eine Radiochemotherapie zu diskutieren. Letztere weist ein schlechteres Ergebnis bei Lymphknotenmetastasen von über 2 cm auf. Im nichtkurativen Setting ist eine palliative Chemotherapie indiziert.

Im nichtkurativen Setting ist eine palliative Chemotherapie indiziert

Fazit für die Praxis

- **Das (laparoskopische) Lymphknotenstaging ist eine wichtige Entscheidungshilfe für die richtige Therapie und gehört beim fortgeschrittenen Zervixkarzinom zum Standard.**
- **Die radikale Hysterektomie kombiniert mit pelviner Lymphonodektomie stellt die Standardtherapie des frühen Zervixkarzinoms dar.**
- **Die vaginale radikale Trachelektomie in Verbindung mit pelviner Lymphonodektomie ist ein Verfahren zur fertilitätserhaltenden Therapie, das jungen Frauen mit frühem Zervixkarzinom bis 2 cm angeboten werden sollte.**
- **Die Radiochemotherapie ist als Therapie der Wahl beim fortgeschrittenen Zervixkarzinom und der Operation in den Stadien FIGO IB–IIB als gleichwertig anzusehen. Ihr sollten ein pelvines und paraaortales Lymphknotenstaging vorangehen.**
- **Bevacizumab ist die erste zielgerichtete Therapie, die beim fortgeschrittenen Zervixkarzinom in der Kombination mit Cisplatin/Paclitaxel einen Überlebensvorteil zeigte.**

Korrespondenzadresse

Prof. Dr. P. Hillemanns
Klinik für Frauenheilkunde und Geburtshilfe, Medizinische Hochschule Hannover
Carl-Neuberg-Straße 1, 30625 Hannover
Hillemanns.peter@mh-hannover.de

Einhaltung ethischer Richtlinien

Interessenkonflikt. T.W. Park-Simon, R. Klapdor, H. Hertel, P. Soergel, M. Jentschke und P. Hillemanns geben an, dass kein Interessenkonflikt besteht. Dieser Beitrag beinhaltet keine Studien an Menschen oder Tieren.

Literatur

1. Wolf U, Bertz J, Haberland J, Kraywinkel K (2010) Krebs in Deutschland. UMID 1/2010:48–49. http://www.umweltbundesamt.de/sites/default/files/medien/pdfs/umid0110.pdf. Zugegriffen: 16.07.2014
2. Gouy S, Morice P, Narducci F et al (2013) Prospective multicenter study evaluating the survival of patients with locally advanced cervical cancer undergoing laparoscopic para-aortic lymphadenectomy before chemoradiotherapy in the era of positron emission tomography imaging. J Clin Oncol 31(24):3026–3033. DOI 10.1200/JCO.2012.47.3520
3. Brockbank E, Kokka F, Bryant A et al (2013) Pre-treatment surgical para-aortic lymph node assessment in locally advanced cervical cancer. Cochrane Database Syst Rev 3:CD008217. DOI 10.1002/14651858.CD008217.pub3
4. Wittekind C (Hrsg) (2013) TNM-Klassifikation maligner Tumoren, 7. Aufl. Wiley-Blackwell, Weinheim
5. Deutsche Krebsgesellschaft e.V. (DKG), Deutsche Gesellschaft für Gynäkologie und Geburtshilfe (DGGG) [Informationszentrum für Standards in der Onkologie - ISTO] (2008) Diagnostik und Therapie des Zervixkarzinoms. AWMF-Leitlinienregisternummer 032-033. AWMF, Düsseldorf
6. Marnitz S, Köhler C, Affonso RJ et al (2012) Validity of laparoscopic staging to avoid adjuvant chemoradiation following radical surgery in patients with early cervical cancer. Oncology 83(6):346–353. DOI 10.1159/000341659
7. Kosary CL (1994) FIGO stage, histology, histologic grade, age and race as prognostic factors in determining survival for cancers of the female gynecological system: an analysis of 1973–87 SEER cases of cancers of the endometrium, cervix, ovary, vulva, and vagina. Semin Surg Oncol 10(1):31–46
8. Mangler M, Lanowska M, Kohler C et al (2014) Pattern of cancer recurrence in 320 patients after radical vaginal trachelectomy. Int J Gynecol Cancer 24(1):130–134. DOI 10.1097/IGC.0000000000000012
9. Cao DY, Yang JX, Wu XH et al (2013) Comparisons of vaginal and abdominal radical trachelectomy for early-stage cervical cancer: preliminary results of a multi-center research in China. Br J Cancer 109(11):2778–2782. DOI 10.1038/bjc.2013.656
10. Park NY, Chong GO, Hong DG et al (2011) Oncologic results and surgical morbidity of laparoscopic nerve-sparing radical hysterectomy in the treatment of FIGO stage IB cervical cancer: long-term follow-up. Int J Gynecol Cancer 21(2):355–362. DOI 10.1097/IGC.0b013e31820731bb
11. Lécuru F, Mathevet P, Querleu D et al (2011) Bilateral negative sentinel nodes accurately predict absence of lymph node metastasis in early cervical cancer: results of the SENTICOL study. J Clin Oncol 29(13):1686–1691. DOI 10.1200/JCO.2010.32.0432
12. Diaz JP, Gemignani ML, Pandit-Taskar N et al (2011) Sentinel lymph node biopsy in the management of early-stage cervical carcinoma. Gynecol Oncol 120(3):347–352. DOI 10.1016/j.ygyno.2010.12.334
13. Altgassen C, Hertel H, Brandstadt A et al (2008) Multicenter validation study of the sentinel lymph node concept in cervical cancer: AGO Study Group. J Clin Oncol 26(18):2943–2951. DOI 10.1200/JCO.2007.13.8933
14. Ramirez PT, Pareja R, Rendon GJ et al (2014) Management of low-risk early-stage cervical cancer: should conization, simple trachelectomy, or simple hysterectomy replace radical surgery as the new standard of care? Gynecol Oncol 132(1):254–259. DOI 10.1016/j.ygyno.2013.09.004
15. Gold MA, Tian C, Whitney CW et al (2008) Surgical versus radiographic determination of para-aortic lymph node metastases before chemoradiation for locally advanced cervical carcinoma. Cancer 112(9):1954–1963. DOI 10.1002/cncr.23400
16. Gouy S, Morice P, Narducci F et al (2012) Nodal-staging surgery for locally advanced cervical cancer in the era of PET. Lancet Oncol 13(5):e212–e220. DOI 10.1016/S1470-2045(12)70011-6
17. Mangler M, Zech N, Schneider A et al (2013) Aspects of therapy for cervical cancer in Germany 2012 – results from a survey of German gynaecological hospitals. Geburtshilfe Frauenheilkd 73(03):227–238. DOI 10.1055/s-0032-1328302
18. Rose PG, Ali S, Whitney CW et al (2011) Outcome of stage IVA cervical cancer patients with disease limited to the pelvis in the era of chemoradiation: a Gynecologic Oncology Group study. Gynecol Oncol 121(3):542–545. DOI 10.1016/j.ygyno.2011.02.024
19. Biewenga P, Mutsaerts MA, Stalpers LJ et al (2010) Can we predict vesicovaginal or rectovaginal fistula formation in patients with stage IVA cervical cancer? Int J Gynecol Cancer 20(3):471–475. DOI 10.1111/IGC.0b013e3181d224c8
20. Kim HS, Sardi JE, Katsumata N et al (2013) Efficacy of neoadjuvant chemotherapy in patients with FIGO stage IB1 to IIA cervical cancer: an international collaborative meta-analysis. Eur J Surg Oncol 39(2):115–124. DOI 10.1016/j.ejso.2012.09.003
21. Rotman M, Sedlis A, Piedmonte MR et al (2006) A phase III randomized trial of postoperative pelvic irradiation in Stage IB cervical carcinoma with poor prognostic features: follow-up of a Gynecologic Oncology Group study. Int J Radiat Oncol Biol Phys 65(1):169–176. DOI 10.1016/j.ijrobp.2005.10.019
22. Morice P, Rouanet P, Rey A et al (2012) Results of the GYNECO 02 study, an FNCLCC phase III trial comparing hysterectomy with no hysterectomy in patients with a (clinical and radiological) complete response after chemoradiation therapy for stage IB2 or II cervical cancer. Oncologist 17(1):64–71. DOI 10.1634/theoncologist.2011-0276
23. Chereau E, DE LA Hosseraye C, Ballester M et al (2013) The role of completion surgery after concurrent radiochemotherapy in locally advanced stages IB2–IIB cervical cancer. Anticancer Res 33(4):1661–1666
24. Darus CJ, Callahan MB, Nguyen Q et al (2008) Chemoradiation with and without adjuvant extrafascial hysterectomy for IB2 cervical carcinoma. Int J Gynecol Cancer 18(4):730–735. DOI 10.1111/j.1525-1438.2007.01095.x
25. Chemoradiotherapy for Cervical Cancer Meta-Analysis Collaboration (2008) Reducing uncertainties about the effects of chemoradiotherapy for cervical cancer: a systematic review and meta-analysis of individual patient data from 18 randomized trials. J Clin Oncol 26(35):5802–5812. DOI 10.1200/JCO.2008.16.4368
26. Thomas GM (1999) Improved treatment for cervical cancer – concurrent chemotherapy and radiotherapy. N Engl J Med 340(15):1198–1200. DOI 10.1056/NEJM199904153401509
27. Monk BJ, Sill MW, McMeekin DS et al (2009) Phase III trial of four cisplatin-containing doublet combinations in stage IVB, recurrent, or persistent cervical carcinoma: a Gynecologic Oncology Group study. J Clin Oncol 27(28):4649–4655. DOI 10.1200/JCO.2009.21.8909
28. Qiu J, Abdullah NA, Chou H et al (2012) Outcomes and prognosis of patients with recurrent cervical cancer after radical hysterectomy. Gynecol Oncol 127(3):472–477. DOI 10.1016/j.ygyno.2012.08.008
29. Peiretti M, Zapardiel I, Zanagnolo V et al (2012) Management of recurrent cervical cancer: a review of the literature. Surg Oncol 21(2):e59. DOI 10.1016/j.suronc.2011.12.008

Onkologe 2014 · 20:899–910
DOI 10.1007/s00761-014-2750-y
Online publiziert: 10. August 2014

M. Kurosch · M. Reiter · A. Haferkamp
Klinik für Urologie und Kinderurologie, Universitätsklinikum Frankfurt, Frankfurt am Main

Epidemiologie, Diagnostik und chirurgische Therapie des Nierenzellkarzinoms

Zusammenfassung

Epidemiologie. Nierenneoplasien machen etwa 3–4% aller malignen Tumoren des Erwachsenen aus, und etwa 80–90% aller malignen Tumoren der Niere sind Nierenzellkarzinome.
Diagnostik. Die Sonografie gilt als die führende Untersuchung zur Frühdetektion von Nierentumoren.
Therapie. In den letzten Jahren wurde die Therapie des Nierenzellkarzinoms durch neue therapeutische Möglichkeiten sowohl beim lokal begrenzten als auch in fortgeschrittenen und metastasierten Stadien bereichert. Die Klassifikation des Nierenzellkarzinoms erfolgt auf Grundlage der TNM- (T: Tumor, N: Lymphknotenbefall, M: Metastasen) und der UICC-Kriterien (UICC: „Union internationale contre le cancer"). Zum gegenwärtigen Zeitpunkt zählen sog. „targeted drugs" wie Tyrosinkinaseinhibitoren, VEGF-Rezeptor-Antagonisten (VEGF: „vascular endothelial growth factor") oder mTOR-Inhibitoren (mTOR: „mammalian target of rapamycin") zum Standard der medikamentösen Therapie. Eine Verbesserung der Ansprechrate auf diese Behandlung mittels zytoreduktiver Tumornephrektomie oder Metastasenresektion ist anzunehmen und sollte insbesondere bei Patienten mit gutem Performance-Status erfolgen. Darüber hinaus kann die Metastasenchirurgie bei solitären oder komplett resektablen Befunden durchaus auch einen kurativen Behandlungsansatz darstellen.
Prognose. Bereits bei der Diagnosestellung liegt bei etwa 25–30% aller Patienten mit einem Nierenzellkarzinom eine Metastasierung vor. Bei weiteren 20–30% der Patienten, die sich einer radikalen Nephrektomie mit kompletter Tumorentfernung unterziehen, kommt es zu einem Progress. Das metastasierte Nierenzellkarzinom hat bei einer medianen Gesamtüberlebenszeit von etwa 2 Jahren eine insgesamt schlechte Prognose.

Schlüsselwörter

Nierenzellkarzinom · Klassifikation · Chirurgische Therapie · Nierenteilresektion · Nachsorge

Lernziele

Nach Lektüre dieses Beitrags
- **sind Ihnen die Epidemiologie sowie die Risikofaktoren des Nierenzellkarzinoms geläufig,**
- **sind Ihnen die Abläufe in der Diagnostik sowie im Staging des Nierenzellkarzinoms bekannt,**
- **wissen Sie, welche chirurgischen Techniken bei der Behandlung des Nierenzellkarzinoms zum Einsatz kommen,**
- **können Sie wesentliche Bestandteile der strukturierten uroonkologischen Nachsorge nach kurativer Nierenzellkarzinomtherapie benennen.**

Hintergrund

Das Nierenzellkarzinom nimmt von Epithelien renaler Tubuli seinen Ursprung und ist mit etwa 80–90% aller Nierenneoplasien am häufigsten vertreten

Nierenneoplasien machen etwa 3–4% aller malignen Tumoren des Erwachsenen aus. Das Nierenzellkarzinom, welches von Epithelien renaler Tubuli seinen Ursprung nimmt, ist hierbei mit etwa 80–90% am häufigsten vertreten. Andere Nierentumoren gehen vom Nierenbecken aus (Urothelkarzinome des Nierenbeckens) oder es handelt sich um seltene Tumoren und Metastasen anderer Tumorentitäten.

Das mittlere Erkrankungsalter liegt für Männer bei etwa 67 Jahren, für Frauen bei etwa 71 Jahren

Die Zahl der jährlichen Neuerkrankungen an Nierentumoren im Jahr 2010 wird auf etwa 6650 bei Frauen und etwa 10.750 bei Männern geschätzt. Darin enthalten sind jedoch auch – mit einem Anteil von etwa 10% – Malignome des Nierenbeckens und des Harnleiters. Das mittlere Erkrankungsalter liegt für Männer bei etwa 67 Jahren, für Frauen bei etwa 71 Jahren. Für das Jahr 2010 betrug die geschätzte altersstandardisierte Inzidenz für Nierentumoren 19,2/100.000 bei Männern und 9,9/100.000 bei Frauen.

Bei etwa 25–30% aller Patienten mit einem Nierenzellkarzinom finden sich bereits zum Zeitpunkt der Diagnosestellung Metastasen

Man schätzt, dass bei etwa 25–30% aller Patienten mit einem Nierenzellkarzinom bereits zum Zeitpunkt der Diagnose Metastasen vorliegen und dass es trotz vollständiger Entfernung des Tumors in etwa 20–30% der Fälle ein **Progress der Erkrankung** auftritt. Die durchschnittliche 5-Jahres-Über-

Epidemiology, diagnosis, and surgical treatment of renal cell carcinoma

Abstract

Epidemiology. Renal tumors make up about 3–4 % of all malignant tumors of the adults, and approximately 80–90 % of all malignant tumors of the kidney are renal cell carcinomas.
Diagnosis. Sonography is the leading examination for early detection of kidney tumors.
Therapy. The treatment of renal cell carcinoma has been enriched in recent years by new therapeutic options for localized and metastatic cancer. The classification of renal cell carcinoma is based on TNM and UICC criteria. The current standard medicinal therapy includes the use of tyrosine kinase inhibitors, antiangiogenic substances, such as VEGF receptor antagonists (VEGF: vascular endothelial growth factor) or mTOR inhibitors (mTOR: mammalian target of rapamycin). Improvement in clinical response is to be expected when surgical tumor debulking by nephrectomy or metastasectomy is performed before systemic therapy is started and should be considered especially in patients with a good performance status. In addition, complete resection of solitary or at least a limited number of metastases can potentially be done with curative intent.
Prognosis. At the time of diagnosis, 25–30 % of all patients with renal cell carcinoma already present with metastatic disease. Furthermore, 20–30 % of patients with renal cell carcinoma will have progressive disease despite radical nephrectomy with complete tumor resection. Metastatic renal cell carcinoma has a poor prognosis with a median overall survival rate of approximately 2 years.

Keywords

Renal cell carcinoma · Classification · Surgery · Nephron sparing surgery · Follow-up care

Tab. 1	TNM-Klassifikation von Nierenzellkarzinomen 2010
T	**Primärtumor**
TX	Primärtumor kann nicht beurteilt werden.
T0	Kein Anhalt für Primärtumor
T1	Tumor 7,0 cm oder weniger in größter Ausdehnung, begrenzt auf die Niere
T1a	Tumor 4,0 cm oder weniger in größter Ausdehnung
T1b	Tumor mehr als 4,0 cm, aber nicht mehr als 7,0 cm in größter Ausdehnung
T2	Tumor mehr als 7,0 cm in größter Ausdehnung, begrenzt auf die Niere
T2a	Tumor 7,0–10,0 cm in größter Ausdehnung, begrenzt auf die Niere
T2b	Tumor mehr als 10,0 cm in größter Ausdehnung, begrenzt auf die Niere
T3	Tumor breitet sich in größeren Venen aus oder infiltriert perirenales/peripelvines Gewebe, reicht jedoch nicht über die Gerota-Faszie hinaus.
T3a	Tumor infiltriert Fettgewebe peripelvin und/oder perirenal, Infiltration der V. renalis oder muskelstarker Segmentvenen
T3b	Tumor mit makroskopischer Ausbreitung in die V. cava unterhalb des Zwerchfells
T3c	Tumor mit makroskopischer Ausbreitung in die V. cava (einschließlich Wandbefall) oberhalb des Zwerchfells
T4	Tumor infiltriert über die Gerota-Faszie hinaus, Infiltration der Nachbarorgane, direkte ipsilaterale Nebenniereninfiltration
N	**Regionäre Lymphknoten**
NX	Regionäre Lymphknoten können nicht beurteilt werden.
N0	Keine regionären Lymphknotenmetastasen
N1	Metastase(n) in einem regionären Lymphknoten (<2 cm)
N2	Metastase(n) in mehr als einem regionären Lymphknoten (>2–5 cm)
N3	Metastase(n) in mehr als einem regionären Lymphknoten (>5 cm)
M	**Fernmetastasen**
MX	Fernmetastasen können nicht beurteilt werden.
M0	Keine Fernmetastasen
M1	Fernmetastasen
G	**Histopathologisches Grading**
GX	Differenzierungsgrad kann nicht bestimmt werden.
G1	Gut differenziert
G2	Mäßig differenziert
G3–4	Schlecht differenziert/undifferenziert

lebensrate liegt bei 60%. Das mediane Überleben von Patienten mit Metastasen zum Zeitpunkt der Diagnose beträgt 6 bis 12 Monate, die 5-Jahres-Überlebensrate weniger als 10% [1, 2].

Die für Deutschland geschätzten Erkrankungsraten für Männer und Frauen liegen im EU-Vergleich (EU: Europäische Union) mit an der Spitze, auf Platz 3. Die niedrigsten Raten beobachtet man für beide Geschlechter in Portugal und Griechenland.

Risikofaktoren

Als Risikofaktoren für das Auftreten eines Nierenzellkarzinoms konnten bisher

- Rauchen,
- Adipositas,
- arterielle Hypertonie,
- phenacetinhaltige Medikamente und
- chronische Niereninsuffizienz

ermittelt werden [2, 3, 4, 5].

Eine **familiäre Disposition** zählt ebenfalls zu den bekannten Risikofaktoren. Die sich im Rahmen des seltenen autosomal-dominant vererbten **Von-Hippel-Lindau Syndroms** manifestierenden **klarzelligen Nierenzellkarzinome** sind oft multifokal und treten häufiger schon in einem jüngeren Lebensalter auf als Nierenzellkarzinome ohne genetische Disposition.

Klassifikation

Klinisch werden Nierenzellkarzinome heute nach der von der „Union Internationale contre le Cancer" (UICC) und dem „American Joint Committee on Cancer" 1997 vorgeschlagenen **TNM-Klassifikation** (T: Tumor, N: Lymphknotenbefall, M: Metastasen) unter Einarbeitung der Ergänzungen von 2010 klassifiziert. Die stadiengenaue Einteilung ist ◘ **Tab. 1** zu entnehmen.

Die derzeit gültige histopathologische Klassifikation von Nierentumoren wurde 2004 von der WHO publiziert

Die derzeit gültige histopathologische Klassifikation von Nierentumoren wurde von der „World Health Organisation" (WHO) im Jahr 2004 publiziert und löste die bis dahin gültige Heidelberg-Rochester-Klassifikation aus dem Jahr 1997 ab [6]. In beide Klassifikationen gingen sowohl histomorphologische als auch genetische Kriterien ein. Die verschiedenen Tumorarten der WHO-Klassifikation aus dem Jahr 2004 sind in ◘ **Tab. 2** dargestellt.

Tab. 2 WHO-Klassifikation von Nierentumoren
Klarzelliges Nierenzellkarzinom
Multilokuläres klarzelliges Nierenzellkarzinom
Papilläres Nierenzellkarzinom
Chromophobes Nierenzellkarzinom
Ductus-Bellini-Karzinom
Renales medulläres Karzinom
Xp11-Translokations-Karzinom
Mit Neuroblastomen assoziiertes Karzinom
Muzinöses, tubuläres und spindelzelliges Karzinom
Nierenkarzinom, nicht klassifiziert
Papilläres Adenom
Onkozytom
WHO „World Health Organisation"

Klarzellige Nierenzellkarzinome weisen ein klares oder eosinophiles Zytoplasma und genetisch Deletionen auf Chromosom 3p auf

Im Folgenden wird kurz auf die wesentlichen histologischen Subtypen des Nierenkarzinoms eingegangen: Klarzellige Nierenzellkarzinome weisen ein klares oder eosinophiles Zytoplasma und genetisch Deletionen auf Chromosom 3p auf. Sie sind mit 70–80% die häufigsten Nierenzellkarzinome [7]. **Zystische Nierenzellkarzinome** sind eine Variante der klarzelligen Karzinome und zeichnen sich durch eine geringere Wachstumsrate, eine bessere Prognose und ein längeres Überleben aus [8]. Klarzellige Nierenzellkarzinome sind mit Mutationen des *VHL*-Tumorsuppressorgens (VHL: von-Hippel-Lindau) assoziiert. Bei sporadischen klarzelligen Nierenzellkarzinomen wurden diese Mutationen in 60–75% der Fälle gefunden, beim familiären Karzinomsyndrom der Von-Hippel-Lindau-Erkrankung sogar in nahezu 100% [9].

Multilokuläre klarzellige Nierenzellkarzinome wurden in der WHO-Klassifikation 2004 aufgrund ihres typischen morphologischen Erscheinungsbilds und ihres gutartigeren Verhaltens als eigenständiger Subtyp eingestuft.

Papilläre Nierenzellkarzinome sind mit einem Anteil von 10–20% aller Nierenkarzinome der zweithäufigste Subtyp

Papilläre Nierenzellkarzinome sind mit einem Anteil von 10–20% aller Nierenkarzinome der zweithäufigste Subtyp. Ihre Einteilung als eigenständige Tumorart erfolgte aufgrund von genetischen Veränderungen (Trisomie 3q, 7, 8, 12, 16, 17, 20 und Verlust des Y-Chromosoms). In der Regel zeigt dieser Subtyp ein papilläres Wachstumsverhalten, es kommen aber auch tubulopapilläre und solide Formen vor [10]. Papilläre Nierenzellkarzinome werden in 2 weitere Typen unterteilt. Typ 1 weist spärliches Zytoplasma und kleine Zellen auf, Typ 2 eosinophiles Zytoplasma und relativ große Zellen. Typ-1-papilläre Nierenzellkarzinome sind weniger aggressiv als Typ-2-Karzinome [11]. Hereditäre papilläre Nierenzellkarzinome sind durch das Vorkommen von Typ-1-Karzinomen charakterisiert und treten im Rahmen eines **familiären Karzinomsyndroms** auf. Dieses Syndrom ist mit aktivierenden Mutationen des Protoonkogens *c-MET* auf Chromosom 7q34 assoziiert [12].

Chromophobe Nierenzellkarzinome machen etwa 5% aller Nierenzellkarzinome aus

Chromophobe Nierenzellkarzinome machen einen Anteil von etwa 5% der Nierenzellkarzinome aus. Genetisch sind sie durch einen Verlust der Heterozygotie der Chromosomen 1, 2, 6, 10, 13, 17, 21 und durch eine Hypodiploidie in flusszytometrischen Studien gekennzeichnet. In einigen Arbeiten konnte bei diesem Subtyp eine exzellente Prognose, insbesondere bei Tumoren kleiner als 8 cm im Durchmesser, gefunden werden. Das Gesamtüberleben von Patienten mit chromophoben Nierenzellkarzinomen scheint besser zu sein als das von Patienten mit anderen Subtypen [13].

Das **Sammelrohrkarzinom** (Ductus-Bellini-Karzinom) ist eine seltene (<1%) Variante des Nierenkarzinoms. Bei Betroffenen findet sich häufig eine **frühzeitige systemische Metastasierung** [14]. Renale medulläre Karzinome, als Subgruppe der Sammelrohrkarzinome klassifiziert, werden nahezu ausschließlich bei afrikanischen Männern mit Sichelzellerkrankung gefunden [15].

Neben diesen bereits in der Heidelberg-Rochester-Klassifikation beschriebenen Nierenkarzinomsubtypen wurden in der WHO-Klassifikation 2004 folgende neue Formen aufgeführt:

Karzinome mit einem ausgeprägt eosinophilen und retikulären Zytoplasma kommen bei Langzeitüberlebenden von kindlichen Neuroblastomen vor

Tumoren mit einer beschriebenen **Xp11-Translokation** (*TFE3*-Gen-Fusion), die typischerweise eine papilläre Struktur aufweisen, werden als eigenständiger Subtyp aufgeführt. Ebenfalls als eigenständiger Subtyp neu aufgenommen wurden Karzinome mit einem ausgeprägt eosinophilen und retikulären Zytoplasma, die bei Langzeitüberlebenden von kindlichen Neuroblastomen vorkommen.

Zudem wurden Nierenkarzinome, die eine tubuläre und spindelzellige Morphologie mit muzinösem Stroma aufweisen (früher fälschlich als sarkomatoide Karzinome bezeichnet), von der WHO als eigenständiger Subtyp klassifiziert.

Diagnostik/Staging

Heutzutage werden mehr als 60% der Nierenzellkarzinome zufällig mittels bildgebender Verfahren detektiert und sind in der Regel ohne Symptomatik [16].

Die Diagnostik einer intrarenalen Raumforderung erfolgt überwiegend im Rahmen einer routinemäßigen Ultraschalluntersuchung der Niere. Diese erlaubt eine nahezu 100%ige Differenzierung zwischen einer zystischen und einer soliden Raumforderung [17]. Bei Nachweis Letzterer werden zur weiteren Abklärung eine Computertomografie (CT) oder Magnetresonanztomografie (MRT) durchgeführt, womit die Beurteilung der Ausdehnung der Raumforderung, eine Diskriminierung zwischen benignen und malignen soliden Raumforderungen sowie der Nachweis eventuell vorhandener intraabdomineller Metastasen möglich sind.

Die Diagnostik einer intrarenalen Raumforderung erfolgt überwiegend im Rahmen einer routinemäßigen Ultraschalluntersuchung der Niere

Laut Leitlinien der Deutschen Krebsgesellschaft, der DGU (Deutsche Gesellschaft für Urologie) und der EAU („European Association of Urology") werden vor einer operativen Intervention zumindest eine CT oder MRT des Abdomens (mit und ohne Kontrastmittel) und eine Röntgenaufnahme der Thoraxorgane in 2 Ebenen gefordert. Weitere bildgebende Verfahren wie die Knochenszintigrafie oder eine CT der Thoraxorgane oder des Schädels stellen fakultative Untersuchungstechniken bei Verdacht auf eine Metastasierung dar. Ein Knochenszintigramm wird heute nur noch bei Vorliegen entsprechender Symptome durchgeführt.

Vor einer operativen Intervention werden zumindest eine CT oder MRT des Abdomens und eine Röntgenaufnahme des Thorax in 2 Ebenen gefordert

In den letzten Jahren kamen vermehrt **Multi-Slice-CT-Geräte** zum Einsatz. Diese Multidetektorcomputertomografen ermöglichen die Generierung von großen volumetrischen Datensätzen während einer Atemperiode. Mit dieser Technik ist es möglich, dünne Schichten (Dicke 1 mm) in kurzer Zeit zu erstellen und dreidimensional multiplanar zu rekonstruieren [18].

Ein Vorteil der MRT gegenüber der CT ist lediglich für die Tumorausdehnung in die Nierenvene bzw. die V. cava inferior beschrieben. Es ist aber unklar, ob die höhere Genauigkeit in der Gefäßbeurteilung des MRT seit Einführung des Multi-Slice-CT noch Bestand hat [18, 19].

Therapie

Im Gegensatz zu vielen anderen malignen Tumorerkrankungen, bei denen der betroffene Patient meist unter mehreren Therapiealternativen auswählen kann, steht beim lokalisierten Nierenzellkarzinom zum jetzigen Zeitpunkt mangels äquieffektiver Alternativen lediglich die chirurgische Tumorentfernung als kurative Maßnahme zu Verfügung.

Radikale Tumornephrektomie

Ihre onkologischen Prinzipien sowie die Wichtigkeit der Tumorausdehnung als prognostischer Marker wurden bereits 1969 von Robson et al. [20] anhand einer retrospektiven Studie mit 88 Patienten klar herausgearbeitet. Die operative Versorgung umfasste die frühe Ligatur der Nierengefäße zur Minimalisierung des Risikos von Tumorembolien, die En-bloc-Exzision der Gerota-Faszie mit intakter Niere und Nebenniere sowie die ausgedehnte Lymphadenektomie, die paraaortale und parakavale Lymphknoten vom Zwerchfellansatz bis zur Aortenbifurkation beinhaltet. Unter Verwendung dieser Prinzipien können in aktuellen Fallserien karzinomspezifische 5-Jahres-Überlebensraten von 91, 74, 67 und 32% für die Tumorstadien T1–T4 (TNM 1997) erzielt werden [21]. Bei Befall der regionären Lymphknoten sinkt das karzinomspezifische 5-Jahres-Überleben auf etwa 20% ab [22]. Bei lokal fortgeschrittenen Tumoren bzw. bei Tumorthromben in der V. cava kann es notwendig sein, **Lebermobilisationstechniken**, die aus der Transplantationschirurgie bekannt sind, zu verwenden und/oder in Zusammenarbeit mit den herzchirurgischen Kollegen Tumorthromben aus dem rechten Vorhof zu entfernen. In Einzelfällen können auch **multiviszerale Resektionen** und ein **Gefäßersatz** z. B. der V. cava inferior notwendig sein [22]. Zudem besteht die Möglichkeit, zur Erleichterung der Präparation von Nierenzellkarzinomen mit Tumorthrombus in der V. cava inferior eine präoperative Nierenembolisation durchzuführen [23]. Ob bei ausgedehnten Tumoren durch die Embolisation zusätz-

Die radikale Tumornephrektomie beinhaltet die frühe Ligatur der Nierengefäße, die En-bloc-Exzision der Gerota-Faszie mit Nebenniere und die ausgedehnte Lymphadenektomie

Bei Befall der regionären Lymphknoten sinkt das karzinomspezifische 5-Jahres-Überleben auf etwa 20% ab

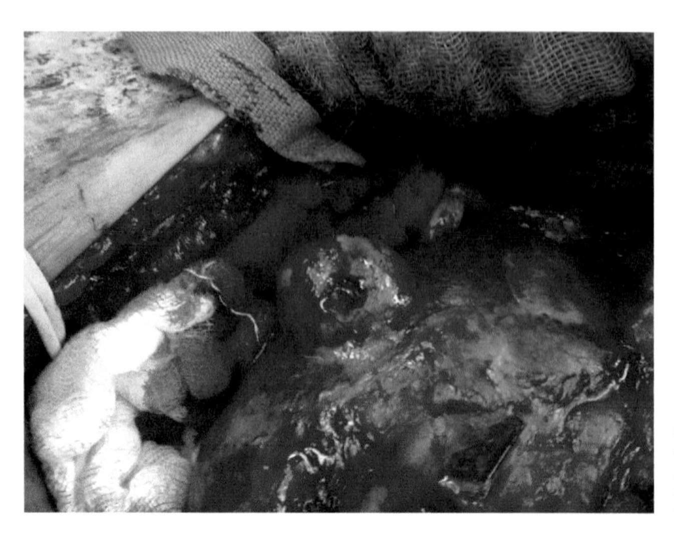

Abb. 1 ◀ Nierentumor nach durchgeführter operativer Nierenexploration vor geplanter Nierentumorresektion

lich eine Reduktion des intraoperativen Blutverlusts erzielt werden kann, ist aufgrund von bisher nur retrospektiven Studien mit unterschiedlichen Ergebnissen umstritten.

Bei etwa 20% der Patienten, die sich einer Tumornephrektomie unterziehen, werden positive Lymphknoten gefunden

Bei etwa 20% der Patienten, die sich einer Tumornephrektomie unterziehen, werden positive Lymphknoten gefunden. Dabei haben Patienten mit einem klinisch lokal begrenzten Tumor eine relativ geringe Inzidenz des Lymphknotenbefalls (2–9%), wohingegen diese bei Patienten mit metastasiertem Tumorleiden oder venöser Tumorausbreitung bis zu 45% beträgt [24]. Es ist allgemeinakzeptiert, dass die Lymphadenektomie wichtige Informationen für Staging und Prognose liefert, ihr therapeutischer Nutzen ist aber umstritten. In der bisher einzigen prospektiven Studie der EORTC („European Organisation for Research and Treatment of Cancer", Protokoll 30881) konnte bezüglich der Progressionsrate und des karzinomspezifischen Überlebens bei einer medianen 12-Jahres-Nachbeobachtung kein signifikanter Unterschied zwischen einer im Rahmen einer Tumornephrektomie durchgeführten oder keiner Lymphadenektomie nachgewiesen werden [25].

Organerhaltende Nierenteilresektion

Der Erhalt der Nierenfunktion spielt in Bezug auf die Langzeitmorbidität auch heute noch eine entscheidende Rolle.

Anstelle des Konzepts der radikalen Tumornephrektomie war in einem **selektionierten Patientengut** mit Tumoren in einer Einzelniere oder bei bilateralen Nierentumoren die organerhaltende Tumorresektion stets Therapiestandard. Die Indikation zur Nierenteilresektion kann unter elektiven oder imperativen Gesichtspunkten gegeben sein. Trotz der mittlerweile vorhandenen Möglichkeiten einer Nierenersatztherapie (Dialyse) und Nierentransplantation spielt der Erhalt der Nierenfunktion in Bezug auf die Langzeitmorbidität auch heute eine entscheidende Rolle.

Imperative organerhaltende Nierenteilresektion

Unter diese Indikationsstellung fallen z. B. Patienten mit funktionellen Einzelnieren, synchronen oder metachronen bilateralen Nierentumoren, Tumoren in einer Einzelniere, einer chronischen Niereninsuffizienz oder einer anderen gutartigen Pathologie der kontralateralen Niere, durch die diese bereits geschädigt ist oder in Zukunft geschädigt werden kann. Zu dieser Gruppe gehören auch Patienten mit einer Von-Hippel-Lindau-Erkrankung, von denen bekannt ist, dass sie bilaterale multiple klarzellige Nierenzellkarzinome entwickeln können [26].

Ein Abklemmen der arteriellen Blutversorgung erleichtert die Resektion des Tumors

Die warme Ischämie kann ohne renalen Funktionsverlust bis zu etwa 20 min andauern, die kalte Ischämie bis etwa 35 min

Der operative Zugang erfolgt in der Regel über einen **Flankenschnitt**, je nach Lage der Niere und des Tumors entweder zwischen der 10. und 11. oder zwischen der 11. und 12. Rippe. Ein Abklemmen der arteriellen Blutversorgung (Ischämie) erleichtert die Resektion des Tumors. Je nachdem, ob die Niere nach dem Abklemmen zusätzlich gekühlt wird, unterscheidet man eine kalte und eine warme Ischämie. Zur zusätzlichen Nephroprotektion werden etwa 30 min vor Unterbrechung der Blutversorgung 20 mg **Mannitol** und unmittelbar vor dem Ausklemmen 10 mg **Enalapril** i.v. verabreicht. Vor der erneuten Freigabe der Blutversorgung werden 10–20 mg **Furosemid** appliziert. Die warme Ischämiezeit kann ohne renalen Funktionsverlust bis zu etwa 20 min betragen. Im Rahmen der kalten Ischämie kann diese Zeitspanne auf etwa 35 min verlängert werden [27].

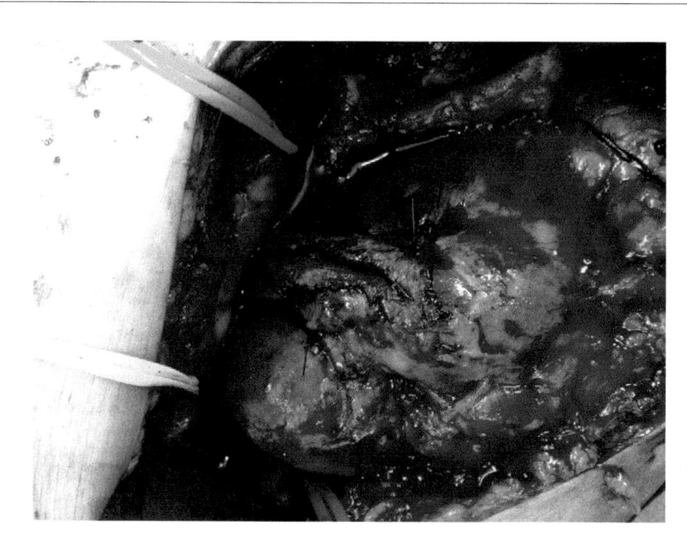

Abb. 2 ◄ Nierentumor nach Nierentumorresektion und Versorgung des Defekts

Elektive organerhaltende Nierenteilresektion

Aufgrund der onkologischen Sicherheit wurde die organerhaltende Nierenteilresektion lange Zeit nur im Rahmen von imperativen Indikationen praktiziert. Die enormen technischen Weiterentwicklungen der letzten 30 Jahre in bildgebenden Verfahren hatten zur Folge, dass zunehmend auch asymptomatische Raumforderungen der Niere inzidentell diagnostiziert werden [28]. Verbesserte chirurgische Techniken, Methoden zur Verringerung eines ischämischen Nierenschadens und eine bessere postoperative Betreuung einschließlich der vorübergehenden Dialysemöglichkeit führten zudem dazu, dass organerhaltende Nierentumorresektionen vermehrt auch in der elektiven Indikation eingesetzt wurden. In den letzten 20 Jahren hat sich die organerhaltende Nierentumorchirurgie für kleine Tumoren als sichere und effektive Alternative zur radikalen Tumornephrektomie in elektiver Indikation fest etabliert.

Für kleine Tumoren stellt die organerhaltende Nierentumorchirurgie in elektiver Indikation eine sichere, effektive Alternative zur radikalen Tumornephrektomie dar

Im Rahmen einer elektiven Indikation werden heutzutage Patienten mit einer normalen kontralateralen Niere einer organerhaltenden Nierentumorresektion unterzogen, wenn der maximale Tumordurchmesser 4 cm nicht überschreitet (**Tumorstadium T1a**). Bei diesen kleinen Tumoren konnte gezeigt werden, dass das karzinomspezifische Überleben sich nicht von dem tumornephrektomierter Patienten unterscheidet: Das karzinomspezifische 10-Jahres-Überleben liegt bei 95%; es muss mit etwa 3–6% Lokalrezidiven gerechnet werden [29]. ■ **Abb. 1** zeigt einen Nierentumor nach durchgeführter operativer Nierenexploration vor geplanter Resektion, ■ **Abb. 2** das Organ nach erfolgter Nierentumorresektion und Versorgung des Defekts.

Über den allgemeinen Konsens hinausgehend, dass organerhaltende Nierenteilresektionen für T1a-Tumoren empfohlen werden, ergaben neuere Ergebnisse, dass diese Operationstechnik auch für Nierentumoren >4 cm effektiv sein kann [30].

Eine elektive nierenerhaltende Operationstechnik kann auch für Nierentumoren >4 cm effektiv sein

Unter elektiven Gesichtspunkten durchgeführte Nierenteilresektionen können somit heute als onkologisch sicher mit einer **niedrigen Lokalrezidivrate** angesehen werden. Ein weiterer Vorteil der elektiven organerhaltenden Nierentumorchirurgie spiegelt sich in der **verbesserten Lebensqualität** und Zufriedenheit der Patienten wider [31].

Laparoskopische Techniken

Sowohl die Tumornephrektomie als auch die organerhaltende Nierenteilresektion können auch laparoskopisch durchgeführt werden. Die Vorteile der minimalinvasiven Chirurgie gegenüber der offen-chirurgischen Technik liegen im geringeren postoperativen Schmerzmittelbedarf, verkürzten Krankenhausaufenthalt und in der schnelleren Rekonvaleszenz [32]. Langzeitnachbeobachtungen ergaben zudem, dass die laparoskopische Tumornephrektomie onkologisch äquivalent zur offen-chirurgischen Technik ist [33].

Vorteile der minimalinvasiven Chirurgie sind der geringere postoperative Schmerzmittelbedarf, der verkürzte Krankenhausaufenthalt und die schnellere Rekonvaleszenz

Die Indikation zur laparoskopischen Tumornephrektomie, die transperitoneal, retroperitoneoskopisch oder handassistiert durchgeführt werden kann, besteht bei organbegrenzten, in der Regel T1- oder T2-Tumoren. Ihre Grenzen erreicht die Laparoskopie bei sehr großen oder weit fortgeschritte-

Die Indikation zur laparoskopischen Tumornephrektomie besteht bei organbegrenzten, in der Regel T1- oder T2-Tumoren

nen Tumoren, wie beispielsweise bei Tumorinvasion in die V. renalis oder V. cava und/oder ausgedehnter Lymphknotenbeteiligung [34].

Roboterassistierte Techniken

Vorteile der roboterassistierten Techniken sind die guten guten onkologischen und funktionellen Ergebnisse, niedrige Komplikationsraten und die kürzere Krankenhausverweildauer

Neben der konventionell laparoskopischen und offenen Nierenteilresektion kommen auch zunehmend roboterassistierte Techniken zum Einsatz. Ihr Vorteil spiegelt sich in insgesamt guten onkologischen und funktionellen Ergebnissen, niedrigen Komplikationsraten und kürzeren Krankenhausverweildauern wider. Prospektive randomisierte Studien mit längerem Follow-up müssen diese Ergebnisse jedoch noch bestätigen [35].

Rezidivbehandlung

Die chirurgische Exzision ist die bevorzugte Form der Behandlung bei isolierten Lokalrezidiven

Nach einer Nierenteilresektion können Lokalrezidive infolge einer inkompletten Resektion des Primärtumors, einer okkulten multifokalen Erkrankung oder einer De-novo-Entstehung eines Nierenzellkarzinoms in der verbliebenen Restniere resultieren [36]. Die chirurgische Exzision ist die bevorzugte Form der Behandlung bei isolierten Lokalrezidiven. Eine Beteiligung von benachbarten Organen beim Auftreten von Lokalrezidiven nach radikaler Nephrektomie ist nicht ungewöhnlich und kann eine chirurgisch anspruchsvolle **En-bloc-Resektion** notwendig werden lassen.

Lokalrezidive nach Nierenteilresektion zeigen sich am ehesten in Form von isolierten Läsionen, und viele der Patienten können durch eine erneute Nierenteilresektion oder Nephrektomie der Restniere adäquat behandelt werden [37].

Die Prognose bei Lokalrezidiv nach imperativer organerhaltender Nierentumorchirurgie muss als ungünstig bewertet werden

Die Prognose nach Entdeckung eines Lokalrezidivs nach imperativer organerhaltender Nierentumorchirurgie muss als ungünstig bewertet werden. Mit simultanen Fernmetastasen kann in 25–67% der Fälle gerechnet werden [38].

Perkutane organerhaltende Ablationsverfahren

Neben den offen-chirurgischen und den minimalinvasiven Verfahren wurden in den letzten Jahren auch perkutane organerhaltende Ablationsverfahren eingeführt, wie die **Kryoablation** und die **Radiofrequenzhitzeablation** [39, 40]. Diese Techniken können, in erster Linie unter palliativen Gesichtspunkten, zur Behandlung von Rezidiven sowie bei Patienten, die primär aufgrund von vorhandenen Komorbiditäten als inoperabel gelten, Anwendung finden.

Erste Frühergebnisse sind Erfolg versprechend, weitere Studien zur Beurteilung der Wertigkeit dieser Verfahren im Langzeitverlauf sind jedoch sicher erforderlich [41].

Metastasiertes Nierenzellkarzinom

Beim metastasierten Nierenzellkarzinom erfolgt die Therapie unter palliativen Gesichtspunkten. Zum jetzigen Zeitpunkt stehen für Patienten mit einem metastasierten Tumorleiden unterschiedliche palliative und supportive Therapieoptionen zur Verfügung. Dazu zählen neben den operativen Verfahren wie **zytoreduktive/palliative Tumornephrektomie** oder Metastasenchirurgie auch die Tumorembolisation, systemische medikamentöse Therapieansätze und die supportive Schmerztherapie. Die systemische medikamentöse Tumortherapie wird in einem weiteren Artikel in dieser Rubrik ausführlich behandelt werden [42].

Zytoreduktive/palliative Tumornephrektomie

Die Entfernung des Primärtumors vor systemischer Therapie des metastasierten Nierenzellkarzinoms geht mit einem signifikanten Überlebensvorteil einher

Diese Entfernung des Primärtumors vor geplanter systemischer Therapie im metastasierten Stadium des Nierenzellkarzinoms soll der Verbesserung des Gesamtüberlebens dienen. Dieser Annahme liegen die Ergebnisse zweier prospektiver, randomisierter Studien zugrunde [SWOG („Southwest Oncology Group") 8949; EORTC 30947], in welchen die Frage untersucht wurde, ob eine Therapie mit Interferon nach Tumornephrektomie verglichen mit der alleinigen Immuntherapie zu einer Verbesserung der Prognose des metastasierten Nierenzellkarzinoms führt. In einer gemeinsamen Analyse beider Studien konnte ein signifikanter Überlebensvorteil von 5,8 Monaten für die zunächst nephrektomierten Patienten gegenüber den nicht mittels Nephrektomie behandelten Patienten gezeigt werden. Dabei betrug das mediane Überleben der operierten Patienten 13,6 Monate, das der nichtoperierten Patienten 7,8 Monate [43]. Bisher ist allerdings nicht abschließend geklärt, ob diese Daten auch in das Zeitalter der Target-Therapie übertragen werden können. Diesbezüglich liegen bisher keine prospektiv gewonnenen Daten vor. Allerdings weisen retrospektive Analysen darauf hin, dass die zytoreduktive Nephrektomie auch vor geplanter Target-Therapie zu einem Vorteil in Bezug auf das Gesamtüberleben führen kann [44]. Eine abschließende Bewertung der zytoreduktiven Nephrektomie in Kombination mit einer Target-Therapie wird dennoch erst nach Vorliegen prospektiver Studiendaten erfolgen können.

Eine abschließende Bewertung der zytoreduktiven Nephrektomie in Kombination mit einer Target-Therapie ist erst nach Vorliegen prospektiver Studiendaten möglich

Palliative Nephrektomie

Im Gegensatz zur zytoreduktiven Nephrektomie handelt es sich bei der palliativen Nephrektomie um eine **rein symptomatische Therapie** zur Verbesserung der Lebensqualität der Patienten Sie wird bei ausgeprägten lokalen Schmerzen oder unstillbaren/rezidivierenden Blutungen aus dem Nierentumor durchgeführt. .

Die palliative Nephrektomie wird bei ausgeprägten lokalen Schmerzen oder unstillbaren/rezidivierenden Blutungen aus dem Nierentumor durchgeführt

Nachsorge

Betrachtet man die Rate an Lokalrezidiven und Spätmetastasen bei fortgeschrittenen Nierenzellkarzinomen von bis zu 50% und mehr, so kommt der Nachsorge nach entsprechend kurativ intendierter chirurgischer Therapie eine zentrale Rolle zu. Da etwa 75% aller Metastasen innerhalb der ersten 2 Jahre nach der Erstdiagnose auftreten, ist dieser Zeitraum von besonderer Bedeutung. In diesem kritischen Intervall sollten die Nachuntersuchungen alle 3 Monate erfolgen, ab dem 3. Jahr alle 6 Monate und ab dem 5. Jahr jährlich. Die uroonkologische Nachsorge sollte neben der Anamnese und körperlichen Untersuchung in jedem Fall eine **sonografische Kontrolluntersuchung** beinhalten. Abhängig vom angewandten Therapieverfahren und dem jeweiligen tumorbedingten Risikoprofil sollte in regelmäßigen Abständen eine radiologische Bildgebung des Abdomens (CT) und des Thorax (konventionelles Röntgen oder CT) erfolgen.

Etwa 75% aller Metastasen treten innerhalb der ersten 2 Jahre nach der Erstdiagnose auf

Abhängig vom Therapieverfahren und dem Risikoprofil sollten Abdomen und Thorax in regelmäßigen Abständen radiologisch kontrolliert werden

Fazit für die Praxis

- **Mehr als 60% der Nierenzellkarzinome werden heute zufällig in einem asymptomatischen Stadium mittels bildgebender Verfahren, meist einer routinemäßigen Sonografie der Niere, detektiert.**
- **Sonografisch ist eine nahezu 100%ige Differenzierung zwischen einer zystischen und einer soliden Raumforderung der Niere möglich.**
- **Eine solide Raumforderung wird mittels CT oder MRT hinsichtlich ihrer Ausdehnung, ihrer Malignität sowie evtl. vorhandener intraabdomineller Metastasen weiter abgeklärt.**
- **Beim lokalisierten Nierenzellkarzinom steht mangels äquieffektiver Alternativen weiterhin nur die chirurgische Tumorentfernung als kurative Maßnahme zu Verfügung.**
- **Die Wertigkeit einer zytoreduktiven Tumornephrektomie vor Einleitung einer Target-Therapie bei Patienten mit metastasiertem Nierenzellkarzinom kann derzeit noch nicht abschließend beurteilt werden, es gibt aber Hinweise, dass sie in Bezug auf das Gesamtüberleben von Vorteil sein könnte.**
- **Der strukturierten uroonkologischen Nachsorge kommt nach kurativer chirurgischer Therapie eine zentrale Rolle zu.**
- **Etwa 75% aller Metastasen treten innerhalb der ersten 2 Jahre nach der Erstdiagnose auf.**

Korrespondenzadresse

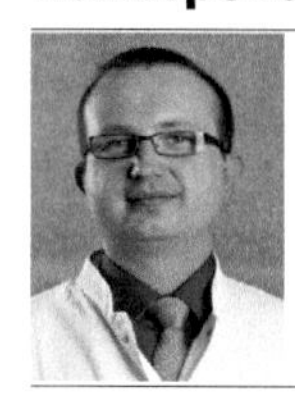

Dr. M. Kurosch
Klinik für Urologie und Kinderurologie, Universitätsklinikum Frankfurt
Theodor-Stern-Kai 7, 60590 Frankfurt am Main
Martin.Kurosch@kgu.de

Einhaltung ethischer Richtlinien

Interessenkonflikt. M. Kurosch, M. Reiter und A. Haferkamp geben an, dass kein Interessenkonflikt besteht.

Dieser Beitrag beinhaltet keine Studien an Menschen oder Tieren.

Literatur

1. Chow WH, Devesa SS, Warren JL, Fraumeni JF Jr (1999) Rising incidence of renal cell cancer in the United States. JAMA 281(17):1628–1631
2. Cohen HT, McGovern FJ (2005) Renal-cell carcinoma. N Engl J Med 353(23):2477–2490
3. Pischon T, Lahmann PH, Boeing H et al (2006) Body size and risk of renal cell carcinoma in the European Prospective Investigation into Cancer and Nutrition (EPIC). Int J Cancer 118(3):728–738
4. Chow WH, Gridley G, Fraumeni JF Jr, Järvholm B (2000) Obesity, hypertension, and the risk of kidney cancer in men. N Engl J Med 343(18):1305–1311
5. McCredie M, Pommer W, McLaughlin JK et al (1995) International renal-cell cancer study. II. Analgesics. Int J Cancer 60(3):345–349
6. Eble JN, Sauter G, Epstein JI, Sesterhenn IA (2004) Pathology and genetics of tumours of the urinary system and male genital organs. In: World Health Organization classification of tumours, Bd 7. IARC Press, Lyon
7. Leibovich BC, Pantuck AJ, Bui MH et al (2003) Current staging of renal cell carcinoma. Urol Clin North Am 30(3):481–497, viii
8. Corica FA, Iczkowski KA, Cheng L et al (1999) Cystic renal cell carcinoma is cured by resection: a study of 24 cases with long-term followup. J Urol 161(2):408–411
9. Kim WY, Kaelin WG (2004) Role of *VHL* gene mutation in human cancer. J Clin Oncol 22(24):4991–5004
10. Delahunt B, Eble JN (2010) History of the development of the classification of renal cell neoplasia. Clin Lab Med 25(2):231–246, v
11. Amin MB, Corless CL, Renshaw AA et al (1997) Papillary (chromophil) renal cell carcinoma: histomorphologic characteristics and evaluation of conventional pathologic prognostic parameters in 62 cases. Am J Surg Pathol 21(6):621–635
12. Lindor NM, Dechet CB, Green MH et al (2001) Papillary renal cell carcinoma: analysis of germline mutations in the *MET* proto-oncogene in a clinic-based population. Genet Test 5(2):101–106
13. Amin MB, Amin MB, Tamboli B et al (2002) Prognostic impact of histologic subtyping of adult renal epithelial neoplasms: an experience of 405 cases. Am J Surg Pathol 26(3):281–291
14. Kennedy SM, Merino MJ, Linehan WM et al (1990) Collecting duct carcinoma of the kidney. Hum Pathol 21(4):449–456
15. Davis CJ Jr, Mostofi FK, Sesterhenn IA (1995) Renal medullary carcinoma. The seventh sickle cell nephropathy. Am J Surg Pathol 19(1):1–11
16. Jayson M, Sanders H (1998) Increased incidence of serendipitously discovered renal cell carcinoma. Urology 51(2):203–205
17. Baltarowich OH, Kurtz AB (1987) Sonographic evaluation of renal masses. Urol Radiol 9(2):79–87
18. Israel GM, Bosniak MA (2003) Renal imaging for diagnosis and staging of renal cell carcinoma. Urol Clin North Am 30(3):499–514
19. Semelka RC, Shoenut JP, Magro CM et al (1993) Renal cancer staging: comparison of contrast-enhanced CT and gadolinium-enhanced fat-suppressed spin-echo and gradient-echo MR imaging. J Magn Reson Imaging 3(4):597–602
20. Robson CJ, Churchill BM, Anderson W (1969) The results of radical nephrectomy for renal cell carcinoma. J Urol 101(3):297–301
21. Gettman MT, Blute ML, Spotts B et al (2001) Pathologic staging of renal cell carcinoma: significance of tumor classification with the 1997 TNM staging system. Cancer 91(2):354–361
22. Haferkamp A, Bastian PJ, Jakobi H et al (2007) Renal cell carcinoma with tumor thrombus extension into the vena cava: prospective long-term followup. J Urol 177(5):1703–1708
23. Kalman D, Varenhorst E (1999) The role of arterial embolization in renal cell carcinoma. Scand J Urol Nephrol 33(3):162–170
24. Pantuck AJ, Zisman A, Dorey F et al (2003) Renal cell carcinoma with retroperitoneal lymph nodes: role of lymph node dissection. J Urol 169(6):2076–2083
25. Blom JH, van Poppel H, Maréchal JM et al (2008) Radical nephrectomy with and without lymph-node dissection: final results of European Organization for Research and Treatment of Cancer (EORTC) randomized phase 3 trial 30881. Eur Urol 55(1):28–34
26. Licht MR, Novick AC (1993) Nephron sparing surgery for renal cell carcinoma. J Urol 149(1):1–7
27. Thompson RH, Frank I, Lohse CM et al (2007) The impact of ischemia time during open nephron sparing surgery on solitary kidneys: a multi-institutional study. J Urol 177(2):471–476
28. Jemal A, Murray T, Ward E et al (2005) Cancer statistics, 2005. CA Cancer J Clin 55(1):10–30
29. Becker F, Siemer S, Humke U et al (2006) Elective nephron sparing surgery should become standard treatment for small unilateral renal cell carcinoma: long-term survival data of 216 patients. Eur Urol 49(2):308–313
30. Becker F, Siemer S, Hack et al (2006) Excellent long-term cancer control with elective nephron-sparing surgery for selected renal cell carcinomas measuring more than 4 cm. Eur Urol 49(6):1058–1064
31. Clark PE, Schover LR, Uzzo RG et al (2001) Quality of life and psychological adaptation after surgical treatment for localized renal cell carcinoma: impact of the amount of remaining renal tissue. Urology 57(2):252–256
32. Dillenburg W, Poulakis V, Skriapas K et al (2006) Retroperitoneoscopic versus open surgical radical nephrectomy for large renal cell carcinoma in clinical stage cT2 or cT3a: quality of life, pain and reconvalescence. Eur Urol 49(2):314–323
33. Chan DY, Cadeddu JA, Jarrett TW et al (2001) Laparoscopic radical nephrectomy: cancer control for renal cell carcinoma. J Urol 166(6):2095–2100
34. Dave DS, Lam JS, Leppert JT, Belldegrun AS (2005) Open surgical management of renal cell carcinoma in the era of minimally invasive kidney surgery. BJU Int 96(9):1268–1274
35. Wu Z, Li M, Liu B et al (2014) Robotic versus open partial nephrectomy: a systematic review and meta-analysis. PLoS One 9(4):e94878
36. Uzzo RG, Novick AC (2001) Nephron sparing surgery for renal tumors: indications, techniques and outcomes. J Urol 166(1):6–18
37. Campbell SC, Novick AC (1994) Management of local recurrence following radical nephrectomy or partial nephrectomy. Urol Clin North Am 21(4):593–599
38. Licht MR, Novick AC, Goormastic M (1994) Nephron sparing surgery in incidental versus suspected renal cell carcinoma. J Urol 152(1):39–42
39. Uchida M, Imaide Y, Sugimoto K et al (1995) Percutaneous cryosurgery for renal tumours. Br J Urol 75(2):132–137
40. Zlotta AR, Wildschutz T, Raviv G et al (1997) Radiofrequency interstitial tumor ablation (RITA) is a possible new modality for treatment of renal cancer: ex vivo and in vivo experience. J Endourol 11(4):251–258
41. Gill IS, Remer EM, Hasan WA et al (2005) Renal cryoablation: outcome at 3 years. J Urol 173(6):1903–1907
42. Reiter M, Kurosch M (2014) Nierenzellkarzinom – Medikamentöse Therapie und prognostische Modelle. Onkologe DOI s00761-014-2784-1
43. Flanigan RC, Mickisch G, Sylvester R et al (2004) Cytoreductive nephrectomy in patients with metastatic renal cancer: a combined analysis. J Urol 171(3):1071–1076
44. Abern MR, Scosyrev E, Tsivian M et al (2014) Survival of patients undergoing cytoreductive surgery for metastatic renal cell carcinoma in the targeted-therapy era. Anticancer Res 34(5):2405–2411

Onkologe 2014 · 20:1027–1038
DOI 10.1007/s00761-014-2786-z
Online publiziert: 14. September 2014

T. Seiler[1] · K. Herfarth[2] · W. Klapper[3] · M. Dreyling[1]
[1] Medizinische Klinik III, Klinikum Großhadern, Ludwig-Maximilians-Universität München
[2] Klinik für RadioOnkologie und Strahlentherapie, Universitätsklinikums Heidelberg
[3] Sektion Hämatopathologie und Lymphknotenregister, Institut für Pathologie, Universitätsklinikum Schleswig-Holstein, Campus Kiel

Therapie der indolenten Non-Hodgkin-Lymphome

Zusammenfassung

Ziel. Dieser Artikel gibt einen Überblick über aktuelle Therapiestrategien bei indolenten Lymphomen.

Inhalte. Antikörperbasierte Therapieschemata sind bei vielen hämatologischen und onkologischen Erkrankungen als Therapiestandards etabliert und revolutionierten v. a. die Behandlung maligner Lymphome. 1997 wurde mit Rituximab der erste Antikörper von der US-amerikanischen Zulassungsbehörde zur Krebstherapie zugelassen. Sein Zielmolekül ist CD20, ein v. a. auf B-Lymphozyten und somit auf den meisten von B-Zellen abstammenden Non-Hodgkin-Lymphomen exprimiertes Protein. Vielversprechende Weiterentwicklungen des Antikörpers stehen in teils fortgeschrittenen Stadien der klinischen Prüfung. Tyrosinkinaseinhibitoren des B-Zell-Rezeptor-Signalpfads und immunmodulatorisch wirksame Substanzen sind weitere neue Therapiestrategien.

Schlussfolgerungen/Empfehlungen. Die Anti-CD20-basierte Therapie ist Standard bei vielen indolenten Lymphomen. Zielgerichtete und molekulare Therapieoptionen werden möglicherweise eine chemotherapiefreie Behandlung der indolenten Lymphome ermöglichen.

Schlüsselwörter

Indolente Lymphome · Rituximab · Follikuläres Lymphom · Mantelzelllymphom · Marginalzonenlymphom

Lernziele

Nach Lektüre dieses Beitrags
- **kennen Sie die häufigsten Entitäten der niedrigmalignen B-Zell-Lymphome,**
- **haben Sie Kenntnis über die wichtigsten Prognoseparameter beim follikulären und beim Mantelzelllymphom,**
- **wissen Sie, wie Sie eine leitliniengerechte Erstlinientherapie durchführen,**
- **ist Ihnen das leitliniengerechte Vorgehen im Rezidivfall bekannt,**
- **kennen Sie den Stellenwert der interdisziplinären Zusammenarbeit bei selteneren indolenten Lymphomen.**

Das häufigste indolente NHL ist das follikuläre Lymphom, seltener sind lymphoplasmozytisches Lymphom, M. Waldenström, Marginalzonen- und Mantelzelllymphom

Die indolenten Non-Hodgkin-Lymphome (NHL) stellen eine heterogene Gruppe maligner Erkrankungen des lymphatischen Systems dar. Das häufigste indolente Lymphom ist das follikuläre Lymphom, seltenere Formen sind das lymphoplasmozytische Lymphom und der M. Waldenström, das Marginalzonenlymphom und das Mantelzelllymphom. Zudem sind die **Haarzellleukämie** und die **chronische lymphatische Leukämie** zu den indolenten Lymphomen zu rechnen.

Die Therapieoptionen verbesserten sich in den letzten Jahren durch die Etablierung der Immun- und der Immunchemotherapie deutlich.

Klassifikation der indolenten Lymphome

Lymphomentitäten werden nach WHO entsprechend ihrer zellulären Herkunft und ihrer Ableitung von Vorläuferzellen und reifen Zellen klassifiziert

Indolente Lymphome rekapitulieren morphologisch und immunphänotypisch die normalen Stadien der B-Zell-Entwicklung. Dieser Tatsache trägt die Klassifikation der WHO („World Health Organisation“) in der Version von 2008 [1] Rechnung: Unter Heranziehung morphologischer, immunphänotypischer, genetischer, molekularer und klinischer Parameter wurden Lymphomentitäten entsprechend ihrer zellulären Herkunft und ihrer Ableitung von Vorläuferzellen und reifen Zellen klassifiziert. Einen Überblick über die Klassifikation der reifen B-Zell-Lymphome gibt ▫ **Tab. 1.**

Beim follikulären Lymphom, der häufigsten Form indolenter Lymphome, werden die Grade 1–2, 3a und der klinisch häufig aggressiv verlaufende Grad 3b unterschieden. Das Marginalzonenlymphom wird in das nodale Marginalzonenlymphom, das extranodale Marginalzonenlymphom des mukosaassoziierten lymphatischen Gewebes und das splenische Marginalzonenlymphom unterteilt.

Therapy of indolent non-Hodgkin lymphoma

Abstract

Aim. This article gives a review of current treatment strategies for indolent lymphoma.

Content. Antibody-based therapy regimens are a well-established and integral element in the therapy of many hematological malignancies and have revolutionized the therapeutic management of malignant lymphoma. Rituximab was the first therapeutic antibody licensed for cancer therapy by the U.S. Food and Drug Administration (FDA) in 1997. This antibody targets CD20, a molecule expressed on B lymphocytes and therefore proteins expressed on the majority of B lymphocytes originating from non-Hodgkin lymphoma. Promising new antibody constructs as well as tyrosine kinase inhibitors targeting the B cell receptor signaling pathway and immunomodulatory drugs are currently being studied in partly advanced stage clinical trials.

Conclusion/recommendations. For many indolent lymphomas CD20-based therapy is the standard of treatment. New antibodies and small molecules might again change the standard of treatment in lymphoma therapy and open the way to chemotherapy-free therapeutic regimens.

Keywords

Indolent lymphoma · Rituximab · Follicular lymphoma · Mantle cell lymphoma · Marginal zone lymphoma

Tab. 1 Reife B-Zell-Neoplasien

Chronische lymphatische Leukämie (CLL)/ lymphozytisches Lymphom	
Prolymphozytenleukämie vom B-Zell-Typ	
Splenisches Marginalzonenlymphom	
Splenisches B-Zell-Lymphom/ Leukämie, nicht klassifizierbar	Splenisches diffuses kleinzelliges B-Zell-Lymphom der roten Pulpa
	Haarzellleukämie-variante
Lymphoplasmozytisches Lymphom	
Waldenström-Makroglobulinämie	
Schwerkettenkrankheiten	
Plasmazellmyelom	
Solitäres Plasmozytom des Knochens	
Extraossäres Plasmazytom	
Extranodales Marginalzonenlymphom des mukosaassoziierten lymphatischen Gewebes (MALT-Lymphom)	
Nodales Marginalzonenlymphom	Pädiatrisches nodales Marginalzonenlymphom
Follikuläres Lymphom	Pädiatrisches follikuläres Lymphom
	Primäres intestinales follikuläres Lymphom
Primäres kutanes Follikelzentrumslymphom	
Mantelzelllymphom	

Follikuläres Lymphom

Klinisches Bild und Diagnostik

Klinisch steht eine **Lymphadenopathie** im Vordergrund. Des Weiteren kann es zu extranodalen Manifestationen kommen, die letztlich alle Organsysteme betreffen und je nach Lokalisation zu klinischen Beschwerden führen können. Im fortgeschrittenen Stadium sind B-Symptome charakteristisch. Ein protrahierter und stets progredienter, oft jahrelanger Verlauf der Erkrankung ist typisch, mit gutem Therapieansprechen, regelmäßigen Rezidiven und im Verlauf kürzer werdenden Remissionen.

Ein protrahierter und stets progredienter, oft jahrelanger Verlauf der Erkrankung ist typisch

Die histologische Diagnose des follikulären Lymphoms ist aufgrund seines **charakteristischen keimzentrumsähnlichen Wachstumsmusters** relativ eindeutig. Es lassen sich allerdings auch Übergangsformen zu anderen Histologien identifizieren. Das follikuläre Lymphom besteht aus kleinen Keimzentrumszellen mit gekerbten (**Zentrozyten**) und aus großen Keimzentrumszellen mit ungekerbten Zellkernen (**Zentroblasten**), wobei typischerweise die Zentrozyten dominieren. Das Verteilungsmuster der Zellen gestaltet sich follikulär, teilweise aber auch diffus. Je nach untersuchter Patientenpopulation, diagnostischen Kriterien und Definition einer hochmalignen Transformation wiesen mehrere Arbeitsgruppen Transformationsraten von 20% nach 5 und 30% nach 10 Jahren nach [2].

Typisch für das follikuläre Lymphom ist die chromosomale Translokation t(14;18)(q32;q21), die in 80–90% aller Fälle nachgewiesen werden kann. Hierbei führt die Kopplung des *BCL2*-Onkogens auf Chromosom 18 an den Immunglobulinpromoter auf Chromosom 14 zu einer konstitutionellen Überexpression des Antiapoptosegens *BCL2* und somit zur Hemmung der Zellapoptose und **Akkumulation langlebiger Zentrozyten**. Zur klinischen Manifestation des follikulären Lymphoms sind allerdings weitere *sekundäre* genetische Alterationen notwendig.

Typisch für das follikuläre Lymphom ist die in 80–90% aller Fälle nachweisbare chromosomale Translokation t(14;18)(q32;q21)

Prognosefaktoren beim follikulären Lymphom

In mehreren Arbeiten konnte eine hohe prognostische Bedeutung der tumorinfiltrierenden reaktiven Zellen der Immunabwehr gezeigt werden: Lymphome mit T-Zell-spezifischer Immunantwort weisen eine günstigere Prognose auf als Fälle mit (unspezifischem) Makrophageninfiltrat [3]. In der Diagnostik sind diese Prognoseparameter jedoch bisher nicht anwendbar.

Lymphome mit T-Zell-spezifischer Immunantwort weisen eine günstigere Prognose auf als Fälle mit Makrophageninfiltrat

Ein im klinischen Alltag gut etabliertes Hilfsmittel zur Abschätzung der individuellen Prognose ist der **FLIPI** („follicular lymphoma international prognostic index"), in den die Anzahl der Lymphknoten, die LDH-Konzentration (LDH: Laktatdehydrogenase), das Stadium, das Alter und der Hb-Wert (Hb: Hämoglobin) eingehen ([4], ◘ **Abb. 1**):

- Vorliegen von 1 Risikofaktor: niedriges Risiko
- Vorliegen von 2 Risikofaktoren: mittleres Risiko
- Vorliegen von mindestens 3 Risikofaktoren: hohes Risiko

Therapie

Stadium I und II

Die Diagnosestellung im lokalisierten Ann-Arbor-Stadium I oder II ist selten, meist besteht bereits bei der Erstdiagnose eine fortgeschrittene Erkrankung. Bei den etwa 15% der im frühen Stadium diagnostizierten Patienten ist die lokale Strahlentherapie („extended field": erweitertes Strahlenfeld unter

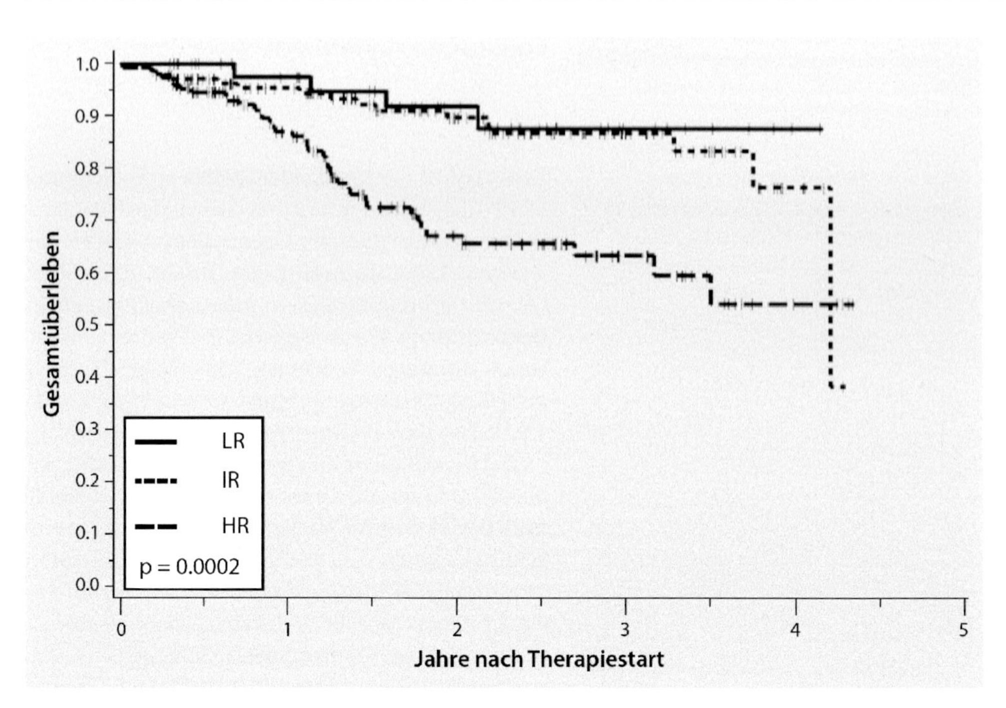

Abb. 1 ▲ FLIPI-Prognosescore beim follikulären Lymphom, *FLIPI* „follicular lymphoma international prognostic index", *HR* hohes Risiko, *IR* mittleres Risiko, *LR* niedriges Risiko

Einschluss benachbarter Lymphknotenregionen" oder „involved field: Bestrahlung der betroffenen Lymphknotenregionen"; Gesamtdosis 24–36 Gy) mit kurativer Intention die Therapie der Wahl. Dabei wird international eine **„involved field radiation"** bevorzugt, um Nebenwirkungen im Strahlenfeld (z. B. Siccasymptomatik) zu verringern. In Abhängigkeit von der anatomischen Region (z. B. beidseitig zervikal, abdomineller Bulk: Raumforderung größer als 7,5 cm) können gehäuft Nebenwirkungen auftreten.

Bei den etwa 15% der im frühen Stadium diagnostizierten Patienten ist die lokale Strahlentherapie mit kurativer Intention die Therapie der Wahl

Im Stadium I sind auch noch nach 10 Jahren etwa 80% der Patienten nach lokaler Strahlentherapie krankheitsfrei. Im Stadium II bzw. bei größeren Lymphknoten (>3–5 cm) rezidivierte dagegen die Mehrheit der Patienten innerhalb der ersten Dekade. Möglicherweise kann durch den Einsatz des CD20-Antikörpers Rituximab in Kombination mit einer Strahlentherapie die Wirksamkeit verbessert werden [MIR-Studie der GLSG („German Low-Grade Lymphoma Study Group")]. Vorläufige Ergebnisse zeigten eine hohe Wirksamkeit mit einem 2-Jahres-PFS (PFS: progressionsfreies Überleben) von 90% und einem Gesamtüberleben von 96% [5].

Möglicherweise kann die Wirksamkeit der Strahlentherapie durch deren Kombination mit dem CD20-Antikörper Rituximab verbessert werden

Erstlinientherapie im Stadium III und IV

Fortgeschrittene Stadien des follikulären Lymphoms sind die Domäne der **systemischen Therapie** (◘ **Tab. 2**).

International gesehen sind die Therapiestrategien bei diesen Patienten uneinheitlich. Aufgrund der guten Verträglichkeit von Rituximab in der Monotherapie erhält in den USA die Mehrzahl der Patienten bereits bei der Erstdiagnose auch beim Fehlen von klinischen Symptomen eine systemische Therapie [6]. Studien zum Nachweis eines Überlebensvorteils bei frühzeitiger Rituximabmonotherapie fehlen. Zwar kann die Zeit bis zum Beginn einer ersten Chemotherapie verzögert werden. Allerdings gibt es keine systematischen Daten über Rituximabresistenzen und das Ansprechen auf eine Zweitlinientherapie beim Rückfall.

Studien zum Nachweis eines Überlebensvorteils bei frühzeitiger Rituximabmonotherapie fehlen

In Deutschland erfolgt eine systemische Therapie üblicherweise nur bei klinischer Symptomatik, beispielsweise bei Zytopenien, B-Symptomen, lokaler Kompression oder rascher Progredienz. Dieser Ansatz beruht auf retrospektiven Daten und prospektiv randomisierten Studien, die keinen Überlebensvorteil bei frühzeitiger Chemotherapie zeigen konnten [7].

Je nach Allgemeinzustand, Alter und Komorbidität ist der Goldstandard in der ersten [8, 9, 10, 11] und in den weiteren Therapiephasen [12] eine Immunchemotherapie mit Rituximab und CHOP (Cyclophosphamid, Doxorubicin, Vincristin, Prednisolon), CVP (Cyclophosphamid, Vincristin, Prednisolon) oder Bendamustin. Mittels einer Metaanalyse konnte eine Verbesserung des Gesamtüber-

Goldstandard der Behandlung im Stadium III und IV ist eine Immunchemotherapie mit Rituximab und CHOP, CVP oder Bendamustin

Tab. 2 Therapiestrategien beim fortgeschrittenen follikulären Lymphom

Stadium I/II	Stadium III/IV	
	Mit niedriger Turmorlast	Mit hoher Tumorlast
Bestrahlung („involved field radiation", 24–36 Gy)	Watch-and-Wait-Strategie	Immunchemotherapie (R-CHOP, BR, R-CVP)
In ausgewählten Fällen: Watch-and-Wait-Strategie	Bei symptomatischen Patienten: Immunchemotherapie	In ausgewählten Fällen: Rituximabmonotherapie
		CR/PR: Rituximaberhaltungstherapie (bis zu 2 Jahre)
		Radioimmuntherapie
1. Rezidiv/Progress		
		Abhängig von Vortherapie und Remissionsdauer:
Immunchemotherapie	Immunchemotherapie	Immunchemotherapie
R-CHOP, BR, R-CVP	R-CHOP, BR, R-CVP	R-CHOP, BR, R-CVP, R-FC
	Diskussion: Hochdosistherapie	Diskussion: Hochdosistherapie
In ausgewählten Fällen: palliative Radiatio	In ausgewählten Fällen: Rituximabmonotherapie	Rituximaberhaltungstherapie (bis zu 2 Jahre)
		Alternativ: Radioimmuntherapie

CR/PR Komplette Remission/Teilremission, *R-CHOP* Rituximab, Cyclophosphamid, Doxoryubicin, Vincristin, Prednisolon, *BR* Rituximab, Bendamustin, *R-CVP* Rituximab; Cyclophosphamid, Vincristin, Prednisolon, *R-FC* Rituximab, Fludarabin, Cyclophosphamid.

lebens unabhängig vom eingesetzten Chemotherapieregime bestätigt werden [13]. Allerdings erzielte in einer großen Phase-III-Studie R-Bendamustin gegenüber R-CHOP (Rituximab-CHOP) ein etwas längeres progressionsfreies Überleben bei geringerer Toxizität [14].

Bei Patienten, die auf eine Induktionstherapie ansprachen, ist eine Erhaltungstherapie mit Rituximab indiziert. In der Erstlinientherapie demonstrierte die sog. PRIMA-Studie den Stellenwert der **Rituximaberhaltungstherapie** über 2 Jahre nach rituximabhaltiger Induktionstherapie [15]. Nach einer medianen Nachbeobachtungszeit von 36 Monaten konnte das PFS von 57,6% bei den Patienten ohne auf 74,9% bei den Patienten mit Rituximab-Erhaltungstherapie gesteigert werden. Bezüglich des Gesamtüberlebens fand sich kein Unterschied, der Verlauf nach einer längeren Nachbeobachtungszeit bleibt abzuwarten. Ob Patienten in allen Risikogruppen von dieser Therapie profitieren, ist nicht abschließend geklärt. Dagegen ist eine 8-monatige Therapie einer länger anhaltenden Antikörpererhaltungstherapie im Langzeitverlauf unterlegen [16].

Eine 8-monatige Therapie ist einer länger anhaltenden Antikörpererhaltungstherapie im Langzeitverlauf unterlegen

Ein Transplantationsansatz ist im Rahmen der Erstlinientherapie nicht indiziert. Eine randomisierte Studie zeigte keinen signifikanten Vorteil im PFS nach einer rituximabhaltigen Induktion [17].

Therapie im Rezidiv

Trotz der Fortschritte der Immunchemotherapie ist die Behandlung des fortgeschrittenen follikulären Lymphoms palliativ. Auch im Rezidiv ist die Erkrankung üblicherweise chemotherapiesensibel. Aufgrund der Gefahr der hochmalignen Transformation – das Risiko liegt bei etwa 3% pro Jahr – sollte eine erneute Lymphknotenexstirpation oder -biopsie angestrebt werden.

Auch im Rezidiv ist das fortgeschrittene follikuläre Lymphom üblicherweise chemotherapiesensibel

Das Transformationsrisiko bei Rezidiv eines follikulären Lymphoms liegt bei etwa 3% pro Jahr

Wie in der ersten Therapielinie ist eine systemische Therapie nur bei symptomatischer Erkrankung indiziert. Die Wahl des Schemas erfolgt in Abhängigkeit von der Primärtherapie, der Dauer der Remission und dem Allgemeinzustand des Patienten. Nach einer Induktionstherapie sollte wie in der ersten Therapielinie eine Erhaltungstherapie mit Rituximab erfolgen, die das PFS signifikant verlängert.

Bei refraktären oder rezidivierten Patienten konnte in der EORTC 20981-Studie (EORTC: „European Organisation for Research and Treatment of Cancer", [18]) bei guter Verträglichkeit ein signifikanter Vorteil im PFS für Patienten unter Rituximaberhaltungstherapie gegenüber Patienten in der Kontrollgruppe ohne Erhaltungstherapie nachgewiesen werden (n=465; PFS 52 vs. 15 Monate, $p<0{,}0001$). Dieser zeigte sich unabhängig davon, ob die Patienten eine rituximabhaltige Induktionstherapie erhalten hatten und unabhängig von der in einer solchen erzielten Remissionstiefe. Das 3-Jahres-Gesamtüberleben unter der Rituximaberhaltungstherapie war mit 85% im Vergleich zu 77% unter der alleinigen Nachbeobachtung signifikant verbessert ($p=0{,}011$). In einer Studie der GLSG, in welcher eine Erhaltungstherapie mit 2 Zyklen á 4 Rituximabinfusionen im wöchentlichen Abstand 3 und 9 Monate nach Ende der Induktionstherapie getestet wurde, konnte das PFS nach In-

Bei refraktären oder rezidivierten Patienten konnte bei guter Verträglichkeit ein signifikanter Vorteil im PFS für eine Rituximab-Erhaltungstherapie nachgewiesen werden

duktion mit FCM (Fludarabin, Cyclophosphamid, Mitoxantron) oder R-FCM (Rituximab, Fludarabin, Cyclophosphamid, Mitoxantron) im Vergleich zur reinen Nachbeobachtung mehr als verdoppelt werden (p=0,0006, [19]).

Als Konsolidierung sollte bei jüngeren Patienten und frühen Rezidiven die myeloablative Hochdosistherapie mit PBSCT erwogen werden

Als Konsolidierung sollte bei jüngeren Patienten und frühen Rezidiven die Möglichkeit einer myeloablativen Hochdosistherapie mit nachfolgender autologer Stammzelltransplantation (PBSCT) erwogen werden. Allerdings existieren bislang nur retrospektive Daten, die die Wirksamkeit der PBSCT nach rituximabhaltiger Salvage-Therapie belegen [20]. Die **allogene Stammzelltransplantation** ist kein Standard für Patienten mit einem Rezidiv. Sie kann jedoch bei jungen Patienten in gutem Allgemeinzustand in Erwägung gezogen werden und sollte vorzugsweise im Rahmen von klinischen Studien durchgeführt werden [21].

Lymphoplasmozytisches Lymphom und M. Waldenström

Hier liegt seltener eine Lymphadenopathie vor. Vielmehr stehen eine Splenomegalie und eine Knochenmarkinfiltration mit sekundärer hämatopoetischer Insuffizienz im Vordergrund. Durch das Sezernieren des **IgM-Paraproteins** (IgM: Immunglobulin M) beim M. Waldenström kann es zu Mikrozirkulationsstörungen mit Ausbildung eines Hyperviskositätssyndroms mit Sehstörungen und zentralnervösen Symptomen kommen. Des Weiteren gibt es IgM-assoziierte Neuropathien und autoimmunhämolytische Anämien. Der M. Waldenström ist definiert durch den histologischen Nachweis eines lymphoplasmazytischen Lymphoms (LPL) mit monoklonaler IgM-Gammopathie unabhängig von der Konzentration des IgM-Paraproteins. Obligat für die Definition des M. Waldenström ist die Infiltration des Knochenmarks durch das LPL. Aufgrund des erforderlichen Knochenmarkbefalls besteht per Definitionem ein Stadium IV.

Obligat für die Definition des M. Waldenström ist die Infiltration des Knochenmarks durch das LPL

In Analogie zu den bei anderen indolenten Lymphomen etablierten Prognosescores wurde beim M. Waldenström das sog. „International scoring system for Waldenström's macroglobulinemia" (ISSWM) definiert. In diesen gehen Alter, β2-Mikroglobulin, Zytopenien und die Höhe der Gammopathie ein [22].

Therapie des M. Waldenström

Das lymphoplasmozytische Lymphom ist ein niedrigmalignes Lymphom und wird per Definition im fortgeschrittenen Stadium IV diagnostiziert. In Analogie zum follikulären Lymphom besteht daher nur bei krankheitsassoziierten Symptomen eine Therapieindikation. Neben B-Symptomen und hämatopoetischer Insuffizienz sind dabei die mit dem IgM-Paraprotein einhergehenden Symptome der Hyperviskosität und einer möglichen Autoimmunhämolyse oder Neuropathie zu beachten. In den wenigen Fällen mit symptomatischer Hyperviskosität kann eine **Plasmapherese** an einem hämatologischen Zentrum notwendig werden. Hierbei ist zu beachten, dass sie allein nicht ausreichend ist, vielmehr muss eine systemische Therapie angeschlossen werden.

Typisch für den M. Waldenström sind B-Symptome, hämatopoetische Insuffizienz, Hyperviskosität und eine evtl. Autoimmunhämolyse oder Neuropathie

Im Gegensatz zum häufigeren follikulären Lymphom gibt es aufgrund der Seltenheit der Erkrankung keine Standardtherapie. Die Systemtherapie richtet sich nach dem Allgemeinzustand und dem Alter des Patienten und kann bei jüngeren, fitten Patienten aus einer Immunchemotherapie mit Rituximab und Bendamustin oder FC (Fludarabin, Cyclophosphamid) bestehen. Aufgrund der reduzierten Knochenmarkreserve sollten gerade bei Patienten, die Kandidaten für eine Hochdosistherapie sind, lediglich 4 Zyklen verabreicht werden. Alternativ kann hier mit Dexamethason, Rituximab und Cyclophosphamid (DRC) therapiert werden, womit objektivierbare Remissionen bei 83% der Patienten erreicht werden können. Aufgrund der stringenten Kriterien mit negativem Nachweis des Paraproteins sind komplette Remissionen selten [23].

Mit DRC können bei 83% der Patienten objektivierbare Remissionen erreicht werden

Bei älteren, komorbiden Patienten ist eine Monotherapie mit Rituximab eine nebenwirkungsarme Alternative. Dabei ist zu beachten, dass das Ansprechen auf Rituximab oft verzögert nach wenigen Monaten erfolgen kann und dass es zu einem vorübergehenden IgM-Anstieg mit der Gefahr einer kritischen Hyperviskosität kommen kann (sog. **Flare-Phänomen**).

Die Immunchemotherapie beim lymphoplasmozytischen Lymphom/M. Waldenström ist palliativ und, ähnlich wie beim follikulären Lymphom, kommt es zum Rezidiv. In diesem Fall kann je nach Allgemeinzustand des Patienten und Ansprechen auf die Vortherapie diese wiederholt werden.

Die Immunchemotherapie beim lymphoplasmozytischen Lymphom/M. Waldenström ist palliativ und es kommt zum Rezidiv

Bei ausgewählten Patienten sollte die Option einer Hochdosistherapie mit nachfolgender autologer Blutstammzelltransplantation erwogen werden. Mit BRD (Bendamustin, Rituximab, Dexamethason) und Thalidomid/Rituximab stehen weitere hochwirksame Protokoll zur Verfügung, allerdings ist hier mit einer signifikanten Neurotoxizität zu rechnen. Mit Ibrutinib steht ein oraler Inhibitor der Bruton-Tyrosinkinase (BTK), die im Signalpfad des B-Zell-Rezeptors eine integrale Rolle spielt, in klinischer Erprobung.

Marginalzonenlymphom (MZL)

In der WHO-Klassifikation von 2008 [1] werden nodale von splenischen und extranodalen MZL unterschieden.

Nodales MZL

Das klinische Bild entspricht dem des follikulären Lymphoms. Eine Paraproteinämie kann beim MZL auftreten und die Differenzierung vom lymphoplasmozytischen Lymphom oder einer lymphoplasmozytoiden Variante der CLL (chronische lymphatische Leukämie) erschweren.

Wie beim follikulären Lymphom wird auch das fortgeschrittene nodale Marginalzonenlymphom nur bei krankheitsassoziierten Symptomen behandelt. Dabei folgt seine Therapie den Empfehlungen für das follikuläre Lymphom, da keine größeren Studien für diese seltene Entität existieren.

Die Therapie des nodalen MZL folgt den Empfehlungen bei follikulärem Lymphom

Extranodales MZL des mukosaassoziierten lymphatischen Gewebes (MALT-Lymphom)

MALT-Lymphome sind häufiger als nodale MZL und oft mit Autoimmunerkrankungen, z. B. einer Hashimoto-Thyreoiditis oder einem Sjögren-Syndrom, oder chronischen Infektionen wie einer *Helicobacter-pylori*-Infektion assoziiert.

Das klinische Bild wird von lokalen Symptomen der Primärmanifestation des Lymphoms geprägt. Häufig ist ein Paraprotein nachweisbar. Histologisch kann in diesen Fällen eine plasmozytische Differenzierung beobachtet werden. Aufgrund der häufig **entzündungsgetriggerten Pathogenese** ist eine histologische Differenzierung von chronischen Entzündungen z. T. schwierig. Im fortgeschrittenen Stadium ist die Abgrenzung eines primär extranodalen MZL gegenüber einer Beteiligung eines generalisierten nodalen Lymphoms gelegentlich problematisch.

Das klinische Bild beim MALT-Lymphom wird von lokalen Symptomen seiner Primärmanifestation geprägt

Da die Therapie der extranodalen MZL vom Ausbreitungsstadium abhängt, ist ein exaktes Staging essenziell. In lokalisierten Stadien ist eine **Strahlentherapie** kurativ und für die meisten Lokalisationen Therapie der Wahl. Demgegenüber ist ein operatives Vorgehen nur in Einzelfällen, beispielsweise bei gleichzeitig diagnostischer Intention (z. B. beim Befall von Lunge oder Dünndarm), indiziert. Wie bei den anderen indolenten Lymphomen ist die **systemische Immunchemotherapie** in symptomatischen fortgeschrittenen Stadien Therapieoption der Wahl. In frühen Stadien ist sie indiziert bei Lymphommanifestationen in Regionen, in denen eine Bestrahlung oder Operation zu relevanten Spätschäden führen kann. Mangels prospektiv randomisierter Studien besteht kein Konsens über eine Standardtherapie.

Da die Therapie der extranodalen MZL vom Ausbreitungsstadium abhängt, ist ein exaktes Staging essenziell

Therapie spezifischer MZL-Lokalisationen

Magen. Er ist die häufigste Primärlokalisation extranodaler MZL, die dann fast immer mit *Helicobacter pylori* assoziiert sind. Im Ann-Arbor-Stadium I führt eine Eradikation von *Helicobacter pylori* in etwa 2/3 der Patienten zu einer kompletten Remission. Diese wird insbesondere bei den Patienten erreicht, die keine Translokation t(11;18)(q21;q21) aufweisen. Bei *Helicobacter-pylori*-negativen Patienten oder Patienten im Stadium II kann mit einer Strahlentherapie oder einer Operation eine komplette Remission erzielt werden, wobei die Therapieergebnisse bei Strahlentherapie denen einer Operation nicht unterlegen sind und somit bei Organerhalt präferiert werden sollten [24]. In Abhängigkeit von der Lokalisation kann bei geringer Tumorlast alternativ eine Rituximabmonotherapie verabreicht werden. Im fortgeschrittenen Stadium III oder IV ist die Therapie palliativ und wird wie bei anderen extranodalen MZL durchgeführt.

Bei MZL der Lunge hat neben einem operativen Vorgehen bei kleinen, peripher gelegenen Herden auch eine Radiatio gute Erfolgsaussichten

Lunge. MZL der Lunge (früher BALT-Lymphome) sind selten und können sich durch Husten, Dyspnoe oder Hämoptysen äußern. In den Stadien I und II gibt es keine Standardtherapie. Neben einem

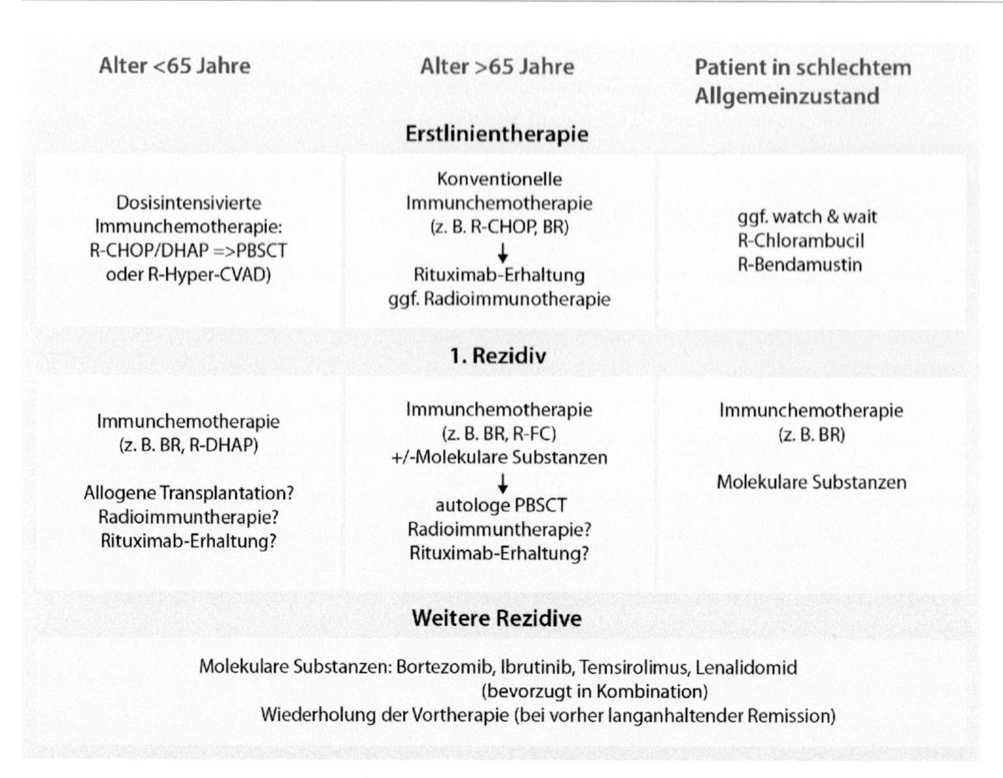

Abb. 2 ▲ Therapiestrategien beim Mantelzelllymphom, *BR* Rituximab/Bendamustin, *R-Hyper-CVAD* Polychemotherapie, *DHAP* Hochdosis-Cytarabin, Cisplatin, Dexamethason, *PBSCT* periphere Blutstammzelltransplantation, *R* Rituximab, *R-CHOP* Rituximab, Cyclophosphamid, Doxorubicin, Vincristin, Prednisolon, *R-FC* Rituximab, Fludarabin, Cyclophosphamid

operativen Vorgehen bei kleinen, peripher gelegenen Herden hat auch eine Radiatio gute Erfolgsaussichten. In publizierten Fallserien wurden häufig lokale und systemische Maßnahmen kombiniert, weshalb eine Beurteilung der langfristigen Wertigkeit einzelner Therapieformen schwierig ist [25]. Demgegenüber ist in fortgeschrittenen, symptomatischen Stadien eine Systemtherapie indiziert.

Augen. Unter den Malignomen der Augenregion handelt es sich in 10–15% der Fälle um Lymphome, die sich meist in den **Augenanhangsgebilden** manifestieren. Beim MZL der Augenanhangsgebilde ist bei Prozessen, die auf die lokale Region beschränkt sind, die Radiatio Therapiestandard. Spätkomplikationen sind hier die Katarakt und eine Xerophthalmie. Sie können durch eine niedrig dosierte Radiotherapie bei ebenso gutem Ansprechen vermieden werden [26].

Bei geringer Lymphomlast ist ein Versuch mit Doxycyclin sinnvoll

Bei geringer Lymphomlast ist ein Therapieversuch mit Doxycyclin sinnvoll. Alternativ können in Einzelfällen eine Exzision mit nachfolgend abwartender Strategie, eine Systemtherapie mit Rituximab oder eine Immunchemotherapie erwogen werden.

Splenisches MZL

Klinisch manifestiert es sich typischerweise mit Splenomegalie, Lymphozytose und Zytopenien, welche meist durch den Hypersplenismus bedingt sind. Eine Lymphadenopathie oder ein extranodaler Befall sind selten. In Einzelfällen kann eine isolierte Lymphozytose auftreten, dann ist eine Immunphänotypisierung zur weiteren Differenzierung angezeigt.

Bei führendem Milztumor kann ein versierter Hämatopathologe häufig bereits an einem Beckenkammtrepanat eine Diagnose stellen

Beim splenischen MZL mit ausgeprägtem Knochenmarkbefall ist eine Immunchemotherapie indiziert

Bei führendem Milztumor kann bereits in vielen Fällen an einem Beckenkammtrepanat aufgrund der Morphologie und des Immunphänotyps durch den versierten Hämatopathologen eine Diagnose gestellt werden. Gelingt eine Diagnosestellung aus Beckenkammtrepanat oder peripherem Blut nicht, ist eine **Splenektomie** indiziert, die bei symptomatischer Splenomegalie auch therapeutisch eingesetzt werden kann. Alternativ werden bei diesem sehr sensitiven Lymphomtyp mit einer Rituximabmonotherapie anhaltende Remissionen erreicht. Bei ausgeprägtem Knochenmarkbefall ist dagegen eine Immunchemotherapie, z. B. BR, indiziert. Manchmal besteht beim splenischen MZL eine Assoziation mit einer chronischen Hepatitis C, deren adäquate Therapie zu einer Remission des Lymphoms führen kann.

Mantelzelllymphom (MCL)

Es wird historisch bedingt zu den niedrigmalignen Lymphomen gezählt, zeigt jedoch klinisch häufig einen aggressiven Verlauf. Häufiger als beim follikulären Lymphom kommt es zu einem Knochenmarkbefall mit leukämischer Ausschwemmung oder zu einem Extranodalbefall. Zur Diagnosestellung ist zur Abgrenzung gegenüber anderen Lymphomsubtypen der immunhistochemische Nachweis einer Cyclin-D1-Überexpression bzw. einer Translokation t(11;14) in der Fluoreszenz-in-situ-Hybridisierung (FISH) obligat.

Zur Diagnosestellung eines MCL ist der immunhistochemische Nachweis einer Cyclin-D1-Überexpression bzw. einer Translokation t(11;14) mittels FISH obligat

Anders als beim follikulären Lymphom hat eine alleinige Radiotherapie in der Therapie des Mantelzelllymphoms im Allgemeinen keinen Stellenwert (■ **Abb. 2**). In den seltenen lokalisierten Krankheitsstadien mit geringer Tumorlast sind in der Literatur nach einer alleinigen Radiatio mit 30–40 Gy („involved field" oder „extended field") lediglich vereinzelt Langzeitremissionen beschrieben. Dagegen zeigte der CD20-Antikörper Rituximab in verschieden Studien in Kombination mit den üblichen Chemotherapieschemata (CHOP, Bendamustin) eine Verbesserung der Ansprechraten und des progressionsfreien Überlebens im Vergleich zur alleinigen Chemotherapie. In einer Metaanalyse konnte durch die Hinzunahme von Rituximab erstmals auch eine Verlängerung des Gesamtüberlebens belegt werden [13].

Rituximab in Kombination mit den üblichen Chemotherapieschemata verbessert die Ansprechraten und das PFS bei MCL im Vergleich zur alleinigen Chemotherapie

Bei jungen Patienten ist aufgrund des aggressiven klinischen Verlaufs eine dosisintensivierte Therapie anzustreben. Durch die zusätzliche Gabe von **Cytarabin** konnte eine Verbesserung des progressionsfreien Überlebens und des Gesamtüberlebens gegenüber einer CHOP-basierten Therapie erreicht werden. Im Anschluss sollte eine konsolidierende Hochdosistherapie mit konsekutiver Stammzellretransfusion erfolgen. Verglichen mit einer Interferonerhaltungstherapie führte eine autologe PBSCT zu einem signifikant verlängerten progressionsfreien Überleben mit 60%iger Reduktion des Rezidivrisikos und in einer gepoolten Auswertung von Studiendaten [27] sogar zu einer signifikanten Verbesserung des Gesamtüberlebens unabhängig von der Gabe von Rituximab.

Bei älteren Patienten, die für eine intensive Chemotherapie nicht in Frage kommen, gibt es ermutigende Daten für die Kombinationen von Rituximab mit Bendamustin [14]. In Analogie zum follikulären Lymphom führt eine Rituximabkonsolidierung auch bei ihnen zu lang anhaltenden Remissionen [28].

In Analogie zum follikulären Lymphom führt eine Rituximabkonsolidierung auch bei älteren Patienten mit MCL zu lang anhaltenden Remissionen

Die einzig zugelassene molekular gezielte Therapieoption im rezidivierten MCL ist der mTOR-Inhibitor (mTOR: „mechanistic target of rapamycin") **Temsirolimus**, der in einer randomisierten Studie bei rezidiviertem Mantelzelllymphom einer Monochemotheapie überlegen war [29]. Auch eine Kombination einer Immunchemotherapie mit **Bortezomib** kann versucht werden. Einen weiteren Therapieansatz stellen immunmodulatorische Substanzen (Lenalidomid, Thalidomid) dar, mit denen bei ausgiebig vortherapierten Patienten in über 40% der Fälle Remissionen beobachtet werden [30]. In neueren Studien wurden hohe Ansprechraten des BTK-Inhibitors **Ibrutinib** von etwa 70% im rezidivierten MCL belegt [31].

Fazit für die Praxis

- **In der Gruppe der indolenten Lymphome ist eine Reihe heterogener Erkrankungen zusammengefasst, die im fortgeschrittenen Stadium trotz einer im Allgemeinen guten Langzeitprognose nicht kurativ therapiert werden können.**
- **Während beim follikulären Lymphom als häufigstem indolentem Non-Hodgkin-Lymphom eine Lymphadenopathie im Vordergrund steht, ist das klinische Bild des M. Waldenström häufig von Begleitphänomenen der Paraproteinämie geprägt.**
- **Die Immunchemotherapie verbesserte die Prognose der indolenten Lymphome entscheidend und beim follikulären Lymphom erstmals das Gesamtüberleben.**
- **Der CD20-Antikörper Rituximab ist als Chemotherapiekombinationspartner ein zentrales Element in der Therapie der fortgeschrittenen indolenten B-Zell-Lymphome.**
- **Zukünftige Therapiestrategien fokussieren auf den Einsatz neuer Antikörperkonstrukte und zielgerichteter kleiner Moleküle.**

Korrespondenzadressen

Dr. T. Seiler
Medizinische Klinik III, Klinikum Großhadern, Ludwig-Maximilians-Universität München
Marchioninistraße 15, 81377 München
Till.Seiler@med.uni-muenchen.de

Prof. Dr. M. Dreyling
Medizinische Klinik III, Klinikum Großhadern, Ludwig-Maximilians-Universität München
Marchioninistraße 15, 81377 München
Martin.Dreyling@med.uni-muenchen.de

Einhaltung ethischer Richtlinien

Interessenkonflikt. T. Seiler, K. Herfarth, W. Klapper und M. Dreyling geben an, dass kein Interessenkonflikt besteht.

Dieser Beitrag beinhaltet keine Studien an Menschen oder Tieren.

Literatur

1. Swerdlow SH, Campo E, Harris NL (2008) World Health Organization classification of tumours of haematopoietic and lymphoid tissues. WHO, Genf
2. Montoto S, Fitzgibbon J (2011) Transformation of indolent B-cell lymphomas. J Clin Oncol 29(14):1827–1834
3. Dave SS, Wright G, Tan B et al (2004) Prediction of survival in follicular lymphoma based on molecular features of tumor-infiltrating immune cells. N Engl J Med 351(21):2159–2169
4. Buske C, Hoster E, Dreyling M et al (2006) The Follicular Lymphoma International Prognostic Index (FLIPI) separates high-risk from intermediate- or low-risk patients with advanced-stage follicular lymphoma treated front-line with rituximab and the combination of cyclophosphamide, doxorubicin, vincristine, and prednisone (R-CHOP) with respect to treatment outcome. Blood 108(5):1504–1508
5. Herfarth K (2012) Treatment of early stage nodal follicular lymphoma using involved-field radiotherapy and rituximab: preliminary results of the Mir Trial (phase II study of the German Low Grade Lymphoma Study Group (GLSG)). Blood 2012:1634
6. Friedberg JW, Taylor MD, Cerhan JR et al (2009) Follicular lymphoma in the United States: first report of the national LymphoCare study. J Clin Oncol 27(8):1202–1208
7. Ardeshna KM, Smith P, Norton A et al (2003) Long-term effect of a watch and wait policy versus immediate systemic treatment for asymptomatic advanced-stage non-Hodgkin lymphoma: a randomised controlled trial. Lancet 362(9383):516–522
8. Hiddemann W, Kneba M, Dreyling M et al (2005) Frontline therapy with rituximab added to the combination of cyclophosphamide, doxorubicin, vincristine, and prednisone (CHOP) significantly improves the outcome for patients with advanced-stage follicular lymphoma compared with therapy with CHOP alone: results of a prospective randomized study of the German Low-Grade Lymphoma Study Group. Blood 106(12):3725–3732
9. Herold M, Haas A, Srock S et al (2007) Rituximab added to first-line mitoxantrone, chlorambucil, and prednisolone chemotherapy followed by interferon maintenance prolongs survival in patients with advanced follicular lymphoma: an East German Study Group Hematology and Oncology Study. J Clin Oncol 25(15):1986–1992
10. Marcus R, Imrie K, Solal-Celigny P et al (2008) Phase III study of R-CVP compared with cyclophosphamide, vincristine, and prednisone alone in patients with previously untreated advanced follicular lymphoma. J Clin Oncol 26(28):4579–4586
11. Salles G, Mounier N, de Guibert S et al (2008) Rituximab combined with chemotherapy and interferon in follicular lymphoma patients: results of the GELA-GOELAMS FL2000 study. Blood 112(13):4824–4831
12. Forstpointner R, Dreyling M, Repp R et al (2004) The addition of rituximab to a combination of fludarabine, cyclophosphamide, mitoxantrone (FCM) significantly increases the response rate and prolongs survival as compared with FCM alone in patients with relapsed and refractory follicular and mantle cell lymphomas: results of a prospective randomized study of the German Low-Grade Lymphoma Study Group. Blood 104(10):3064–3071
13. Schulz H, Bohlius J, Skoetz N et al (2007) Immunochemotherapy with rituximab and overall survival in patients with indolent or mantle cell lymphoma: a systematic review and meta-analysis. J Natl Cancer Inst 99(9):706–714
14. Rummel MJ, Niederle M, Maschmeyer G et al (2013) Bendamustine plus rituximab versus CHOP plus rituximab as first-line treatment for patients with indolent and mantle-cell lymphomas: an open-label, multicentre, randomised, phase 3 non-inferiority trial. Lancet 381(9873):1203–1210
15. Salles G, Seymour JF, Offner F et al (2011) Rituximab maintenance for 2 years in patients with high tumour burden follicular lymphoma responding to rituximab plus chemotherapy (PRIMA): a phase 3, randomised controlled trial. Lancet 377(9759):42–51
16. Taverna CJ, Martinelli G, Hitz F et al (2013) Rituximab maintenance treatment for a maximum of 5 years in follicular lymphoma: results of the randomized phase III trial SAKK 35/03. Blood 122:508

17. Hiddemann W, Dreyling M, Metzner B et al (2013) Evaluation of myeloablative therapy followed by autologous stem cell transplantation in first remission in patients with advanced stage follicular lymphoma after initial immuno-chemotherapy (R-CHOP) or chemotherapy alone: analysis of 940 patients treated in prospective randomized trials of the German Low Grade Lymphoma Study Group (GLSG). Blood 122:419
18. Oers MH van, Glabbeke M van, Giurgea L et al (2010) Rituximab maintenance treatment of relapsed/resistant follicular non-Hodgkin's lymphoma: long-term outcome of the EORTC 20981 phase III randomized intergroup study. J Clin Oncol 28(17):2853–2858
19. Forstpointner R, Unterhalt M, Dreyling M et al (2006) Maintenance therapy with rituximab leads to a significant prolongation of response duration after salvage therapy with a combination of rituximab, fludarabine, cyclophosphamide, and mitoxantrone (R-FCM) in patients with recurring and refractory follicular and mantle cell lymphomas: results of a prospective randomized study of the German Low Grade Lymphoma Study Group (GLSG). Blood 108(13):4003–4008
20. Sebban C, Brice P, Delarue R et al (2008) Impact of rituximab and/or high-dose therapy with autotransplant at time of relapse in patients with follicular lymphoma: a GELA study. J Clin Oncol 26(21):3614–3620
21. Montoto S, Corradini P, Dreyling M et al (2013) Indications for hematopoietic stem cell transplantation in patients with follicular lymphoma: a consensus project of the EBMT-Lymphoma Working Party. Haematologica 98(7):1014–1021
22. Morel P, Duhamel A, Gobbi P et al (2009) International prognostic scoring system for Waldenstrom macroglobulinemia. Blood 113(18):4163–4170
23. Dimopoulos MA, Anagnostopoulos A, Kyrtsonis MC et al (2007) Primary treatment of Waldenstrom macroglobulinemia with dexamethasone, rituximab, and cyclophosphamide. J Clin Oncol 25(22):3344–3349
24. Koch P, Probst A, Berldel WE et al (2005) Treatment results in localized primary gastric lymphoma: data of patients registered within the German multicenter study (GIT NHL 02/96). J Clin Oncol 23(28):7050–7059
25. Ahmed S, Kussick SJ, Siddiqui AK et al (2004) Bronchial-associated lymphoid tissue lymphoma: a clinical study of a rare disease. Eur J Cancer 40(9):1320–1326
26. Fasola CE, Jones JC, Huang DD et al (2013) Low-dose radiation therapy (2 Gy×2) in the treatment of orbital lymphoma. Int J Radiat Oncol Biol Phys 86(5):930–935
27. Hoster E et al (2009) Autologous stem cell transplantation and addition of rituximab independently prolong response duration in advanced stage mantle cell lymphoma. ASH Annual Meeting Abstracts 114(22):880
28. Kluin-Nelemans HC, Hoster E, Hermine O et al (2012) Treatment of older patients with mantle-cell lymphoma. N Engl J Med 367(6):520–531
29. Hess G, Herbrecht R, Romaguera J et al (2009) Phase III study to evaluate temsirolimus compared with investigator's choice therapy for the treatment of relapsed or refractory mantle cell lymphoma. J Clin Oncol 27(23):3822–3829
30. Zinzani PL, Vose JM, Czuczman MS et al (2013) Long-term follow-up of lenalidomide in relapsed/refractory mantle cell lymphoma: subset analysis of the NHL-003 study. Ann Oncol 24(11):2892–2897
31. Wang ML, Rule S, Martin P et al (2013) Targeting BTK with ibrutinib in relapsed or refractory mantle-cell lymphoma. N Engl J Med 369(6):507–516

Onkologe 2014 · 20:1139–1152
DOI 10.1007/s00761-014-2792-1
Online publiziert: 10. Oktober 2014

G. Woeste[1] · S.E. Al-Batran[2] · J. Albert[3] · J. Trojan[3]
[1] Klinik für Allgemein- und Viszeralchirurgie, Universitätsklinikum Frankfurt, Goethe-Universität, Frankfurt am Main
[2] Institut für Klinisch-Onkologische Forschung, Krankenhaus Nordwest, Frankfurt am Main
[3] Medizinische Klinik I, Universitätsklinikum Frankfurt, Goethe-Universität, Frankfurt am Main

Diagnostik und Therapie des Magenkarzinoms

Zusammenfassung

Das Magenkarzinom ist ein aggressiver Tumor, der aufgrund spät auftretender Symptomatik insgesamt mit einer schlechten Prognose einhergeht. Während das Magenfrühkarzinom durch endoskopische Abtragung behandelt werden kann, zeigten zahlreiche Studien, dass beim lokal fortgeschrittenen Magenkarzinom eine perioperative Chemotherapie die Prognose deutlich verbessert. Die chirurgische Therapie umfasst die subtotale bzw. totale Magenresektion mit Lymphadenektomie der Kompartimente 1 und 2 (D2). Eine zusätzliche Splenektomie oder Pankreasschwanzresektion erhöht die Morbidität und sollte vermieden werden. Bei fehlender Resektabilität kann eine palliative Chemotherapie (in Kombination mit Trastuzumab bei positivem HER2-Status) die Prognose verbessern. Zur Verbesserung der Lebensqualität sind endoskopische oder ggf. operative Verfahren geeignet. Die Nachsorge nach onkologischer Behandlung erfolgt symptomorientiert, eine regelmäßige Vitamin-B12-Substitution ist essenziell.

Schlüsselwörter

Neoplasie des Magens · Gastrektomie · Lymphadenektomie · Adjuvante Chemotherapie · Humanes HER2-Protein

Lernziele

Nach Lektüre dieses Beitrags
- **kennen Sie die relevanten Risikofaktoren für die Entstehung des Magenkarzinoms,**
- **sind Sie in der Lage, ein präoperatives Staging zu veranlassen,**
- **ist Ihnen die stadiengerechte Therapie des Magenkarzinoms geläufig,**
- **sind Ihnen die Konzepte und die Studienlage zur neoadjuvanten Chemotherapie bekannt,**
- **können Sie die Qualität einer onkologischen Magenresektion einschätzen.**

Epidemiologie

Das Magenkarzinom ist in Europa mit etwa 140.000 Neuerkrankungen pro Jahr die sechsthäufigste Tumorerkrankung. Allerdings ist es mit etwa 107.000 Todesfällen im Jahr die vierthäufigste Ursache für karzinombedingten Tod [1]. Insgesamt geht die weltweite Inzidenz an Magenkarzinomen zurück, allerdings ist eine relative Zunahme an Karzinomen des gastroösophagealen Übergangs (GEJ) zu verzeichnen. In Deutschland liegt das Magenkarzinom bei Männern an der 5. und bei Frauen an der 7. Stelle der häufigsten Krebserkrankungen.

Der Altersgipfel der Inzidenz liegt in der 7. Dekade, Männer erkranken etwa doppelt so häufig wie Frauen. Auffallend ist die geographische Verteilung mit der höchsten Inzidenz in Ostasien, Südamerika und Osteuropa und der niedrigsten Rate in den Vereinigten Staaten von Amerika, Nordafrika und Westeuropa.

Als wesentlicher Risikofaktor für die Entstehung eines Magenkarzinoms wird eine Infektion mit ***Helicobacter pylori*** angesehen. Aber auch ein niedriger sozioökonomischer Status, Tabakrauchen, Alkoholkonsum sowie vorausgegangene Magenresektionen, perniziöse Anämie und atrophische Gastritis gelten als Risikofaktoren. Darüber hinaus sind Ernährungsgewohnheiten weitere Risikofaktoren, darunter der häufige Verzehr von stark gesalzenen, gepökelten Speisen sowie geringe Aufnahme von frischem Obst und Gemüse. Für Karzinome des GEJ stellt zudem Übergewicht einen begünstigenden Faktor dar. Weiter gibt es Hinweise auf eine Assoziation der gastroösophagealen Refluxkrankheit (GERD) mit der Entstehung von kardianah gelegenen Adenokarzinomen.

Im Frühstadium fehlen typische Symptome. Erst später kommt es zu Gewichtsverlust, Dysphagie, Inappetenz, Erbrechen oder gastrointestinaler Blutung. Spätestens bei Vorliegen von einem oder mehrerer dieser Alarmsymptome muss eine endoskopische Untersuchung veranlasst werden.

Diagnosis and treatment of gastric cancer

Abstract
Gastric cancer is a very aggressive tumor. Due to the late onset of symptoms most tumors are diagnosed in an advanced stage. For early gastric cancer endoscopic resection is a well-established treatment. In case of locally advanced tumor stage several studies have shown a significant survival benefit for perioperative chemotherapy. Surgical treatment includes subtotal or total gastric resection with radical lymphadenectomy of lymph node groups of both compartments 1 and 2. An additional splenectomy or distal pancreatic resection should be avoided to reduce postoperative morbidity. In case of non-resectable tumor palliative chemotherapy can improve the prognosis (combined with trastuzumab in case of a positive HER2 status). For improvement of quality of life endoscopic or surgical procedures can be offered. Follow-up is only clinically oriented with the need for regular vitamin B12 substitution.

Keywords
Stomach neoplasm · Gastrectomy · Lymphadenectomy · Chemotherapy, adjuvant · HER-2 protein, human

Tab. 1 TNM-Klassifikation des Magenkarzinoms		
Tumor (T)		
Tx		Keine Beurteilung über Primärtumor möglich
T0		Kein Primärtumor erkennbar
T1		Mukosa, Submukosa („Magenfrühkarzinom")
	T1a	Mukosa
	T1b	Submukosa
T2		Muscularis propria
T3		Subserosa
T4		Tumor infiltriert umgebene Strukturen
	T4a	Perforiert Tunica serosa
	T4b	Infiltration benachbarter Organe
Nodi lymphatici (N)		
Nx		Keine Beurteilung der Lymphknoten möglich
N0		Keine Lymphknotenmetastasen
N1		1–2 Lymphknoten befallen
N2		3–6 Lymphknoten befallen
N3		≥7 Lymphknoten befallen
	N3a	7–15 Lymphknoten befallen
	N3b	≥16 Lymphknoten befallen
Metastasen (M)		
Mx		Keine Beurteilung von Fernmetastasen möglich
M0		Keine Fernmetastasen
M1		Fernmetastasen

Diagnostik

Während in Japan und Korea ein Screening für das Magenkarzinom üblich ist, wird dies in Deutschland derzeit nicht empfohlen [2, 3].

Die vollständige endoskopische Untersuchung von Ösophagus und Magen stellt das Standardverfahren zur Detektion von Karzinomen des Magens und des Ösophagus dar. Hierbei sollen aus allen suspekten Läsionen gezielt Biopsien genommen werden, wenn nicht die endoskopische Resektion eines Frühkarzinoms geplant ist. Es sollten dabei hochauflösende (High-definition-, HD-)Endoskope eingesetzt werden. Die virtuelle oder konventionelle Chromendoskopie wird zwar für die Primärdiagnostik in Deutschland nicht vorgeschrieben, es wurde allerdings wiederholt gezeigt, dass die Detektion der intestinalen Metaplasie und des Magenfrühkarzinoms hiermit verbessert werden kann. Die meisten dieser Studien stammen aus dem asiatischen Raum. Bei makroskopisch tumorverdächtiger Läsion, aber negativer Histologie sollen kurzfristig erneut Biopsien aus Rand und Zentrum der Läsion entnommen werden. Insbesondere darf ein **szirrhöses Magenkarzinom** nicht übersehen werden, das u. U. submukös wachsen und sich bei oberflächlicher Biopsieentnahme der korrekten histologischen Diagnose entziehen kann. Bei Diskrepanz zwischen endoskopischem und histologischem Befund kann eine Endosonographie (EUS) zur Diagnosesicherung herangezogen werden.

Bei der endoskopischen Untersuchung sollen aus allen suspekten Läsionen gezielt Biopsien genommen werden

Klassifikation und Histologie

Nach makroskopischen Gesichtspunkten lässt sich das Magenkarzinom in 6 Typen unterteilen. Die oberflächlichen Typ-0-Tumoren sind für T1-Karzinome typisch. Fortgeschrittene Tumoren werden in die Typen 1–5 unterteilt: erhaben, ulzerierend, infiltrativ-ulzerierend, diffus infiltrierend und nicht klassifizierbar. Anhand der Histologie werden ein intestinaler Typ und ein diffuser Typ nach Laurén unterschieden.

Anhand der Histologie werden ein intestinaler Typ und ein diffuser Typ nach Laurén unterschieden

Staging

In der lokalen Ausbreitungsdiagnostik hat die Endosonographie einen wichtigen Stellenwert. Bei der Beurteilung der T-Kategorie liegt ihre Sensitivität zwischen 65 und 92%, wobei es allerdings nicht gelingt, zwischen einem mukosalen und einem submukös wachsenden Frühkarzinom (T1a vs. T1b) sicher zu unterscheiden. Hinsichtlich der Beurteilung des lokoregionären Lymphknotenstagings ist die diagnostische Genauigkeit allerdings unbefriedigend. Hier liegt die Sensitivität bzw. Spezifität der EUS im N1-Stadium bei 58 bzw. 92% [4]. Hierbei beschreibt die sog. uTNM-Klassifikation die präoperative Beurteilung in der Ultraschalldiagnostik.

Bei Patienten mit kurativem Therapieansatz sollte ergänzend eine Computertomographie (CT) von Abdomen und Thorax durchgeführt werden. Besonders in der Beurteilung von Fernmetastasen zeigt die CT eine hohe Sensitivität und Spezifität. Eine **2-Fluordesoxyglukose-Positronenemissionstomographie** (FDG-PET) erhöht die Genauigkeit bei der Diagnostik von Fernmetastasen. Bei der Beurteilung der T- oder N-Kategorie bietet sie allerdings keine Vorteile. Insbesondere Siegelringkarzinome und Karzinome vom diffusen Typ können häufig nicht dargestellt werden. Bei Tumoren, die im FDG-PET anreichern, korreliert ein metabolisches Ansprechen auf eine präoperative Chemotherapie mit einer besseren Prognose. Diese Beobachtung kann zur Steuerung einer prä-

Besonders in der Beurteilung von Fernmetastasen zeigt die Computertomographie eine hohe Sensitivität und Spezifität.

Tab. 2 Risiko für eine Lymphknotenmetastasierung (N+-Risiko) in Abhängigkeit von der Eindringtiefe des Magenfrühkarzinoms. (Adaptiert nach [7])

Eindringtiefe	N+-Risiko (%)
Mukosa	<5
Submukosa <500 µm	<6–7
Submukosa >500 µm	<20

Tab. 3 Kriterien für eine kurative endoskopische Resektion beim Magenfrühkarzinom. Bei gutem Differenzierungsgrad (G1, G2) und einer Läsion unter 20 mm, die nicht mit einer Ulzeration einhergeht, kann von einer kurativen Resektion ausgegangen werden [8].

Tiefe	Mukosakarzinom				Submukosakarzinom	
Histologie	UL (–)		UL (+)		Sm1	Sm2
	≤20	>20	≤30	>30	≤30	Jede Größe
Differenziert	EMR	(ESD)	(ESD)	OP.	(ESD)	OP.
Undifferenziert	Ggf. Op.	Op.	Op.	Op.	Op.	Op.

EMR Leitlinienkriterien für endoskopische Mukosaresektion, *ESD* erweiterte Kriterien für endoskopische submukosale Dissektion, *Op.* chirurgische Resektion, *UL* Ulzeration, *Sm* Submukosainfiltration.

operativen Therapie genutzt werden, sodass bei fehlendem Ansprechen die Chemotherapie frühzeitig abgebrochen werden kann [5].

Die Breischluck-Röntgenuntersuchung ist für die Ausbreitungsdiagnostik des Magenkarzinoms heute nicht mehr erforderlich, denn die Höhenlokalisation kann durch die Endoskopie und die CT geklärt werden. Im Unterschied zu anderen Tumorerkrankungen erbrachte die Bestimmung von Tumormarkern beim Magenkarzinom keinen Nutzen in Hinblick auf die Diagnostik oder den klinischen Verlauf.

Die **Staginglaparoskopie** zeigte insbesondere bei fortgeschrittenem Magenkarzinom eine Überlegenheit in der Detektion von Fernmetastasen und Peritonealkarzinose. Hierdurch kann in bis zu 40% eine nichttherapeutische Laparotomie vermieden werden [6]. Nach abgeschlossenem Staging ergibt sich eine präoperative TNM-Klassifikation (◘ **Tab. 1**).

Therapie

In Abhängigkeit der o. g. Staginguntersuchungen ergibt sich die Entscheidung zu einer individuellen stadienabhängigen Therapie, die in einer interdisziplinären **Tumorkonferenz** beschlossen werden sollte [1–3].

Lokale Abtragung bzw. endoskopische Resektion

In einem frühen Tumorstadium kann ein Magenkarzinom mit einer endoskopischen Resektion kurativ behandelt werden. Hierfür eignen sich ausschließlich Mukosakarzinome, bei denen keine Lymphknoten- und keine Fernmetastasierung bestehen und eine komplette endoskopische Entfernung erreicht werden kann. Dies entscheidet sich anhand histologischer Kriterien, wie der Infiltrationstiefe und dem Grading des Frühkarzinoms. Eine verlässliche Einschätzung gelingt bereits in der makroskopischen, d. h. endoskopischen, Untersuchung des Lokalbefunds. Es wird dabei abgeschätzt, ob eine Läsion technisch abtragbar und eine derartige Abtragung onkologisch sinnvoll ist. Entsprechend wird das geeignete endoskopische Resektionsverfahren ausgewählt. Die definitive histopathologische Diagnose kann dann anhand des Resektats gestellt werden. Mit endosonographischen Methoden gelingt es hingegen weniger zuverlässig als mit der makroskopischen Beurteilung, die Tiefeninfiltration des Frühkarzinoms korrekt vorherzusagen.

Mukosakarzinome ohne Lymphknoten- und Fernmetastasierung können mit einer endoskopischen Resektion kurativ behandelt werden

Post-hoc-Analysen an großen japanischen Patientenkollektiven bilden die Grundlage für die Faktoren, die eine kurative endoskopische Resektion begründen [7]. Hier fließen makroskopische Kriterien, wie etwa die Größe, die Oberfläche (erhaben, flach) oder das Vorliegen eines Ulkus, sowie histologische Kriterien, wie das Grading des Tumors und die **Eindringtiefe** (Mukosa, Submukosa), ein (◘ **Tab. 2**). Da zumindest die Eindringtiefe des Tumors erst am histologischen Präparat festgestellt werden kann, lässt sich erst nach der (endoskopischen) Entfernung des Tumors sicherstel-

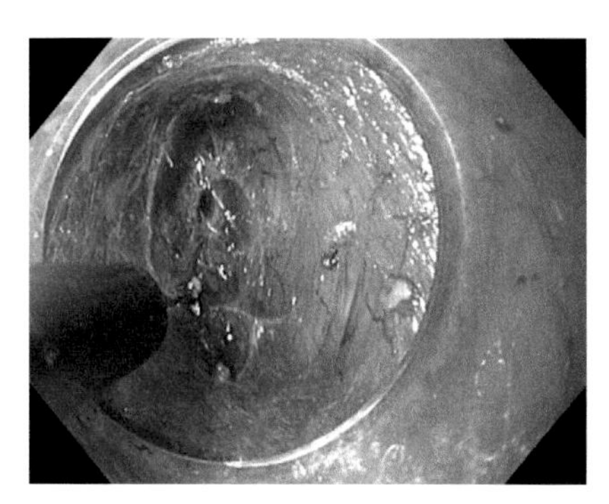

Abb. 1 ▲ Präparation im submukosalen Raum mit einem ESD-Messer. Eine transparente Kappe ist auf der Spitze des Endoskops aufgebracht. *ESD* endoskopische submukosale Dissektion

len, ob eine kurative Abtragung erfolgt ist. Es kann in einzelnen Fällen dazu kommen, dass die endoskopische Resektion als sog. diagnostische Biopsie anzusehen ist und eine operative Resektion nachfolgen muss.

Bei Infiltration der Submukosa (T1b) steigt das Risiko der Lymphknotenmetastasierung signifikant an, sodass eine operative Therapie mit Lymphadenektomie empfohlen ist [2, 3]. In der Leitlinie wird empfohlen, die „expanded criteria" (◘ **Tab. 3**) in Deutschland derzeit nur im Rahmen von Studien anzuwenden. In Japan sind diese erweiterten Kriterien bereits ausgiebig evaluiert. Gotoda zeigte an über 5000 Magenfrühkarzinomen, dass auch im Rahmen dieser erweiterten Kriterien keine Lymphknotenmetastasen auftraten [7].

Bei Infiltration der Submukosa (T1b) steigt das Risiko der Lymphknotenmetastasierung signifikant an

Endoskopische Resektionstechniken

Die Auswahl der endoskopischen Resektionstechnik hängt von der Größe der Läsion und der Erfahrung des Untersuchers ab. In Deutschland sind Techniken weit verbreitet, die auf einer Abtragung mit der Schlinge basieren (endoskopische Mukosaresektion, EMR). Zunehmend werden auch Techniken angewandt, bei denen mit mikrochirurgischen Instrumenten in der Submukosa präpariert wird, um den Tumor zu entfernen (endoskopische submukosale Dissektion, ESD). Bei der EMR wird nach einer Injektion von steriler Flüssigkeit in den submukosalen Raum die Läsion mit der Schlinge umfasst und elektrochirurgisch entfernt („inject and cut"). Dies kann durch Zuhilfenahme einer transparenten Aufsatzkappe, in die der Prozess eingesaugt werden kann (sog. Cap-EMR) und ggf. zusätzlich durch das Legen einer Gummibandligatur um die Läsion (sog. Ligatur-EMR) erleichtert werden.

Bei der ESD wird mit kleinen Messern nach repetitiver Injektion in einem ersten Schritt eine zirkumferenzielle Inzision vorgenommen, um dann mit der submukosalen Dissektion die Läsion en bloc zu entfernen (◘ **Abb. 1**).

Ein wesentlicher Unterschied der EMR- im Vergleich zur ESD-Technik stellt sich bei ausgedehnten Läsionen dar, bei denen nur in der ESD ein zusammenhängendes komplettes Resektat erreicht werden kann (en bloc).Mittels EMR kann bei größeren Läsionen eine Abtragung nur in mehreren Stücken („strip biopsy", „piece meal resection") erzielt werden. Neben dem technischen Vorgehen und der entsprechenden Expertise des Untersuchers unterscheiden sich die Techniken darüber hinaus wahrscheinlich im **Komplikationsrisiko**, sodass möglicherweise die ESD mit einem etwas höheren Perforationsrisiko verknüpft ist. Japanische Daten weisen darauf hin, dass das Überleben des Patienten bei Anwendung der „expanded criteria" im Vergleich zu den „guideline criteria" gleich gut ist. Eine komplette Entfernung gelingt allerdings etwas häufiger in der Guideline-criteria-Gruppe, auch die Perforationsrate scheint hier etwas niedriger zu sein [8].

Nur in der endoskopischen submukosalen Dissektion kann ein zusammenhängendes komplettes Resektat erreicht werden

Chemotherapie

Perioperative Chemotherapie

Bei Diagnose von Magenkarzinomen der Kategorie uT3 und resektablen uT4a-Tumoren „sollte/soll" gemäß der aktuellen Leitlinie eine perioperative Chemotherapie durchgeführt werden. Diese wird klassischerweise präoperativ (neoadjuvant) begonnen und postoperativ (adjuvant) fortgesetzt. Die Effektivität einer perioperative Chemotherapie wurde in mehreren randomisierten Studien gezeigt.

In der britischen **MAGIC-Studie** („medical research council adjuvant gastric infusional chemotherapy") wurde eine perioperative Chemotherapie aus Epirubicin, Cisplatin und Fluorouracil (ECF) mit einer alleinigen chirurgischen Behandlung verglichen. Die Chemotherapie führte zu einer signifikanten Verbesserung des 5-Jahres-Überlebens (36% vs. 23%) und einer Verlängerung der medianen Überlebenszeit von 4 Monaten [9]. Eine Modifikation der Chemotherapie mit Oxaliplatin anstatt Cisplatin reduziert die Nephrotoxizität (EOF oder EOX). Ein Wechsel von Fluorouracil auf das oral verfügbare Capecitabine vereinfacht die Einnahme (ECX oder EOX). Beide Substanzen sind gleich effektiv wie das initial beschriebene ECF-Schema [10].

Die Chemotherapie führte zu einer signifikanten Verbesserung des 5-Jahres-Überlebens

Eine französische multizentrische Studie (Fédération Nationale des Centres de Lutte Contre le Cancer, FNCLCC, und Fédération Francophone de Cancérologie Digestive, FFCD) zeigte vergleich-

Tab. 4 Darstellung der verschiedenen Studien zur Chemotherapie beim Magenkarzinom

Autor, Jahr, Referenz	Therapie-gruppen	Anzahl Patienten	Therapieart und -dauer	Zytostatika-dosierung	Ergebnis
Cunningham, 2006, [9] MAGIC	Chir. vs. Chir. + ECF	253 vs. 250	Neoadjuvant, 3 Zyklen	Epirubicin (50 mg/m^2) Bolus an Tag 1 Cisplatin (60 mg/m^2) Tag 1 Fluorouracil (200 mg/m^2) tgl. für 21 Tage	5-JÜR 23,0% vs. 36,3%
Cunningham, 2008, [10]	Chir. + ECF vs. ECX vs. EOF vs. EOX	263 vs. 250 vs. 245 vs. 244	Neoadjuvant, 3 Zyklen	Epirubicin (50 mg/m^2) Cisplatin (60 mg/m^2) Oxaliplatin (130 mg/m^2) Fluorouracil (200 mg/m^2) Capecitabine (625 mg/m^2)	Medians ÜL: 9,9 Mo, 9,9 Mo, 9,3 Mo, 11,2 Mo 1-JÜR 37,7%, 40,8%, 40,4%, 46,8%
Ychou, 2011, [11] FNCLCC und FFCD	Chir. vs. Chir. +CF	111 vs. 113	Neoadjuvant, 2–3 Zyklen präoperativ	Cisplatin (100 mg/m^2) Tag 1 Fluorouracil (800 mg/m^2) Tag 1–5	5-JÜR (OS) 24% vs. 38% 5-J-DFS 19% vs. 34% R0 73% vs. 84%
Schuhmacher, 2010, [12] EORTC 40954	Chir. vs. Chir.+CFF	72 vs. 72	Neoadjuvant, 2 Zyklen	Cisplatin (50 mg/m^2) Tag 1, 15, 29 Folinsäure (500 mg/m^2) Fluorouracil (2000 mg/m^2) Tag 1, 8, 15, 22, 29, 36	R0 66,7% vs. 81,9% Kein Vorteil für ÜL
Al-Batran, 2008, [13]	Chir. +FLO vs. Chir. +FLP	112 vs. 108	Neoadjuvant	Fluorouracil (2600 mg/m^2) Leucovorin (200 mg/m^2) Oxaliplatin (85 mg/m^2) Fluorouracil (2000 mg/m^2) Leucovorin (200 mg/m^2) Cisplatin (50 mg/m^2)	Medianes PFS 5,8 Mo vs. 3,9 Mo Medianes ÜL 10,7 Mo vs. 8,8 Mo bei Patienten >65J FLO überlegen vs. FLP (Ansprechrate 41,3% vs. 16,7%, ÜL 13,9 Mo vs. 7,2 Mo)
Bang, 2012, [15] CLASSIC	Chir. vs. Chir. +CO	515 vs. 520	Adjuvant, 8 Zyklen à 3 Wo	Capecitabine (1000 mg/m^2) Oxaliplatin (130 mg/m^2)	3-J-DFS 59% vs. 74%
Macdonald, 2001, [16] Intergroup 0116	Chir. vs. Chir.+RCT	275 vs. 281	Adjuvant	RT (4500 cGy, 180 cGy/Tag 5 Tage ×5 Wo) Fluorouracil (425 mg/m^2) Leucovorin (20 mg/m^2)	Medianes ÜL 27 Mo vs. 36 mo 3 JÜR 41% vs. 50%
Bang, 2010, [21] ToGA	CT+Trast vs. CT	298 vs. 296	Palliativ, 6 Zyklen	Capecitabine (1000 mg/m^2) oder Fluorouracil (800 mg/m^2) Cisplatin (80 mg/m^2) Trastuzumab (8 mg/kg Tag1, 6 mg/kg alle 3 Wo)	Medianes ÜL 13,8 Mo vs. 11,1 Mo

5JÜR 5-Jahres-Überlebensrate, *PFS* progressionsfreies Überleben, *DFS* krankheitsfreies Überleben, *ÜL* Überleben, *Chir.* Chirurgie, *CT* Chemotherapie, *RCT* Radiochemotherapie, *Mo* Monate, *Wo* Wochen, *OS* „overall survival".

bare Ergebnisse bei der Verwendung von 2 oder 3 Zyklen einer Chemotherapie aus Cisplatin und Fluorouracil [11]. Das 5-Jahres-Überleben lag in der Chemotherapiegruppe bei 38% vs. 24% bei alleiniger Operation. Es konnte auch ein signifikanter Anstieg der **R0-Resektionsrate** nach Chemotherapie gezeigt werden (von 73 auf 84%).

Ein 3. europäische EORTC-Studie (European Organisation for Research and Treatment of Cancer), die den Vergleich einer neoadjuvanten Chemotherapie (Cisplatin, Folinsäure, Fluorouracil) mit alleiniger chirurgischer Intervention zum Inhalt hatte, wurde aufgrund mangelnder Rekrutierung abgebrochen. Auch diese Studie belegt eine signifikante Verbesserung der R0-Resektionsrate (82% versus 67%) und eine Verlängerung des rezidivfreien Überlebens bei einem tendenziell besseren Gesamtüberleben [12]. Aufgrund der o. g. Studien gilt die präoperativ zu beginnende Chemotherapie mit Platinderivaten und Fluorouracil als Standard. Eine Kombination von Chemotherapie und biologisch zielgerichteten Substanzen, wie therapeutischen Antikörpern, ist aktuell aufgrund fehlender Evidenz nicht indiziert und soll ausschließlich im Rahmen von Studien erfolgen.

Neue Chemotherapieregime werden in prospektiv randomisierten Studien evaluiert. Besonders vielversprechend erscheint eine Kombination aus Docetaxel mit Oxaliplatin und Fluorouracil (FLOT). Im Vergleich zu FLO wurde einer hohen Rate an kompletten pathologischen Remissionen (17–20% Bereich) sowie ein verlängertes progressionsfreies Überleben erreicht [13, 14]. FLOT wird mit ECF in einer Phase-II-Studie (FLOT4) verglichen.

Nach erfolgter neoadjuvanter Behandlung ist ein routinemäßiges Restaging nicht erforderlich [3]. Eine FDG-PET gibt, wie oben erwähnt, Anhalt für ein Ansprechen des Tumors. Eine präoperative Chemotherapie sollte nach erfolgter Operation postoperativ fortgesetzt werden. Dies konnte in den o. g. Studien allerdings nur in 42 bzw. 50% erreicht werden [9, 11].

Eine präoperative Chemotherapie sollte nach erfolgter Operation postoperativ fortgesetzt werden

Adjuvante Chemotherapie

Eine adjuvante Chemotherapie wird v. a. im asiatischen Raum favorisiert. Die koreanische CLASSIC-Studie („adjuvant capecitabine and oxaliplatin for gastric cancer after D2 gastrectomy") zeigte ein signifikant verlängertes krankheitsfreies Überleben nach 3 Jahren (74% vs. 59%) bei Patienten nach D2-Lymphadenektomie und adjuvanter Chemotherapie mit Capecitabine und Oxaliplatin [15]. Auch Studien aus Japan und Metaanalysen zeigten einen Überlebensvorteil für eine adjuvante Chemotherapie. Die deutschen Leitlinien zum Magenkarzinom geben der adjuvanten Chemotherapie keinen Stellenwert.

Adjuvante Radiochemotherapie

Effektiver als die adjuvante Chemotherapie scheint eine adjuvante Radiochemotherapie zu sein. Die nordamerikanische Intergroup-0116-Studie zeigte ein signifikant verbessertes Gesamtüberleben der Patienten mit adjuvanter Radiochemotherapie [16]. Dieser Überlebensvorteil war auch noch nach 5 bzw. 10 Jahren nachweisbar [17]. Allerdings wird diese Studie in Europa aufgrund der eingeschränkten onkologischen Qualität der Operationen stark kritisiert: Es erhielten 54% der Patienten weniger als eine D1-Lymphadenektomie. Eine Analyse der holländischen D1D2-Studie bestätigte, dass eine Radiochemotherapie die Lokalrezidivrate nach D1-Resektion verringert, aber keinen Vorteil nach D2-Resektion bietet [18].

Gemäß einer holländischen D1D2-Studie verringert eine Radiochemotherapie die Lokalrezidivrate nach D1-Resektion

Die postoperative Radiochemotherapie wird in den deutschen Leitlinien lediglich im Fall einer inkompletten Resektion (R1 oder R2) als Option angesehen [3].

Palliative Chemotherapie

Bei Patienten im metastasierten Tumorstadium (Stadium IV) kann durch eine palliative Chemotherapie das Überleben im Vergleich zur „best supportive care" signifikant verbessert werden [19]. Hierbei ist eine Kombinationstherapie aus Platinderivaten und Fluoropyrimidinen (z. B. PLF, EOX, FLO o. a.) zu favorisieren. Eine Erweiterung um Docetaxel (z. B. FLOT) kann erwogen werden.

Entscheidend in der Palliativsituation ist der **HER2-Status** [20] des Tumors. Die ToGA-Sudie („trastuzumab for gastric cancer") zeigte ein signifikant besseres Gesamtüberleben bei Kombination einer Chemotherapie (Cisplatin, Fluoropyrimidin) mit Trastuzumab, dem monoklonalen Antikörper gegen HER2 (13,8 vs. 11,1 Monate; [21]). Wird die Gruppe der Patienten mit einem 3+-Status des HER2-Rezeptors herangezogen, beträgt der Überlebensunterschied im Median sogar 6 Monate. Einen gesicherten Stellenwert in der neoadjuvanten Therapie besitzt Trastuzumab derzeit nicht. Randomisierte Studien sind in Vorbereitung.

Durch eine perioperative Chemotherapie kann ein signifikant besseres Gesamtüberleben als mit der alleinigen Operation erreicht werden

Zahlreiche Studien konnten zeigen, dass durch eine perioperative Chemotherapie ein signifikant besseres Gesamtüberleben als mit der alleinigen Operation erreicht werden kann (■ **Tab. 4**). So kann die 5-Jahres-Überlebensrate von etwa 23 bzw. 24% auf 36 bzw. 38% verbessert werden. Auch ein positiver Einfluss auf die Rate an vollständigen (R0-)Resektionen kann durch eine perioperative Behandlung erzielt werden (73 bzw. 66,7% vs. 84 bzw. 81,9%).

Selbst in der palliativen Situation kann durch eine intensive Chemotherapie noch ein Gewinn von im Median knapp 3 Monaten Überlebenszeit erzielt werden.

Chirurgische Therapie

Bei distalen Magenkarzinomen ist eine subtotale Magenresektion adäquat

Die Therapie der Wahl bei einem Magenkarzinom ab uT1b ist die chirurgische Resektion (■ **Tab. 2**). Dabei wird zum einen der Primärtumor mit einem ausreichenden **Sicherheitsabstand** entfernt. Dieser beträgt bei Karzinomen des intestinalen Typs 5 cm und bei diffusem Typ 8 cm. Das Ausmaß der Resektion wird durch die Lokalisation des Tumors bestimmt. So ist bei distalen Magenkarzinomen eine subtotale Magenresektion adäquat und geht nicht mit einem schlechteren Überleben im Vergleich zur totalen Gastrektomie einher. Dies gilt auch für fortgeschrittene Tumoren [22].

Neben der vollständigen Resektion des Tumors ist eine ausreichende Lymphadenektomie für die Prognose entscheidend [2]. Die Lymphknotenstationen des Magens werden in 3 Kompartimente eingeteilt und nach der japanischen Klassifikation nummeriert. Das 1. Kompartiment (D1) umfasst die perigastrischen Lymphknoten (Nr. 1–6). Das 2. Kompartiment (D2) beinhaltet die Lymphknoten an der Arteria gastrica sinistra (Nr. 7), Arteria hepatica communis (Nr. 8), Truncus coeliacus (Nr. 9), Milzhilus (Nr. 10), Arteria lienalis (Nr. 11) und Ligamentum hepatoduodenale (Nr. 12). Im Kompartiment D3 liegen die paraaortalen (Nr. 16) und retropankreatischen Lymphknoten (Nr. 13).

Langzeitergebnisse der **Deutschen Magenkarzinomstudie** zeigten, dass eine erweiterte (D2-) Lymphadenektomie einer Standardlymphadenektomie bezüglich des Langzeitüberlebens signifikant überlegen ist und das Ausmaß der Lymphadenektomie einen signifikanten und unabhängigen Prognosefaktor für Patienten mit Stadium-II-Tumoren bedeutet [23]. Die Anzahl der Lymphknoten einer D2-Lymphadenektomie wurde in dieser Studie mit über 25 festgelegt. Diese Grenze wird in den deutschen Leitlinien als geforderter Standard einer D2-Lymphadenektomie übernommen. Als Minimum zur Beurteilung einer N0-Situation werden 16 Lymphknoten angesehen.

Auch die holländische D1D2-Studie zeigt einen deutlichen onkologischen Vorteil der D2-Lymphadenektomie im Langzeitverlauf. Die Ergebnisse nach 10 Jahren wiesen noch eine signifikant erhöhte Morbidität (43% vs. 25%) und Letalität (10% vs. 4%) auf. Zu diesem Zeitpunkt bestand lediglich ein Vorteil für ein N2-Stadium [24]. Erst in der Analyse der 15-Jahres-Ergebnisse zeigte sich, dass die D2-Lymphadenektomie mit einer geringeren Lokalrezidivrate und einer niedrigeren magenkarzinomassoziierten Sterberate verbunden ist [25]. Bemerkenswert ist eine signifikant erhöhte operative Morbidität für die D2-Lymphadenektomie mit höherer Komplikations- und Revisionshäufigkeit. Dies ist in erster Linie durch Splenektomien und Pankreasschwanzresektionen im Rahmen der D2-Lymphadenektomie bedingt. Diese sollten unbedingt vermieden werden. Nur so kann die postoperativer Morbidität reduziert werden und der Überlebensvorteil der radikaleren Lymphadenektomie zum Tragen kommen.

Die D2-Lymphadenektomie hat mit höherer Komplikations- und Revisionshäufigkeit eine signifikant erhöhte operative Morbidität

Eine über das D2-Kompartiment hinausgehende Lymphknotendissektion mit Entfernung der paraaortalen Lymphknotenstationen zeigte in einer japanischen multizentrischen Studie keinen weiteren Überlebensvorteil [26].

Sowohl nach subtotaler distaler Magenresektion als auch nach totaler Gastrektomie wird eine **Rekonstruktion** mit Ösophagojejunostomie nach Roux-Y als das Verfahren der Wahl angesehen.

Laparoskopische Magenresektion

Die laparoskopische Gastrektomie mit D2-Lymphadenektomie ist technisch sicher machbar und führt zu ähnlichen onkologische Ergebnisse mit vergleichbarem Langzeitüberleben [27]. Bisher stellt die offene Resektion aber den in der Leitlinie empfohlenen Standard dar.

Einfluss des Hospitalvolumens

Insgesamt gilt auch für die Therapie des Magenkarzinoms, dass eine Operation in Zentren zu besseren Ergebnissen führt.

So ergab eine Analyse der Operationen bei Magenkarzinomen in den USA, dass in spezialisierten Tumorzentren signifikant mehr Lymphknoten entfernt werden als in kommunalen Krankenhäusern [28]. Es zeigte sich ebenfalls ein positiver Einfluss des Hospitalvolumens auf das Langzeitüberleben. Patienten mit Magenkarzinomen sollten nach den vorliegenden Daten in spezialisierten onkologischen Zentren behandelt werden.

Patienten mit Magenkarzinomen sollten nach den vorliegenden Daten in spezialisierten onkologischen Zentren behandelt werden

Adenokarzinome des ösophagogastralen Übergangs

Die operative Therapie der Sonderform der Karzinome des ösophagogastralen Übergangs (AEG) soll hier nur kurz erwähnt werden: Für den AEG-I-Tumor ist die thorakoabdominelle Ösophagusresektion mit Magenhochzug und 2-Feld-Lymphadenektomie die Therapie der Wahl. Karzinome vom Typ AEG III werden durch eine ggf. transhiatal erweiterte Gastrektomie mit D2-Lymphadenektomie behandelt. Bei den dazwischen liegenden AEG-II-Karzinomen muss in Abhängigkeit vom intraoperativen Befund mit ggf. Schnellschnittuntersuchung des oralen Absetzungsrandes zwischen den beiden o. g. Therapieoptionen entschieden werden.

Therapieoptionen bei fortgeschrittenem Tumor

Für das nicht kurativ behandelbare Magenkarzinom kommen v. a. die folgenden palliativen Therapieoptionen zur Anwendung: Resektion, Bypassoperation, Stenting oder Chemotherapie.

Bei stenosierendem Karzinom des Mageneingangs bzw. des Magenausgangs ist eine rasche Linderung der Beschwerden mit Wiederherstellung der Nahrungspassage oberstes Ziel. Dies kann zum einen durch eine **endoskopische Stentanlage** erzielt werden. Eine operative Behandlung durch Anlage einer Gastroenterostomie oder Katheterjenunostomie kann eine orale bzw. enterale Ernährung ermöglichen. Eine palliative Gastrektomie stellt eine seltene Einzelfallentscheidung bei interventionell nicht behandelbarer Magenausgangsstenose mit rezidivierendem Erbrechen dar.

Ein Vergleich der verschiedenen Optionen bei Magenausgangsstenose ergab die schnellste Verbesserung und kürzeste Krankenhausverweildauer für das endoskopische Stenting [29]. Das längste mediane symptomfreie Intervall und Gesamtüberleben war bei palliativer Resektion zu beobachten. Für das Überleben war der klinische Zustand des Patienten vor der Behandlung entscheidend.

Im Falle einer **Tumorblutung** ist die endoskopische Blutstillung die Therapie der Wahl. Sollte dies nicht erfolgreich sein, stellen angiographische Embolisation oder eine palliative Resektion alternative Therapiemöglichkeiten dar. Bei chronischer Sickerblutung kann die lokale Radiatio Linderung bringen.

Peritonealkarzinose

Bei fortgeschrittener Tumorerkrankung mit Peritonealkarzinose ist die Bildung von therapierefraktärem Aszites häufig mit einer starken Beeinträchtigung der Lebensqualität verbunden. Die Standardtherapie stellt hier die regelmäßige **Parazentese** dar. Eine Verlängerung des punktionsfreien Intervalls und somit eine Verbesserung der Lebensqualität kann durch eine intraperitoneale Verabreichung des Antikörpers Catumaxomab erreicht werden [30]. Dieser bindet an die epithelialen Zelladhäsionsmoleküle (EpCAM) und reduziert die Neubildung von Aszites.

Eine zytoreduktive Operation (CRS) kombiniert mit hyperthermer intraperitonealer Chemotherapie [31] spielt für das Magenkarzinom kaum eine Rolle und sollte im Rahmen einer multidisziplinären Einzelfallentscheidung beschlossen werden [32].

Nachsorge

Es konnte bislang nicht gezeigt werden, dass eine strukturierte Tumornachsorge zur frühen Erkennung eines Tumorrezidives zu einer Verbesserung der Prognose führt. In den wenigen vorliegenden retrospektiven Untersuchungen zum Stellenwert der Nachsorge wurde kein Überlebensvorteil gezeigt [33]. Übereinstimmend belegen die Studien, dass Patienten mit einem symptomatischen Rezidiv eine schlechtere Prognose haben. Allerdings kann durch eine frühe Erkennung von asymptomatischen Rezidiven kein Vorteil erzielt werden.

Durch eine frühe Erkennung von asymptomatischen Rezidiven kann kein Vorteil erzielt werden

Zukünftige Studien sollten durchgeführt werden, um Patienten zu identifizieren, die von einer frühen Diagnose und Therapie eines Rezidivs profitieren. Derzeit sollte die Nachsorge nach chirurgischer Resektion eines Magenkarzinoms symptomorientiert sein. Nach Gastrektomie muss in jedem Fall eine lebenslange parenterale Substitution von Vitamin B 12 erfolgen. Bei Auftreten von Fettstühlen ist die Gabe von Pankreasenzymen indiziert.

Fazit für die Praxis

- **Das Magenkarzinom ist ein aggressiver Tumor mit insgesamt ungünstiger Prognose.**
- **Die endoskopische lokale Resektion ist bei Vorliegen eines Magenfrühkarzinoms eine etablierte Therapie.**
- **Durch eine perioperative Chemotherapie bei lokal fortgeschrittenem Tumor kann das Überleben signifikant verbessert werden.**
- **Eine onkologisch radikale Resektion des Tumors und eine ausgedehnte D2-Lymphadenktomie – mit Vermeidung von Splenektomie oder Pankreasschwanzresektion – ist für das Langzeitüberleben Entscheidend.**
- **Die Nachsorge nach kurativer Resektion sollte symptomorientiert erfolgen.**
- **Bei metastasiertem Tumorstadium kann die Prognose durch eine systemische Chemotherapie verbessert werden.**

Korrespondenzadresse

Priv.-Doz. Dr. G. Woeste
Klinik für Allgemein- und Viszeralchirurgie, Universitätsklinikum Frankfurt, Goethe-Universität
Theodor-Stern-Kai 7, 60590 Frankfurt am Main
guido.woeste@kgu.de

Einhaltung ethischer Richtlinien

Interessenskonflikt. G. Woeste gibt an. dass kein Interessenskonflikt besteht. S.E. Al-Batran und J. Trojan üben Beratertätigkeit für Lilly Deutschland GmbH und Roche Deutschland Holding GmbH aus. J. Albert erhält Studiensupport von Olympus GmbH und Given Imaging Ltd.

Dieser Beitrag beinhaltete keine Studien an Menschen oder Tieren.

Literatur

1. Okines A, Verheij M, Allum W et al (2010) Gastric cancer: ESMO Clinical Practice Guidelines for diagnosis, treatment and follow-up. Ann Oncol 21(Suppl 5):v50–v54
2. Meyer HJ, Holscher AH, Lordick F et al (2012) Aktuelle S3-Leitlinie zur Chirurgie des Magenkarzinoms. Chirurg 83:31–37
3. Möhler M, Al-Batran SE, Andus T et al (2011) S3-Leitlinien „Magenkarzinom" – Diagnostik und Therapie der Adenokarzinome des Magens und des ösophagogastralen Übergangs. Z Gastroenterol 49:461–531
4. Kwee RM, Kwee TC (2007) Imaging in local staging of gastric cancer: a systematic review. J Clin Oncol 25:2107–2116
5. Ott K, Herrmann K, Lordick F et al (2008) Early metabolic response evaluation by fluorine-18 fluorodeoxyglucose positron emission tomography allows in vivo testing of chemosensitivity in gastric cancer: long-term results of a prospective study. Clin Cancer Res 14:2012–2018
6. Leake PA, Cardoso R, Seevaratnam R et al (2012) A systematic review of the accuracy and indications for diagnostic laparoscopy prior to curative-intent resection of gastric cancer. Gastric Cancer 15(Suppl 1):S38–S47
7. Gotoda T, Yanagisawa A, Sasako M et al (2000) Incidence of lymph node metastasis from early gastric cancer: estimation with a large number of cases at two large centers. Gastric Cancer 3:219–225
8. Gotoda T, Iwasaki M, Kusano C et al (2010) Endoscopic resection of early gastric cancer treated by guideline and expanded National Cancer Centre criteria. Br J Surg 97:868–871
9. Cunningham D, Allum WH, Stenning SP et al (2006) Perioperative chemotherapy versus surgery alone for resectable gastroesophageal cancer. N Engl J Med 355:11–20
10. Cunningham D, Starling N, Rao S et al (2008) Capecitabine and oxaliplatin for advanced esophagogastric cancer. N Engl J Med 358:36–46
11. Ychou M, Boige V, Pignon JP et al (2011) Perioperative chemotherapy compared with surgery alone for resectable gastroesophageal adenocarcinoma: an FNCLCC and FFCD multicenter phase III trial. J Clin Oncol 29:1715–1721
12. Schuhmacher C, Gretschel S, Lordick F et al (2010) Neoadjuvant chemotherapy compared with surgery alone for locally advanced cancer of the stomach and cardia: European Organisation for Research and Treatment of Cancer randomized trial 40954. J Clin Oncol 28:5210–5218
13. Al-Batran SE, Hartmann JT, Hofheinz R et al (2008) Biweekly fluorouracil, leucovorin, oxaliplatin, and docetaxel (FLOT) for patients with metastatic adenocarcinoma of the stomach or esophagogastric junction: a phase II trial of the Arbeitsgemeinschaft Internistische Onkologie. Ann Oncol 19:1882–1887

14. Homann N, Pauligk C, Luley K et al (2012) Pathological complete remission in patients with oesophagogastric cancer receiving preoperative 5-fluorouracil, oxaliplatin and docetaxel. Int J Cancer 130:1706–1713
15. Bang YJ, Kim YW, Yang HK et al (2012) Adjuvant capecitabine and oxaliplatin for gastric cancer after D2 gastrectomy (CLASSIC): a phase 3 open-label, randomised controlled trial. Lancet 379:315–321
16. Macdonald JS, Smalley SR, Benedetti J et al (2001) Chemoradiotherapy after surgery compared with surgery alone for adenocarcinoma of the stomach or gastroesophageal junction. N Engl J Med 345:725–730
17. Smalley SR, Benedetti JK, Haller DG et al (2012) Updated analysis of SWOG-directed intergroup study 0116: a phase III trial of adjuvant radiochemotherapy versus observation after curative gastric cancer resection. J Clin Oncol 30:2327–2333
18. Dikken JL, Jansen EP, Cats A et al (2010) Impact of the extent of surgery and postoperative chemoradiotherapy on recurrence patterns in gastric cancer. J Clin Oncol 28:2430–2436
19. Wagner AD, Unverzagt S, Grothe W et al (2010) Chemotherapy for advanced gastric cancer. Cochrane Database Syst Rev CD004064
20. Al-Batran SE, Pauligk C, Wirtz R et al (2012) The validation of matrix metalloproteinase-9 mRNA gene expression as a predictor of outcome in patients with metastatic gastric cancer. Ann Oncol 23:1699–1705
21. Bang YJ, Van CE, Feyereislova A et al (2010) Trastuzumab in combination with chemotherapy versus chemotherapy alone for treatment of HER2-positive advanced gastric or gastro-oesophageal junction cancer (ToGA): a phase 3, open-label, randomised controlled trial. Lancet 376:687–697
22. De Manzoni G, Verlato G, Roviello F et al (2003) Subtotal versus total gastrectomy for T3 adenocarcinoma of the antrum. Gastric Cancer 6:237–242
23. Siewert JR, Bottcher K, Stein HJ, Roder JD (1998) Relevant prognostic factors in gastric cancer: ten-year results of the German Gastric Cancer Study. Ann Surg 228:449–461
24. Hartgrink HH, Van de Velde CJ, Putter H et al (2004) Extended lymph node dissection for gastric cancer: who may benefit? Final results of the randomized Dutch gastric cancer group trial. J Clin Oncol 22:2069–2077
25. Songun I, Putter H, Kranenbarg EM et al (2010) Surgical treatment of gastric cancer: 15-year follow-up results of the randomised nationwide Dutch D1D2 trial. Lancet Oncol 11:439–449
26. Sasako M, Sano T, Yamamoto S et al (2008) D2 lymphadenectomy alone or with para-aortic nodal dissection for gastric cancer. N Engl J Med 359:453–462
27. Wullstein C (2014) Möglichkeiten und Grenzen der minimalinvasiven Chirurgie bei Resektion des Ösophagus und des Magens. Zentralbl Chir 139:37–42
28. Bilimoria KY, Talamonti MS, Wayne JD et al (2008) Effect of hospital type and volume on lymph node evaluation for gastric and pancreatic cancer. Arch Surg 143:671–678
29. Keranen I, Kylanpaa L, Udd M et al (2013) Gastric outlet obstruction in gastric cancer: a comparison of three palliative methods. J Surg Oncol 108:537–541
30. Wimberger P, Gilet H, Gonschior AK et al (2012) Deterioration in quality of life (QoL) in patients with malignant ascites: results from a phase II/III study comparing paracentesis plus catumaxomab with paracentesis alone. Ann Oncol 23:1979–1985
31. Roviello F, Pinto E, Corso G et al (2010) Safety and potential benefit of hyperthermic intraperitoneal chemotherapy (HIPEC) in peritoneal carcinomatosis from primary or recurrent ovarian cancer. J Surg Oncol 102:663–670
32. Roviello F, Caruso S, Neri A, Marrelli D (2013) Treatment and prevention of peritoneal carcinomatosis from gastric cancer by cytoreductive surgery and hyperthermic intraperitoneal chemotherapy: overview and rationale. Eur J Surg Oncol 39:1309–1316
33. Cardoso R, Coburn NG, Seevaratnam R et al (2012) A systematic review of patient surveillance after curative gastrectomy for gastric cancer: a brief review. Gastric Cancer 15(Suppl 1):S164–S167

Onkologe 2014 · 20:1241–1254
DOI 10.1007/s00761-014-2784-1
Online publiziert: 2. Dezember 2014

M.A. Reiter · M. Kurosch · A. Haferkamp
Klinik für Urologie und Kinderurologie, Universitätsklinikum Frankfurt,
Johann Wolfgang Goethe-Universität, Frankfurt am Main

Nierenzellkarzinom

Medikamentöse Therapie und prognostische Modelle

Zusammenfassung

Das Nierenzellkarzinom stellt die 6-häufigste karzinombedingte Todesursache weltweit dar. Dies ist vor allem durch metastasierte und fortgeschrittene Nierenzellkarzinome bedingt. Bereits bei Diagnosestellung ist in 25–30% der Fälle das Nierenzellkarzinom metastasiert. Bei weiteren 20–30% der Patienten kommt es nach zunächst kurativer Operation im Verlauf zu einer Metastasierung. Das metastasierte Nierenzellkarzinom hat bei einem medianen Gesamtüberleben von unter 2 Jahren eine schlechte Prognose. Targettherapeutika wie Tyrosinkinaseinhibitoren, VEGF-Rezeptorantagonisten oder mTOR-Inhibitoren zählen zum Standard in der medikamentösen Tumortherapie. Chemotherapien oder rein zytokinbasierte Behandlungen werden nicht mehr als primäre Therapie empfohlen. In Deutschland sind Sunitinib, Pazopanib, Temsirolimus und Bevacizumab als Erstlinientherapie zugelassen, Sorafenib, Axitinib und Everolimus als Zweitlinientherapie. Prognosemodelle, die eine Aussage über die individuelle Prognose eines Patienten ermöglichen, wurden in den letzten Jahren sowohl für Patienten unter Zytokin- als auch unter Targettherapie entwickelt.

Schlüsselwörter

Nierenzellkarzinom · Medikamentöse Therapie · Targettherapeutika · Prognostische Modelle · Metastasierung

Lernziele

Nachdem Sie diese Lerneinheit absolviert haben,
- **sind Ihnen grundlegende epidemiologische und ätiologische Erkenntnisse über das Nierenzellkarzinom bekannt,**
- **kennen Sie prognostische Faktoren und die wichtigsten prognostischen Modelle für das metastasierte Nierenzellkarzinom,**
- **haben Sie einen Überblick über aktuelle Entwicklungen der letzten Jahre zur medikamentösen Therapie des metastasierten Nierenzellkarzinoms,**
- **kennen Sie aktuelle Therapieempfehlungen sowie die zugelassenen Substanzen für das metastasierte Nierenzellkarzinom.**

Hintergrund

Das mittlere Erkrankungsalter liegt bei etwa 70 Jahren

Das Nierenzellkarzinom ist die häufigste Tumorentität des Harntrakts und macht etwa 3% aller malignen Tumoren in westlichen Ländern aus. Die Zahl der jährlichen Neuerkrankungen an Nierentumoren lag im Jahr 2012 in Europa bei etwa 84.000 [1]. Das mittlere Erkrankungsalter für diese Tumorentität liegt sowohl für Männer als auch für Frauen bei etwa 70 Jahren. Das lokal begrenzte Nierenzellkarzinom kann heute meist durch chirurgische Therapieverfahren kurativ behandelt werden. Je nach Tumorstadium (klassifiziert nach TNM-Klassifikation) werden heute 5-Jahres-Überlebensraten von bis zu 91% für das lokal begrenzte Nierenzellkarzinom erreicht. Auch Patienten, bei denen es bereits zu einer Tumorausbreitung in die V. renalis bzw. V. cava oder zu einer Infiltration des perirenalen Fettgewebes innerhalb der **Gerota-Faszie** bzw. der ipsilateralen Nebenniere gekommen ist, können heute nach operativer Therapie mit einer 10-Jahres-Überlebensrate von über 30% rechnen [2].

Das lokal begrenzte Nierenzellkarzinom kann meist chirurgisch kurativ behandelt werden

Das Nierenzellkarzinom ist die 6-häufigste krebsbedingte Todesursache weltweit

Dennoch wurden in Europa im Jahr 2012 etwa 35.000 nierenzellkarzinombedingte Todesfälle registriert. Damit stellt das Nierenzellkarzinom die 6-häufigste krebsbedingte Todesursache weltweit dar [3]. Dies ist vor allem auf die weiterhin mangelnde Effektivität der aktuellen medikamentösen Therapie fortgeschrittener und metastasierter Nierenzellkarzinome zurückzuführen. Bei etwa 25–30% aller Patienten mit einem Nierenzellkarzinom liegen bereits zum Zeitpunkt der Erstdiagnose

Renal cell carcinoma. Drug therapy and prognostic models

Abstract
Renal cell carcinoma (RCC) represents the sixth leading cancer-specific cause of death worldwide. This is mainly caused by metastatic or locally advanced renal cell carcinomas. In contrast, localized RCC is often subject to curative surgical treatment. Approximately 25–30 % of patients present with metastasis during initial diagnostics. Furthermore, 20–30 % of patients develop metastatic disease following initial curative surgery. Metastatic RCC is characterized by a poor prognosis with median overall survival <2 years. Today target therapeutics as VEGF receptor inhibitors and antagonists as well as mTOR inhibitors represent the standard of care in metastatic RCC. Conventional chemotherapies or cytocine based medication have been abandoned due to inferior clinical efficacy compared to target therapeutics. In Germany Sunitinib, Pazopanib, Temsirolimus und Bevacizumab have been approved for first-line treatment whereas Sorafenib, Axitinib und Everolimus gained approval in second-line treatment. Current clinical trials investigate ideal agents, mode and sequence of molecularly targeted therapies. Proof of relevance of adjuvant and neo-adjuvant regimens is still lacking. Prognostic models, assessing individual risk profiles, are crucial for the design of trials, patient counseling and initiation of goal-directed therapies. Various prognostic models have been developed in the last 15 years.

Keywords
Renal cell carcinoma · Drug therapy · Targeted drugs · Prognostic models · Neoplasm metastasis

Tab. 1 Risikofaktoren und Eingruppierung des Memorial-Sloan-Kettering-Cancer-Center(MSKCC)-Modells

Kriterien des MSKCC-Modells	Anzahl der Risikofaktoren	Risikogruppen
Karnofsky-Index <80%		
Zeitraum von Erstdiagnose bis Behandlung <1 Jahr	0	Niedrig
Hämoglobin < unterer Normwert	1–2	Intermediär
Serumkalziumwerte >10 mg/dl	3–5	Hoch
LDH-Wert im Serum >1,5-fach des oberen Normwerts		

Metastasen vor. Auch nach zunächst kurativer Entfernung des Primärtumors tritt in etwa 20–30% der Fälle ein metastatischer Progress der Erkrankung im Verlauf auf [4].

Trotz zunächst kurativer Operation tritt in etwa 20–30% der Fälle eine Metastasierung auf

Im Fall des metastasierten Nierenzellkarzinoms erfolgt die Therapie ausschließlich unter **palliativen** Gesichtspunkten. Im Gesamtkonzept der Behandlung des metastasierten Nierenzellkarzinoms nehmen zwar auch operative Therapieoptionen wie die zytoreduktive oder palliative Tumornephrektomie, die Tumorembolisation und die Metastasenchirurgie weiterhin eine wichtige Rolle ein [5, 6]. Allerdings stellt die systemische, medikamentöse Tumortherapie die zentrale Therapieoption dar. Dabei hat die Entwicklung neuer medikamentöser Therapien in den letzten Jahren zu einer Stabilisierung und möglicherweise sogar Verringerung der Mortalität geführt. Dies ist vor allem auf Fortschritte im Verständnis wichtiger molekularer Mechanismen beim Nierenzellkarzinom zurückzuführen. Diese Fortschritte führten zur Entwicklung neuer Wirkstoffe, den sog. Targettherapeutika, die sich in klinischen Studien als der vorherigen immunmodulatorischen Standardtherapie überlegen zeigten. So wurde die durchschnittliche 5-Jahres-Überlebensrate von Patienten mit einem metastasierten Nierenzellkarzinom seit Einführung dieser neuen Targettherapeutika von 20% auf etwa 60% gesteigert. Allerdings haben Patienten mit einem primär metastasierten Nierenzellkarzinom weiterhin ein stark **reduziertes medianes Gesamtüberleben** von 6–12 Monaten mit einer 5-Jahres-Überlebensrate von weniger als 10%.

Medikamentöse Tumortherapie ist die zentrale Therapieoption bei Metastasierung

Targettherapeutika zeigten sich in klinischen Studien als der immunmodulatorischen Therapie überlegen

Im Folgenden werden die aktuelle medikamentöse Therapie des metastasierten Nierenzellkarzinoms und die diesbezüglichen Entwicklungen der letzten Jahre unter Berücksichtigung prognostischer Faktoren aufgeführt und diskutiert. Die Epidemiologie, Diagnostik und chirurgische Therapie des Nierenzellkarzinoms wurden bereits in einer vorhergehenden Übersichtsarbeit dieser Zeitschrift beleuchtet.

Prognostische Faktoren und Modelle

Die Prognose des Nierenzellkarzinoms hängt von einer Vielzahl an Faktoren ab. Bisher wurden prognostisch relevante Faktoren verschiedenster Art identifiziert. Anatomische Faktoren wie Tumorausdehnung, Größe und Infiltration sowie das Vorliegen von Lymphknoten- oder sonstigen Metastasen fanden Einzug in die **TNM-Klassifikation** [7]. Als klinische Faktoren von prognostischer Relevanz wurden neben der Tumorkachexie, dem **Performance-Status**, z. B. Karnofsky-/Eastern-Cooperative-Oncology-Group(ECOG)-Index, und lokalen Symptomen auch Laborparameter wie Anämie, Thrombozytenzahl im Serum identifiziert [8, 9]. Außerdem wurden histologische Merkmale als prognostisch relevant identifiziert. So sind die verschiedenen histologischen Subtypen des Nierenzellkarzinoms mit signifikant unterschiedlichen Prognosen der erkrankten Patienten verbunden [10]. Als weitere prognostisch relevante histologische Faktoren wurden zusätzlich u. a. die mikrovaskuläre Invasion, eine **sarkomatoide Differenzierung** und ein hoher Nekroseanteil beschrieben [11]. Des Weiteren wurden in den letzten Jahren eine Vielzahl an molekularen Markern untersucht und z. T. als prognostisch relevant eingestuft. Diese Marker, zu denen beispielsweise die Carboanhydrase IX, Ki67, das C-reaktive Protein oder E-Cadherin gehören, haben allerdings bis heute keinen Einzug in die klinische Anwendung gehalten [12].

Trotz der nachgewiesenen prognostischen Relevanz der beschriebenen Einzelfaktoren ist deren klinischer Nutzen zur Einschätzung der individuellen Prognose eines Patienten mit einem metastasierten Nierenzellkarzinom beschränkt. Dennoch ist eine prognostische Einordnung des individuellen Risikos des metastasierten Nierenzellkarzinoms gerade in Hinblick auf individualisierte, zielgerichtete Therapieentscheidungen und die entsprechende Patientenaufklärung über die Prognose von entscheidender Bedeutung. Vor diesem Hintergrund und nicht zuletzt mit dem Ziel,

Tab. 2 Risikofaktoren und Eingruppierung des International-Database-Consortium(ICD)-Modells

Kriterien des ICD-/Heng-Modells	Anzahl der Risikofaktoren	Risikogruppen
Karnofsky-Index <80%		
Zeitraum von Erstdiagnose bis Behandlung <1 Jahr	0	Niedrig
Hämoglobin < unterer Normwert	1–2	Intermediär
Serumkalziumwerte >10 mg/dl	3–5	Hoch
Neutrophile > oberer Normwert		
Thrombozyten > oberer Normwert		

Weit verbreitet ist das Memorial-Sloan-Kettering-Cancer-Center-Modell

effektive klinische Studien zu ermöglichen, wurden in den letzten 15 Jahren prognostische Modelle entwickelt, die mithilfe der Kombination verschiedener unabhängiger prognostischer Parameter eine **Risikostratifizierung** ermöglichen. Das bis zuletzt am weitesten verbreitete prognostische Modell ist das Memorial-Sloan-Kettering-Cancer-Center(MSKCC)-Modell (■ **Tab. 1**). Dieses Modell basiert auf **5 unabhängigen Faktoren**, die mithilfe einer multivariaten Analyse als prognostisch ungünstig identifiziert wurden. Dafür wurden die Daten von 463 Patienten mit einem metastasierten Nierenzellkarzinom unter Therapie mit Interferon-α (IFN-α) aus klinischen Studien ausgewertet [13]. Die Autoren kombinierten die 5 unabhängigen Faktoren in einem Modell, mit dessen Hilfe 3 Risikogruppen (niedrig, intermediär, hoch) definiert wurden. Für diese Gruppen wurden sowohl durch die Erstbeschreiber als auch durch weitere Arbeitsgruppen statistisch signifikante und klinisch relevante Überlebensunterschiede nachgewiesen [14]. Für Patienten mit einem niedrigen Risiko ergab die Untersuchung ein medianes Gesamtüberleben von 30 Monaten, wohingegen sich für die Gruppen mit intermediärem und hohem Risiko mediane Überlebenszeiten von 14 bzw. 5 Monaten zeigten.

Dieses Modell fand Einzug in annähernd jede klinische Studie zur Evaluierung neuer medikamentöser Therapieoptionen des metastasierten Nierenzellkarzinoms und wurde somit auch zum Standardinstrument zur Risikostratifizierung einzelner Patienten vor Einleitung einer systemischen Tumortherapie. Dennoch folgten in den letzten Jahren Bemühungen zur Entwicklung neuer Modelle, da auch das validierte MSKCC-Modell Limitationen aufweist. Vor allem die Etablierung in der Therapieära der Zytokine wird vor dem Hintergrund neuer Targettherapeutika, welche die Prognose des metastasierten Nierenzellkarzinoms deutlich verändert haben, kritisiert. Dies führte zuletzt zur Entwicklung eines neuen Modells, das ebenfalls auf der Kombination mehrerer Faktoren beruht.

Unter Targettherapie wurden im ICD-Modell 6 unabhängige Faktoren mit ungünstiger prognostischer Relevanz bestimmt

Das **International-Database-Consortium(IDC)-Modell** oder Heng-Modell kombiniert ebenfalls mehrere Faktoren (■ **Tab. 2**). Durch die Auswertung der Daten von 645 Patienten mit einem metastasierten Nierenzellkarzinom unter Targettherapie wurden 6 unabhängige Faktoren mit ungünstiger prognostischer Relevanz bestimmt [15]. Auch für dieses Modell wurden 3 Risikogruppen mit statistisch signifikanten Überlebensunterschieden ermittelt. Dabei betrug das 2-Jahres-Gesamtüberleben für die Risikogruppen mit niedrigem, intermediärem und hohem Risiko jeweils 75, 53 und 7%.

In einer aktuellen Übersichtsarbeit erfolgte die externe Validierung und der Vergleich dieses Modells anhand einer unabhängigen Patientenkohorte unter Erstlinientherapie mit einem Targettherapeutikum. Dabei bestätigte die Analyse der Daten von 849 Patienten die beschriebenen Faktoren (■ **Tab. 3**) als prognostisch unabhängig relevant. Ebenfalls wurde die Risikostratifizierung in die 3 Prognosegruppen mit signifikanten Überlebensunterschieden (43,2 vs. 22,5 vs. 7,8 Monate) bestätigt. Im Vergleich zum MSKCC-Modell sowie 3 weiteren prognostischen Modellen wurde für das ICD-Modell die höchste prognostische Aussagekraft in Bezug auf krankheitsbedingte Todesfälle nach 2 Jahren nachgewiesen [16]. Allerdings wurden alle verglichenen Modelle in der Zytokinära etabliert und sind so nur beschränkt mit dem ICD-Modell vergleichbar. Dennoch kann das ICD-Modell als das aktuell meistetablierte prognostische Modell unter Bedingungen der Targettherapie angesehen werden.

Das ICD-Modell gilt als das aktuell meistetablierte prognostische Modell unter Bedingungen der Targettherapie

Medikamentöse Therapie

Chemotherapie

Die Chemotherapie spielt beim Nierenzellkarzinom nahezu keine Rolle

Die Chemotherapie spielt beim Nierenzellkarzinom nahezu keine Rolle, da bisher weder für Mono- noch für Kombinationstherapien eine Verbesserung der Überlebensrate gezeigt wurde. Publizierte Chemotherapien für das metastasierte Nierenzellkarzinom zeigten die höchsten Ansprechra-

Tab. 3 Evidenzbasierte Therapieempfehlungen für das metastasierte Nierenzellkarzinom. (Mod. nach Empfehlung der European Association of Urology 2014)

Therapie	Niedriges Risiko	Intermediäres Risiko	Hohes Risiko
Erstlinientherapie	Sunitinib		Temsirolimus
	Pazopanib		
	Bevacizumab plus Interferon		
	Interferon/IL-2 (ausgewählte Patienten)		
Zweitlinientherapie	*Nach Zytokinen:*		
	– Sorafenib		
	– Axitinib		
	– Pazopanib		
	Nach TKI:		
	– Sorafenib		
	– Axitinib		
	– Everolimus		
Drittlinientherapie	*Nach TKI(s):*		
	– Everolimus		

IL Interleukin, TKI Tyrosinkinaseinhibitor.

ten bei Einzelsubstanzen für Vinblastin (im Mittel 6,67% objektive Remissionsrate) und für 5-Fluorouracil (im Mittel 6,57% objektive Remissionsrate; [17]). Kombinationstherapien ergaben keine höheren Ansprechraten als die jeweiligen Monotherapien bei allerdings deutlich höherer Nebenwirkungsrate. Lediglich die Kombination von 5-Fluorouracil mit einer Immuntherapie zeigte akzeptable Ansprechraten [18].

Ursächlich für diese geringen Ansprechraten des Nierenzellkarzinoms auf Chemotherapeutika scheint die Überexpression mehrerer Resistenzproteine (Membranglykoprotein P-170, Gluthation-S-Transferase) zu sein. Aufgrund dieser Datenlage wird das Nierenzellkarzinom als **chemotherapieresistentes Karzinom** eingestuft.

Unspezifische Immuntherapie

Bei der unspezifischen Immuntherapie handelt es sich um eine zytokinbasierte Therapie mit Interferon-α (IFN) oder Interleukin-2 (IL-2). Diese Zytokine stimulieren zum einen die lytische Kapazität natürlicher Killerzellen („natural killer cells"), sie führen zum anderen zu einer Hochregulierung der Expression von Major-Histocompatibility-Class(MHC)-I-Antigenen auf Tumorzellen und verbessern so die Erkennung durch zytotoxische T-Lymphozyten. Zusätzlich haben sie direkte **antiproliferative Effekte** und hemmen in niedriger Dosierung die Angiogenese.

Zytokine stimulieren die lytische Kapazität natürlicher Killerzellen

In größeren Studien lagen die Ansprechraten auf IFN zwischen 8 und 29%, wobei es sich in der Mehrzahl um partielle Remissionen handelte [19]. Komplette Remissionen wurden in 2–7% der Fälle beschrieben. Die mediane Remissionsdauer betrug 10 Monate. Im Vergleich zu Placebo zeigten sich neben einem Überlebensvorteil von etwa 4 Monaten ein um etwa 5 Monate verlängertes Intervall bis zur Progression. Das Ansprechen der IFN-basierten Therapie zeigte sich vor allem bei Patienten mit einem **klarzelligen Nierenzellkarzinom**, niedriger Risikogruppe nach Motzer sowie ausschließlich pulmonaler Metastasierung [20]. Bei insgesamt guter Verträglichkeit und nachgewiesenem Vorteil in Bezug auf das Gesamtüberleben gegenüber unterschiedlichen Kontrollen (Chemotherapie, Hormontherapie) stellte IFN lange Zeit die Standardtherapie des metastasierten Nierenzellkarzinoms dar. In Zeiten der Targettherapie stellt IFN die bevorzugte Vergleichstherapie bei der Erprobung von Targettherapeutika dar und hat einen Stellenwert in der Kombinationstherapie mit Bevacizumab gewonnen [21, 22]. Als Erstlinien-Standardtherapie des metastasierten Nierenzellkarzinoms wird IFN nicht mehr verwendet und spielt als Monotherapie lediglich bei ausgewählten Patienten eine Rolle.

IFN ist die bevorzugte Vergleichstherapie bei der Erprobung von Targettherapeutika

Mit IL-2 als Monotherapie wurden bereits seit 1985 durch eine i.v.-Hochdosis-Bolusgabe Remissionsraten zwischen 7 und 27% erzielt, darunter bis zu 7% komplette Remissionen [23]. Langzeitdaten der i.v.-IL-2-Gabe wiesen auf ein Anhalten insbesondere der kompletten Remissionen hin [24]. Allerdings ist die Therapie mit IL-2 mit einer signifikanten Toxizität verbunden, welche deutlich stärker ausgeprägt ist als bei einer IFN-basierten Therapie. Auch IL-2 wird nicht mehr als Erst-

IL-2 wird nicht mehr als Erstlinienstandardtherapie des metastasierten Nierenzellkarzinoms empfohlen

linienstandardtherapie des metastasierten Nierenzellkarzinoms empfohlen und spielt als Monotherapie lediglich bei ausgewählten Patienten mit guter Prognose eine Rolle. Untersuchungen von IL-2 als Zweilinientherapie nach Targettherapie zeigten keine Effektivität in Bezug auf die Tumorkontrolle bei ausgeprägter Toxizität.

IL-2 als Zweilinientherapie nach Targettherapie zeigte keine Effektivität

Kombinationen von IFN und IL-2 ergaben zwar ein verbessertes Ansprechen und ein verlängertes progressionsfreies Überleben. Auswirkungen auf das Gesamtüberleben zeigten sich allerdings nicht [25].

Targettherapeutika

Die Therapieoptionen des metastasierten Nierenzellkarzinom haben sich in den letzten 10 Jahren deutlich erweitert. Ermöglicht wurde dies vor allem durch das verbesserte Verständnis der Signaltransduktionswege in der Zelle und der daraus resultierenden Entwicklung von sog. Targettherapeutika, die eine zielgerichtete Beeinflussung dieser **Signaltransduktionswege** ermöglichen. Dabei dienen spezifische Rezeptoren und Zellstrukturen, die eine wichtige Rolle bei Wachstum, Differenzierung und Apoptose spielen, als Ansatzpunkte (Targets).

In etwa 60–75% der sporadischen klarzelligen Nierenzellkarzinome finden sich Mutationen des *VHL*-Gens. Das *VHL*-Gen ist ein Tumorsuppressorgen, dessen Genprodukt mit dem hypoxieinduzierten Faktor 1α (HIF 1α) interagiert. Nach der Bindung des Genprodukts an HIF 1α fördert dieser Komplex sauerstoffabhängig den proteosomalen Abbau von HIF 1α. Hypoxie oder Mutationen des *VHL*-Gens führen zu einer Akkumulation von HIF 1α und zu einer Bindung mit HIF 1β. Der entstandene Komplex ist für die Zunahme der Synthese verschiedener **Wachstumsfaktoren**, wie des vaskulären endothelialen Wachstumsfaktors („vascular endothelial growth factor", VEGF), des Plättchenwachstumsfaktors („platelet derived growth factor", PDGF), des basischen Fibroblastenwachstumsfaktors („basic fibroblast growth factor", bFGF), des transformierenden Wachstumsfaktors („transforming growth factor α", TGF-α), von Erythropoetin und von membranständigem G250-Antigen verantwortlich. Nach Bindung von VEGF, PDGF und bFGF an ihre Rezeptoren werden die nachgeordneten Rezeptortyrosinkinasen aktiviert, was zu Proliferation und Angiogenese führt [26].

Sunitinib, Sorafenib, Pazopanib und Axitinib sowie Bevacizumab sind in Kombination mit IFN zur Therapie zugelassen

Diese beschriebenen Wachstumsfaktoren dienen als Ansatzpunkte für die sog. Targettherapeutika, welche sich in 2 Gruppen aufteilen lassen. Zum einen in die Gruppe der **VEGF-Inhibitoren**, in der die Rezeptortyrosinkinaseinhibitoren (TKI) Sunitinib, Sorafenib, Pazopanib und Axitinib sowie der VEGF-Antikörper Bevacizumab in Kombination mit IFN zur Therapie zugelassen sind. Die zweite Gruppe besteht aus den ebenfalls zugelassenen Mammalian-Target-of-Rapamycin(m-TOR)-Inhibitoren Temsirolimus und Everolimus. Für alle aufgeführten Targettherapeutika wurde in Phase-III-Studien ein verlängertes progressionsfreies Überleben nachgewiesen. Allerdings wurden in diese Studien fast ausschließlich Patienten aus der Gruppe mit niedrigem oder intermediärem Risiko nach MSKCC aufgenommen. Lediglich eine Phase-III-Studie mit Temsirolimus zeigte für Patienten aus der Hochrisikogruppe ein verbessertes Gesamtüberleben.

Targettherapeutika in der Erstlinientherapie

Somit stehen aktuell für die Erstlinientherapie des metastasierten Nierenzellkarzinoms für Patienten mit niedrigem bzw. intermediärem Risiko nach MSKCC-Klassifikation 3 Targetsubstanzen (Sunitinib, Pazopanib und Bevacizumab plus IFN) zur Verfügung (◘ **Tab. 3**). Für Patienten mit hohem Risikoprofil besteht für Temsirolimus als Erstlinientherapeutikum eine Zulassung. In den jeweiligen Zulassungsstudien zeigten diese Substanzen bei zuvor systemisch nicht therapierten Patienten deutliche Vorteile in Bezug auf das progressionsfreie Überleben gegenüber dem jeweiligen Kontrollarm (IFN oder Placebo).

Für Patienten mit hohem Risikoprofil besteht für Temsirolimus als Erstlinientherapeutikum eine Zulassung

So zeigte sich für die Therapie mit Sunitinib im Rahmen einer randomisierten Studie an 750 Patienten die Dauer bis zum Fortschreiten der Erkrankung im Vergleich zur Therapie mit IFN von 5 auf 11 Monate mehr als verdoppelt [27]. Darüber hinaus war unter Sunitinib eine objektive Ansprechrate von 31% gegenüber 9% in der Kontrollgruppe zu verzeichnen. Das Gesamtüberleben lag bei mit Sunitinib behandelten Patienten bei 26,4 Monaten, wohingegen Patienten aus der Kontrollgruppe durchschnittlich lediglich 21,8 Monate überlebten [28].

Nebenwirkungen von Sunitinib umfassten Hypertension, Neutropenie und das Hand-Fuß-Syndrom

Die häufigsten, hochgradigen unerwünschten Nebenwirkungen umfassten Hypertension (8%), Neutropenie (12%) sowie das Hand-Fuß-Syndrom (5%). Das zugelassene Therapieregime (50 mg täglich für 4 Wochen, anschließend 2 Wochen Pause) wurde im Rahmen einer randomisierten Studie mit einem kontinuierlichen Therapieregime (täglich 37,5 mg) verglichen. Dabei zeigte sich bei gleichem Gesamtüberleben und Nebenwirkungsspektrum ein vorteilhaftes progressionsfreies Überleben für das Standardregime (9,9 vs. 7,1 Monate), welches allerdings keine statistische Signifikanz erreichte [29]. Dennoch deuten diese Zahlen auf einen Vorteil des Standardregimes gegenüber einer kontinuierlichen Therapie hin.

Die Wirksamkeit von Pazopanib wurde in einer 435 Patienten einschließenden Studie gegen Placebo getestet. Dabei zeigte sich für zuvor unbehandelte Patienten ein signifikant verlängertes progressionsfreies Überleben von 11,1 Monaten in der Pazopanibgruppe gegenüber 2,8 Monaten in der Kontrollgruppe [30]. Allerdings zeigte die Analyse des Gesamtüberlebens keine signifikanten Vorteile für die Therapie mit Pazopanib (22,9 vs. 20,5 Monate), was aber möglicherweise auf den hohen Anteil von Patienten, die aus der Kontrollgruppe bei Progression in die Pazopanibgruppe wechselten, zurückgeführt werden kann [31]. Am häufigsten traten unter Therapie mit Pazopanib folgende Nebenwirkungen auf: Diarrhö (52%), Hypertension (40%) und Haarverfärbungen (38%). Erwähnenswerte hochgradige Nebenwirkungen umfassten Hypertension (4%), Hypophosphatämie (4%) und Transaminasenerhöhungen (12%).

Die häufigsten Nebenwirkungen von Pazopanib waren Diarrhö, Hypertension und Haarverfärbungen

Die Ergebnisse der **COMPARZ-Studie** [32], welche Pazopanib und Sunitinib als Erstlinientherapie in Bezug auf das progressionsfreie Überleben als primären Endpunkt randomisiert an jeweils etwa 550 Patienten verglich, wurden vor Kurzem vorgestellt. Dabei zeigte diese Non-Inferiority-Studie keine signifikanten Unterschiede zwischen beiden Wirkstoffen in Bezug auf das progressionsfreie Überleben (8,4 vs. 9,5 Monate) und das Gesamtüberleben (28,4 vs. 29,3 Monate). Es zeigte sich, dass Transaminasenerhöhungen und Haarverfärbungen häufiger unter Pazopanibtherapie, dagegen Müdigkeit, das Hand-Fuß-Syndrom sowie Thrombozytopenien häufiger während der Therapie mit Sunitinib auftraten [32]. Insgesamt zeigte sich in Bezug auf die therapiebedingte Lebensqualität, gemessen an spezifischen Nebenwirkungen wie Müdigkeit oder Hand-Fuß-Syndrom ein leichter Vorteil für Patienten unter Pazopanibtherapie.

Dieses Ergebnis wurde durch die Daten einer **Patienten-Präferenz-Studie** (PISCES-Studie) bestätigt [33]. Dabei erhielten 168 verblindete Patienten randomisiert eine Sequenztherapie mit Pazopanib und anschließender Gabe von Sunitinib für jeweils 10 Wochen oder die Therapie in umgekehrter Reihenfolge der Substanzen. Nach Abschluss der Therapiesequenz erfolgte die Befragung der Patienten zur persönlichen Präferenz der Therapeutika. Dabei zeigte sich eine deutlich höhere Präferenz für Pazopanib vs. Sunitinib (70% vs. 22%). Lediglich 8% der Patienten äußerten keine Präferenz für einen der Wirkstoffe. Die Analyse der Gründe für eine Präferenz zeigte vor allem die geringere therapiebedingte Müdigkeit und die bessere Gesamtlebensqualität als Gründe, Pazopanib zu präferieren. Sunitinib favorisierende Patienten gaben am häufigsten die geringere Belastung durch Diarrhö als ausschlaggebenden Grund an.

Die Zulassung des rekombinanten monoklonalen VEGF-Antikörpers Bevacizumab erfolgte basierend auf den Daten einer internationalen, multizentrischen Studie (AVOREN) mit 649 Patienten, welche randomisiert mit Bevacizumab plus IFN oder Placebo plus IFN behandelt wurden [22]. Dabei zeigte sich ein deutlich verbessertes progressionsfreies Überleben in der Gruppe mit Bevacizumab plus IFN gegenüber der Kontrollgruppe (10,2 vs. 5,4 Monate, $p<0,0001$). Die Analyse des **Gesamtüberlebens** zeigte weiterhin einen Trend zum Vorteil der Kombinationstherapie gegenüber der Kontrolle (23,3 vs. 21,3 Monate), welcher allerdings keine Signifikanz erreichte [34]. Die häufigsten hochgradigen Nebenwirkungen assoziiert mit Bevacizumab umfassten die Hypertension (6%) und Proteinurie (8%). Diese Ergebnisse fanden im Rahmen einer weiteren Phase-III-Studie Bestätigung, die nach Randomisierung von 732 Patienten, welche bisher nicht behandelt worden waren, ein progressionsfreies Überleben von 8,5 Monaten für Bevacizumab plus IFN gegenüber 5,2 Monate für IFN als Monotherapie ($p<0,0001$) zeigte. Das Gesamtüberleben war demgegenüber mit 18,3 gegenüber 17,4 Monaten nicht signifikant unterschiedlich [35]. Die Wirksamkeit des mTOR-Inhibitors Temsirolimus wurde in einer Phase-III-Studie (ARCC) an 626 Patienten mit metastasiertem Nierenzellkarzinom nachgewiesen. Dabei fielen 76% der Patienten in die Hochrisikogruppe nach MSKCC. Die Patienten wurden randomisiert mit Temsirolimus, IFN oder der Kombination beider Wirkstoffe behandelt [36]. Es zeigte sich ein progressionsfreies Überleben von 5,5 Monaten für die Temsirolimustherapie sowie 4,7 Monaten für die Kombination gegenüber 3,1 Monaten in der IFN-Gruppe. Das Gesamtüberleben lag in der Temsirolimusgruppe bei 10,9 Monaten, unter Kombinationstherapie bei 8,4 Monaten und in der Kontrollgruppe bei 7,3 Monaten. Dieser Unterschied erreichte allerdings keine statistische Signifikanz. Als häufigste Nebenwirkungen von Temsirolimus wurden

Ein deutlich verbessertes progressionsfreies Überleben wies die Gruppe mit Bevacizumab plus IFN gegenüber der Kontrollgruppe auf

Die Wirksamkeit des mTOR-Inhibitors Temsirolimus wurde in einer Phase-III-Studie nachgewiesen

periphere Ödeme, Hyperglykämie, Hyperlipidämie sowie Hautausschlag festgestellt. Insgesamt traten unter Temsirolimus weniger schwerwiegende Nebenwirkungen auf als unter IFN-Therapie.

Targettherapeutika in der Zweitlinientherapie

Nach Versagen einer VEGF-Rezeptor-basierten Therapie sind Everolimus sowie Sorafenib und Axitinib zugelassen

Für die Zweitlinientherapie bei Therapieversagen in der Erstlinientherapie mit Zytokinen stehen aktuell die Tyrosinkinaseinhibitoren Sorafenib, Pazopanib und Axitinib zur Verfügung. Nach Versagen einer VEGF-Rezeptor-basierten Therapie sind aktuell der mTOR-Inhibibitor Everolimus sowie die Tyrosinkinaseinhibitoren Sorafenib und Axitinib zugelassen (◘ **Tab. 3**).

Im Rahmen einer Phase-III-Studie mit 903 Patienten, die zuvor aufgrund eines metastasierten Nierenzellkarzinoms zumeist mit Zytokinen erfolglos behandelt worden waren, wurde die Therapie mit Sorafenib gegen ein Placebo getestet [37]. Dabei zeigte für die Therapie mit Sorafenib ein progressionsfreies Überleben von 5,5 Monaten gegenüber 2,8 Monaten in der Placebogruppe ($p<0{,}01$). Das Gesamtüberleben wurde mit 17,8 vs. 15,2 Monaten angegeben ($p=0{,}146$). Dieser geringe Unterschied war im ehesten auf Cross-over-Effekte zurückzuführen. Dominierende hochgradige Nebenwirkungen waren Hand-Fuß-Syndrome (6%), Hypertonie (4%) und Dyspnoe (7%).

In die bereits aufgeführte Studie zur Therapie mit Pazopanib wurden ebenfalls mit Zytokinen vorbehandelte Patienten eingeschlossen. Die Subgruppenanalyse dieser Population zeigte für das progressionsfreie Überleben unter Pazopanibtherapie einen Vorteil von 7,4 Monaten gegenüber 4,2 Monaten in der Placebogruppe [30]. Für die Therapie mit Everolimus zeigte eine Phase-III-Studie an 416 Patienten mit metastasiertem Nierenzellkarzinom aus allen 3 Risikogruppen, bei denen es unter vorhergehender Therapie (Tyrosinkinaseinhibitoren, Bevacizumab plus IFN, Zytokine, Chemotherapie) zu einer Tumorprogression gekommen war, einen Vorteil in Bezug auf das progressionsfreie Überleben von 4,9 Monaten gegenüber 1,9 Monaten in der Placebogruppe [38]. Allerdings ergab der Langzeitverlauf keinen Unterschied im Gesamtüberleben (14,8 vs. 14,4 Monate). Als Nebenwirkungen traten am häufigsten Stomatitiden, Infektionen und Durchfälle auf [39].

Everolimus wies in einer Phase-III-Studie einen Vorteil beim progressionsfreien Überleben gegenüber der Placebogruppe auf

Neben den beschriebenen Studien zur Zweitlinientherapie, die Wirkstoffe gegen Placebo untersucht haben, liegen aktuelle Daten zu vergleichenden Untersuchungen von zugelassenen Wirkstoffen im Rahmen der Zweitlinientherapie vor. So wurde im Rahmen einer randomisierten Phase-III-Studie an 512 Patienten nach Tumorprogression unter Sunitinib die Wirksamkeit von Sorafenib und dem mTOR-Inhibitor Temsirolimus verglichen. Für den primären Endpunkt, das progressionsfreie Überleben, zeigte sich kein signifikanter Unterschied zwischen der Therapie mit Sorafenib und Temsirolimus (3,9 vs. 4,3 Monate; HR: 0,87; $p=0{,}19$) bei objektiven Ansprechraten von 8% in beiden Therapiegruppen [40]. Für das Gesamtüberleben wurde allerdings ein signifikanter Vorteil für die Therapie mit Sorafenib mit 16,6 Monaten gegenüber Temsirolimus mit 12,3 Monaten ($p=0{,}01$) nachgewiesen. Im Rahmen dieser Untersuchung zeigten sich die bekannten Nebenwirkungen und therapiebedingten Komplikationen der beiden Wirkstoffe in erwarteter Frequenz und Ausprägung.

Für das Gesamtüberleben wurde ein signifikanter Vorteil für Sorafenib gegenüber Temsirolimus nachgewiesen

Der neueste Tyrosinkinaseinhibitor Axitinib erbrachte in einer randomisierten Phase-III-Studie mit jeweils etwa 360 Patienten, die unter Erstlinientherapie progredient geworden waren, einen signifikanten Vorteil in Bezug auf das progressionsfreie Überleben gegeben über Sorafenib (6,7 vs. 4,7 Monate; $p<0{,}0001$; [41]). Dieser Vorteil bestätigte sich auch in der Subgruppenanalyse für Patienten nach Tyrosinkinaseinhibitortherapie (4,8 vs. 3,4 Monate; $p=0{,}0107$) und Patienten, die zuvor ein Zytokin erhalten hatten (12,1 vs. 6,5 Monate; $p<0{,}0001$). Für Patienten, die initial Bevazicumab erhalten hatten, zeigte sich allerdings ein Vorteil für die Therapie mit Sorafenib. In Bezug auf das Gesamtüberleben wurde sowohl für die Gesamtpopulation (20,1 vs. 19,2 Monate; $p=0{,}3744$) als auch die Subgruppen kein signifikanter Unterschied nachgewiesen [42]. Die häufigsten Nebenwirkungen der Therapie mit Axitinib waren Durchfälle, Hypertension sowie Müdigkeit.

Die häufigsten Nebenwirkungen der Therapie mit Axitinib waren Durchfälle, Hypertension sowie Müdigkeit

Therapiesequenz

Neben der Untersuchung der Wirksamkeit von Einzelsubstanzen steht aktuell die Untersuchung der Therapiesequenz, also der Reihenfolge des Einsatzes der verschiedenen Targettherapeutika, im Fokus der wissenschaftlichen Arbeit. Dabei ist weiterhin unklar, ob ein bestimmtes Therapeutikum in der Erstlinientherapie besonders effektiv und in der Therapie nach erfolgloser Anwendung eines anderen Therapeutikums möglicherweise weniger erfolgversprechend ist oder umgekehrt. Ebenfalls ist die Frage nach Kreuzresistenzen, die bestimmte Kombinationen oder Reihenfolgen von Targettherapeutika ausschließen, bisher ungeklärt. Bisher lagen lediglich retrospektive Daten zur Zweitlinientherapie mit Sunitinib und Sorafenib nach Therapieversagen des jeweils anderen Tyrosinkinase-

Sunitinib und Sorafenib waren nach Therapieversagen des jeweils anderen Tyrosinkinaseinhibitors weiterhin wirksam

inhibitors vor, bei denen die Anwendung des zweiten Tyrosinkinaseinhibitors weiterhin Wirksamkeit zeigte [43, 44]. Kürzlich wurden erste Ergebnisse einer prospektiven Studie zu dieser Fragestellung veröffentlicht. Dabei handelt es sich um eine prospektiv, randomisierte Studie, die **SWITCH-Studie**, an 365 mit einem metastasierten Nierenzellkarzinom ohne vorherige Behandlung. Die Patienten wurden jeweils für eine Therapie mit Sorafenib oder Sunitinib randomisiert. Bei Progression unter Therapie oder nicht tolerabler Toxizität erfolgte ein Wechsel auf den jeweils anderen Wirkstoff. In der Sorafenib-Sunitinib-Gruppe erhielten 57% und in der Sunitinib-Sorafenib-Gruppe 42% der initial eingeschlossenen Patienten die Zweitlinientherapie. Die Auswertung der Patientendaten zeigte für das progressionsfreie Überleben, welches als primärer Endpunkt gewählt wurde, mit 12,5 Monaten für die Sorafenib-Sunitinib-Gruppe gegenüber 14,9 Monate für die Sunitinib-Sorafenib-Gruppe einen leichten Vorteil für die letztere Therapiegruppe [45]. Dieser Unterschied erreichte allerdings keine Signifikanz (Hazard Ratio, HR: 1,01). In Bezug auf das Gesamtüberleben zeigte sich mit 31,5 vs. 30,2 Monate (p=0,49) ebenfalls kein signifikanter Unterschied zwischen beiden Therapiesequenzen. Obwohl sich die erwarteten Nebenwirkungen in bekannter Frequenz bei beiden Wirkstoffen auftraten, waren unerwünschte Ereignisse in beiden Studiengruppen deutlich seltener im Rahmen der Zweitlinientherapie im Vergleich zur primären Therapiephase.

Des Weiteren wurden erste Ergebnisse der **Record-3-Studie** vorgestellt, in der die Therapiesequenzen Everolimus/Sunitinib und Sunitinib/Everolimus randomisiert an jeweils etwa 230 bisher nicht behandelten Patienten untersucht wurden [46]. Dabei zeigte sich in Bezug auf das progressionsfreie Überleben ein Vorteil für Sunitinib als Erstlinientherapie gegenüber Everolimus (10,7 vs. 7,9 Monate). Das mediane Gesamtüberleben lag bei der Sequenz Sunitinib/Everolimus bei 32 Monaten wohingegen unter Everolimus/Sunitinib das Gesamtüberleben lediglich bei 22,4 Monaten lag. Die Ergebnisse dieser Studie bestätigten die bisherige Therapiesequenz mit Sunitinib als Erstlinientherapeutikum und Everolimus als Option in der Zweitlinientherapie. Weitere aktuelle Studien untersuchen die Möglichkeiten und die Wertigkeit der Sequenztherapie und werden in den nächsten Jahren Aufschlüsse diesbezüglich geben.

Substanzkombinationen

Mit dem Ziel der Verbesserung der Erstlinientherapie in Bezug auf die Tumorremission und Resistenzentwicklung wurden in kleinen Fallserien ebenfalls Substanzkombinationen untersucht. Dabei zeigte sich allerdings sowohl für die Kombination verschiedener Tyrosinkinaseinhibitoren als auch die Kombination aus mTOR-Inhibitor und Tyrosinkinaseinhibitor eine **ausgeprägte Toxizität**, die eine deutliche Reduktion der Einzeldosen erforderlich machte und daher wohl keine klinische Relevanz erreichen wird [47]. Die Kombination von Bevacizumab mit einem mTOR-Inhibitor schien bisher am ehesten klinisches Potenzial zu haben und wurde in einer aktuellen Studie untersucht. Dabei zeigte die randomisierte RECORD-2-Studie keinen Vorteil der Kombination aus Bevazicumab und Everolimus im Vergleich zur etablierten Kombination Bevacizumab plus IFN. Sowohl das progressionsfreie Überleben (9,3 vs. 10,0 Monate; p=0,485) als auch das mediane Gesamtüberleben (27,1 vs. 27,1 Monate) zeigte zwischen beiden Gruppen keinen signifikanten Unterschied [48].

Die RECORD-2-Studie ergab keinen Vorteil von Bevazicumab plus Everolimus im Vergleich zu Bevacizumab plus IFN

Die **BeST-Studie** untersuchte ebenfalls randomisiert verschiedene Kombinationstherapien. Dabei wurden jeweils 90 Patienten randomisiert mit der Kombination Bevacizumab/Temsirolimus, Bevacizumab/Sorafenib und Temsirolimus/Sorafenib behandelt. Als Kontrolle diente eine mit Bevacizumab als Monotherapie behandelte Gruppe. Dabei zeigten sich zwischen allen Gruppen keine signifikanten Unterschiede in Bezug auf das progressionsfreie und das Gesamtüberleben. Allerdings stellten die Autoren für alle Kombinationstherapien eine annähernde Verdopplung der Nebenwirkungen vom Grad 3 und Grad 4 im Vergleich zur Monotherapie mit Bevacizumab fest.

Kombinationstherapien wiesen eine annähernde Verdopplung schwerer Nebenwirkungen gegenüber Bevacizumab auf

Adjuvante Therapie

Bei Patienten mit lokal fortgeschrittenen Nierenzellkarzinomen wäre aufgrund der bis zu 50%igen Rezidivrate nach Tumornephrektomie eine adjuvante Therapie zur Senkung der Rezidivrate wünschenswert. Studien, die konventionelle Chemotherapeutika, Interferon α (INF α), Interleukin-2 (IL-2) oder Kombinationstherapien einsetzten, erbrachten keinen Überlebensvorteil, zuweilen sogar einen Nachteil für Patienten nach adjuvanter Therapie [49]. Die Option einer adjuvanten Therapie mit Substanzen der Targettherapie, welche bei der Therapie des metastasierten Nierenzellkarzinoms gute Erfolge zeigen, bei lokal fortgeschrittenem oder nodal positivem Nierenzellkarzinom wird derzeit in laufenden Studien untersucht. Eine Aussage über die Möglichkeit einer Verringerung der Re-

Interferon α oder Interleukin-2 erbrachten keinen Überlebensvorteil bei adjuvanter Therapie

zidivrate oder einer Verbesserung der Prognose kann aktuell bei ausstehenden Ergebnissen dieser Studien nicht getroffen werden.

Lediglich für die **adjuvante Tumorzellvakzinierung** liegen Daten aus randomisierten Phase-III-Studien nach Nephrektomie bei lokal fortgeschrittenen Tumoren vor, wobei sich ein signifikanter Vorteil hinsichtlich des progressionsfreien Überlebens bei adjuvant vakzinierten Patienten gegenüber der Kontrollgruppe zeigte [50].

Die adjuvante Therapie mit einem monoklonalen Antikörper gegen Carboanhydrase IX ergab keinen Vorteil für das Gesamtüberleben

Im Rahmen einer randomisierten Phase-III-Studie (ARISER-Studie) wurde die adjuvante Therapie mit einem monoklonalen Antikörper gegen Carboanhydrase IX an Patienten nach Nephrektomie bei Hochrisikotumoren untersucht. Dabei zeigte sich im Vergleich zur Kontrollgruppe kein Vorteil in Bezug auf das mediane krankheitsfreie (HR: 0,97) oder das Gesamtüberleben (HR: 1,01). Allerdings wurde in der Gruppe der Patienten mit hoher Carboanhydrase-IX-Expression das krankheitsfreie Überleben im Vergleich zur Placebogruppe deutlich gesteigert (73,6 vs. 51,2 Monate; $p=0{,}02$). Zur endgültigen Einordnung dieses adjuvanten Therapieansatzes sind allerdings weitere Untersuchungen notwendig, welche über die bisher vorliegenden Studien hinausgehen und die bisherigen Ergebnisse bestätigen.

Somit lässt sich schlussfolgern, dass die adjuvante Therapie nach Nephrektomie eines lokal fortgeschrittenen oder nodal positiven Nierenzellkarzinoms derzeit kein Standardverfahren darstellt und somit ausschließlich im Rahmen klinischer Studien durchgeführt werden sollte.

Neoadjuvante Therapie

Neoadjuvante Therapie soll zur Resektabilität des Tumors führen

Unter einem neoadjuvanten Therapieansatz versteht man im Kontext des nichtmetastasierten Nierenzellkarzinoms den Einsatz von Targettherapeutika oder Zytokinen zur Verbesserung oder Ermöglichung der Resektabilität eines lokal fortgeschrittenen Nierentumors durch Reduktion der Tumorgröße. Dies kann vor allem bei Nierenzellkarzinomen mit ausgedehnten lokalen Lymphknotenmetastasen, ungünstiger Lage oder Größe des Primärtumors oder einem Kavathrombus eine Rolle spielen.

Die durchschnittliche Reduktion des Tumorvolumens durch neoadjuvante Therapie lag bei etwa 10%

Es liegen Daten mehrerer Fallserien vor, bei denen die neoadjuvante Therapie eines primär nichtoperablen Tumors durch signifikante Größenreduktion eine definitive operative Therapie (Tumornephrektomie oder Nierenteilresektion) ermöglichte. Im Rahmen der vorliegenden Fallserien wurde vornehmlich Sunitinib für einen Therapiezyklus neoadjuvant verabreicht, dabei wurden Größenreduktionen des Primärtumors von bis zu 27% verzeichnet [51–53]. Die durchschnittliche Reduktion des Tumorvolumens lag in diesen Fallserien allerdings nur bei etwa 10%. Somit muss die klinische Relevanz der neoadjuvanten Therapie aufgrund der durchschnittlich geringen Reduzierung der Tumorgröße weiterhin kritisch gesehen werden.

Allerdings scheint der neoadjuvante Therapieansatz in der klinischen Situation einer geplanten imperativen Nierenteilresektion bei z. B. tumorbefallener Einzelniere deutlich vielversprechender zu sein. Dabei könnte die Reduktion der Tumorgröße eine nierenerhaltende operative Therapie erst ermöglichen und den größtmöglichen Erhalt funktionsfähigen Nierengewebes ermöglichen.

Fazit für die Praxis

- **Das metastasierte Nierenzellkarzinom hat im Gegensatz zum lokal begrenzten Nierenzellkarzinom trotz der Entwicklung neuer Therapieoptionen eine hohe Mortalität.**
- **Klassische Chemotherapien sowie zytokinbasierte Therapieansätze spielen im heutigen Gesamtkonzept der medikamentösen Therapie des metastasierten Nierenzellkarzinoms annähernd keine Rolle mehr.**
- **Die Identifizierung prognostischer Marker hat zur Entwicklung von Prognosemodellen zur Abschätzung des individuellen Risikos von Patienten mit metastasiertem Nierenzellkarzinom geführt. Die so mögliche Risikostratifizierung ist unabdingbar für die Konzeption klinischer Studien, ermöglicht individualisierte, zielgerichtete Therapieentscheidungen und eine entsprechende Patientenaufklärung.**
- **Das aktuelle medikamentöse Therapiekonzept des metastasierten Nierenzellkarzinoms stützt sich zum einen auf die VEGF-basierten Rezeptortyrosinkinaseinhibitoren Sunitinib, Sorafenib, Pazopanib und Axitinib sowie den VEGF-Antikörper Bevacizumab in Kombination mit IFN und zum anderen auf die die m-TOR-Inhibitoren Temsirolimus und Everolimus.**

- **Durch die Kombination von Targettherapeutika wurde bisher keine signifikante Verbesserung der Wirksamkeit erreicht. In den meisten Untersuchungen zeigte sich lediglich eine Potenzierung der unerwünschten Nebenwirkungen.**
- **Die adjuvante Verabreichung von Targettherapeutika stellt aufgrund mangelnder Evidenz für einen positiven Effekt aktuell ein experimentelles Verfahren dar.**
- **Die neoadjuvante Therapie hat einen Stellenwert in Bezug auf die Ermöglichung operativer Eingriffe (besonders imperativer, nierenerhaltener Eingriffe) durch eine Größenreduktion des Tumors.**

Korrespondenzadresse

Dr. M.A. Reiter F.E.B.U
Klinik für Urologie und Kinderurologie, Universitätsklinikum Frankfurt, Johann Wolfgang Goethe-Universität
Theodor-Stern-Kai 7, 60590 Frankfurt am Main
Michael.Reiter@kgu.de

Einhaltung ethischer Richtlinien

Interessenkonflikt. A. Haferkamp weist auf folgende Beziehungen hin: Beratungs- und Referententätigkeit für Astellas, Dendrion, Pfizer, Bayer. Reisekostenübernahmen. M. Reiter und M. Kurosch weisen auf folgende Beziehungen hin: Beratungs- und Referententätigkeit für Glaxo-Smith-Kline, Bayer, Novartis. Reisekostenübernahmen.

Dieser Beitrag beinhaltet keine Studien an Menschen oder Tieren.

Literatur

1. Ferlay J et al (2013) Cancer incidence and mortality patterns in Europe: estimates for 40 countries in 2012. Eur J Cancer 49(6):1374–1403
2. Kim SP et al (2011) Independent validation of the 2010 American Joint Committee on Cancer TNM classification for renal cell carcinoma: results from a large, single institution cohort. J Urol 185(6):2035–2039
3. Parkin DM et al (2005) Global cancer statistics, 2002. CA Cancer J Clin 55(2):74–108
4. Cohen HT, McGovern FJ (2005) Renal-cell carcinoma. N Engl J Med 353(23):2477–2490
5. Brehmer B et al (2012) Metastasectomy for renal cell cancer. Urologe A 51(9)1202–1208
6. Abern MR et al (2014) Survival of patients undergoing cytoreductive surgery for metastatic renal cell carcinoma in the targeted-therapy era. Anticancer Res 34(5):2405–2411
7. Pichler M et al (2013) Comparison of the 2002 and 2010 TNM classification systems regarding outcome prediction in clear cell and papillary renal cell carcinoma. Histopathology 62(2):237–246
8. Kim HL et al (2004) Cachexia-like symptoms predict a worse prognosis in localized t1 renal cell carcinoma. J Urol 171(5):1810–1813
9. Bensalah K et al (2006) Prognostic value of thrombocytosis in renal cell carcinoma. J Urol 175(3 Pt 1):859–863
10. Leibovich BC et al (2010) Histological subtype is an independent predictor of outcome for patients with renal cell carcinoma. J Urol 183(4):1309–1315
11. Flanigan RC, Polcari AJ, Hugen CM (2011) Prognostic variables and nomograms for renal cell carcinoma. Int J Urol 18(1):20–31
12. Hartmann A et al (2014) Prognostic and predictive molecular markers for urologic cancers. Urologe A 53(4):491–500
13. Motzer RJ et al (2002) Interferon-alfa as a comparative treatment for clinical trials of new therapies against advanced renal cell carcinoma. J Clin Oncol 20(1):289–296
14. Mekhail TM et al (2005) Validation and extension of the Memorial Sloan-Kettering prognostic factors model for survival in patients with previously untreated metastatic renal cell carcinoma. J Clin Oncol 23(4):832–841
15. Heng DY et al (2009) Prognostic factors for overall survival in patients with metastatic renal cell carcinoma treated with vascular endothelial growth factor-targeted agents: results from a large, multicenter study. J Clin Oncol 27(34):5794–5799
16. Heng DY et al (2013) External validation and comparison with other models of the International Metastatic Renal-Cell Carcinoma Database Consortium prognostic model: a population-based study. Lancet Oncol 14(2):141–148
17. Stadler WM et al (2003) Prognostic factors for survival with gemcitabine plus 5-fluorouracil based regimens for metastatic renal cancer. J Urol 170(4 Pt 1):1141–1145
18. Gore ME et al (2010) Interferon alfa-2a versus combination therapy with interferon alfa-2a, interleukin-2, and fluorouracil in patients with untreated metastatic renal cell carcinoma (MRC RE04/EORTC GU 30012): an open-label randomised trial. Lancet 375(9715):641–648
19. Coppin C et al (2000) Immunotherapy for advanced renal cell cancer. Cochrane Database Syst Rev 3:CD001425
20. Coppin C et al (2005) Immunotherapy for advanced renal cell cancer. Cochrane Database Syst Rev 1:CD001425
21. Motzer RJ et al (2002) Interferon-alfa as a comparative treatment for clinical trials of new therapies against advanced renal cell carcinoma. J Clin Oncol 20(1):289–296
22. Escudier B et al (2007) Bevacizumab plus interferon alfa-2a for treatment of metastatic renal cell carcinoma: a randomised, double-blind phase III trial. Lancet 370(9605):2103–2111
23. Fyfe G et al (1995) Results of treatment of 255 patients with metastatic renal cell carcinoma who received high-dose recombinant interleukin-2 therapy. J Clin Oncol 13(3):688–696

24. Fisher RI, Rosenberg SA, Fyfe G (2000) Long-term survival update for high-dose recombinant interleukin-2 in patients with renal cell carcinoma. Cancer J Sci Am 6(Suppl 1):S55–S57
25. McDermott DF et al (2005) Randomized phase III trial of high-dose interleukin-2 versus subcutaneous interleukin-2 and interferon in patients with metastatic renal cell carcinoma. J Clin Oncol 23(1):133–141
26. Rini BI, Campbell SC, Escudier B (2009) Renal cell carcinoma. Lancet 373(9669):1119–1132
27. Motzer RJ et al (2007) Sunitinib versus interferon alfa in metastatic renal-cell carcinoma. N Engl J Med 356(2):115–124
28. Motzer RJ et al (2009) Overall survival and updated results for sunitinib compared with interferon alfa in patients with metastatic renal cell carcinoma. J Clin Oncol 27(22):3584–3590
29. Motzer RJ et al (2012) Randomized phase II trial of sunitinib on an intermittent versus continuous dosing schedule as first-line therapy for advanced renal cell carcinoma. J Clin Oncol 30(12):1371–1377
30. Sternberg CN et al (2010) Pazopanib in locally advanced or metastatic renal cell carcinoma: results of a randomized phase III trial. J Clin Oncol 28(6):1061–1068
31. Sternberg CN et al (2013) A randomised, double-blind phase III study of pazopanib in patients with advanced and/or metastatic renal cell carcinoma: final overall survival results and safety update. Eur J Cancer 49(6):1287–1296
32. Motzer RJ (2012) Randomized open-label phase III trial of pazopanib versus sunitinib in first-line treatment of patients with metastatic renal cell carcinoma (MRCC): results of the COMPARZ trial. 2012 ESMO Congress, Abstr. 2325. http://abstracts.webges.com/viewing/view.php?congress=esmo2012&congress_id=370&publication_id=2325. Zugegriffen: 20. Nov. 2014
33. Escudier B et al (2014) Randomized, controlled, double-blind, cross-over trial assessing treatment preference for pazopanib versus sunitinib in patients with metastatic renal cell carcinoma: PISCES study. J Clin Oncol: 2014 March 31 (online before print)
34. Escudier B et al (2010) Phase III trial of bevacizumab plus interferon alfa-2a in patients with metastatic renal cell carcinoma (AVOREN): final analysis of overall survival. J Clin Oncol 28(13):2144–2150
35. Rini BI et al (2010) Phase III trial of bevacizumab plus interferon alfa versus interferon alfa monotherapy in patients with metastatic renal cell carcinoma: final results of CALGB 90206. J Clin Oncol 28(13):2137–2143
36. Hudes G et al (2007) Temsirolimus, interferon alfa, or both for advanced renal-cell carcinoma. N Engl J Med 356(22):2271–2281
37. Escudier B et al (2007) Sorafenib in advanced clear-cell renal-cell carcinoma. N Engl J Med 356(2):125–134
38. Motzer RJ et al (2008) Efficacy of everolimus in advanced renal cell carcinoma: a double-blind, randomised, placebo-controlled phase III trial. Lancet 372(9637):449–456
39. Motzer RJ et al (2010) Phase 3 trial of everolimus for metastatic renal cell carcinoma: final results and analysis of prognostic factors. Cancer 116(18):4256–4265
40. Hutson TE et al (2014) Randomized phase III trial of temsirolimus versus sorafenib as second-line therapy after sunitinib in patients with metastatic renal cell carcinoma. J Clin Oncol 32(8):760–767
41. Rini BI et al (2011) Comparative effectiveness of axitinib versus sorafenib in advanced renal cell carcinoma (AXIS): a randomised phase 3 trial. Lancet 378(9807):1931–1939
42. Motzer RJ et al (2013) Axitinib versus sorafenib as second-line treatment for advanced renal cell carcinoma: overall survival analysis and updated results from a randomised phase 3 trial. Lancet Oncol 14(6):552–562
43. Sablin MP et al (2009) Sequential sorafenib and sunitinib for renal cell carcinoma. J Urol 182(1):29–34 (discussion 34)
44. Buchler T et al (2012) Sunitinib followed by sorafenib or vice versa for metastatic renal cell carcinoma – data from the Czech registry. Ann Oncol 23(2):395–401
45. Michel MS et al (2014) SWITCH: a randomized, sequential, open-label study to evaluate efficacy and safety of sorafenib (So)-sunitinib (Su) versus Su-So in the treatment of metastatic renal cell cancer. Genitourinary Cancers Symposium, 2014. Clin Oncol 32(suppl 4; abstr 393)
46. Motzer RJ et al (2013) Record-3: Phase II randomized trail comparing sequential first-line everolimus (EVE) and second-line sunitinib (SUN) versus first-line SUN and second-line EVE in patients with metastatic renal cell carcinoma (mRCC). J Clin Oncol 31(Suppl; abstr 4504)
47. Patel PH et al (2009) Phase I study combining treatment with temsirolimus and sunitinib malate in patients with advanced renal cell carcinoma. Clin Genitourin Cancer 7(1):24–27
48. Ravaud A et al (2013) Randomized phase II study of first-line everolimus plus bevacizumab (E+B) versus interferon plus bevacizumab (I+B) in patients (pts) with metastatic renal cell carcinoma (mRCC): record-2 final overall survival and safety results. J Clin Oncol 31 (suppl; abstr 4576) 49. Atzpodien J et al (2005) Adjuvant treatment with interleukin-2- and interferon-alpha2a-based chemoimmunotherapy in renal cell carcinoma post tumour nephrectomy: results of a prospectively randomised trial of the German Cooperative Renal Carcinoma Chemoimmunotherapy Group (DGCIN). Br J Cancer 92(5):843–846
50. Jocham D et al (2004) Adjuvant autologous renal tumour cell vaccine and risk of tumour progression in patients with renal-cell carcinoma after radical nephrectomy: phase III, randomised controlled trial. Lancet 363(9409):594–599
51. Cowey CL et al (2010) Neoadjuvant clinical trial with sorafenib for patients with stage II or higher renal cell carcinoma. J Clin Oncol 28(9):1502–1507
52. Hellenthal NJ et al (2010) Prospective clinical trial of preoperative sunitinib in patients with renal cell carcinoma. J Urol 84(3):859–864
53. Silberstein JL et al (2010) Feasibility and efficacy of neoadjuvant sunitinib before nephron-sparing surgery. BJU Int 106(9):1270–1276

Onkologe 2015 · 21:69–82
DOI 10.1007/s00761-014-2868-y
Online publiziert: 21. Januar 2015

C. Wybranski · A. Gazis · J. Ricke
Klinik für Radiologie und Nuklearmedizin, Universitätsklinik Magdeburg

Hepatisch metastasiertes kolorektales Karzinom

Evidenz und Perspektive interventionell radiologischer Techniken

Zusammenfassung

Neben der systemischen (Kombinations-)Chemotherapie und Tumorchirurgie können Metastasen des kolorektalen Karzinoms effektiv durch bildgestützte, lokale thermische Verfahren, wie z. B. der Radiofrequenz- oder Mikrowellenablation (RFA bzw. MWA) oder der interstitiellen Hochdosisraten (HDR)-Brachytherapie sowie lokoregionären Therapieansätzen wie der selektiven internen Radiotherapie (SIRT) oder transarteriellen Chemoembolisation mit „drug-eluting beads" (DEB-TACE) behandelt werden. Die genannten Methoden ermöglichen eine lokale Tumorkontrolle bei geringer Invasivität und weitgehender Vermeidung systemischer Nebenwirkungen.

Schlüsselwörter

Minimalinvasiv · Radiofrequenzablation · Mikrowellenablation · Interstitielle High-dose-rate-Brachytherapie · Selektive interne Radiotherapie

Lernziele

Nach der Lektüre dieses Beitrags

- **sind Ihnen die Rationalen und die Einsatzmöglichkeiten verschiedener interventionell radiologischer Therapietechniken zur Behandlung kolorektaler Lebermetastasen bekannt,**
- **wissen Sie, wie und wann der interventionelle Radiologe in Ihre Therapieplanung eingebunden werden kann,**
- **kennen Sie die wesentlichen methodischen Grundlagen lokaler und lokoregionärer Therapiekonzepte,**
- **sind Sie in der Lage, die Limitationen interventionell radiologischer Techniken abzuschätzen.**

Einführung

Etwa 15–25% der Patienten weisen zum Zeitpunkt der Diagnose bereits Lebermetastasen auf

Das kolorektale Karzinom (CRC) ist die dritthäufigste Tumorerkrankung in Europa mit 436.000 Neuerkrankungen im Jahr 2008. Im selben Jahr verstarben 212.000 Patienten an den Folgen der Erkrankung [1]. Etwa 15–25% der Patienten weisen zum Zeitpunkt der Diagnose bereits Lebermetastasen auf, und bei weiteren ca. 20% der Patienten entstehen metachrone hepatische Metastasen [2]. Das mediane Überleben von Patienten mit hepatisch metastasiertem CRC liegt bei Anwendung moderner Chemotherapien einschließlich dem Einsatz von EGFR- oder VEGF-Antikörpern im Mittel bei 2,5 Jahren [3].

Die R0-Resektion ist Goldstandard in der Therapie kolorektaler Lebermetastasen

Die R0-Resektion ist als Goldstandard in der Therapie kolorektaler Lebermetastasen etabliert, die eine 5-Jahres-Überlebensrate bei 30–50% der Patienten erzielt [4]. Die Resektabilität mit kurativer Intention jedoch ist lediglich bei 20–30% der Patienten möglich und in hohem Maße von der Expertise des hepatobiliären Chirurgen abhängig [5, 6]. Das Risiko einer **R1-Situation** schwankt in der Literatur zwischen 4,2% nach anatomischer und 35% nach erweiterter nichtanatomischer Resektion, wobei Patienten nach R1-Resektion eine deutlich geringere Überlebenszeit zeigen [7]. Eine aggressive neoadjuvante Chemotherapie kann durch Downsizing der Metastasen die sekundäre Resektabilität in kurativer Intention ermöglichen und so das Gesamtüberleben der betroffenen Patienten signifikant steigern [8–10]. Die Herausforderung, mittels alleiniger Chemotherapie die chirurgische R0-Resektabilität zu erzielen, besteht in der genetischen und biomolekularen Heterogenität des CRC. **K-ras- und BRAF-Mutationen** sind beispielsweise mit einer Resistenz gegenüber additiv applizierten Antikörpern vergesellschaftet [11, 12], außerdem kann es unter laufender Chemotherapie zu einer Selektion therapieresistenter Tumorzellen kommen [13]. Durch weitgehende Reduktion der Tumorlast mittels aggressiver Kombinationstherapie in der Erstlinie kann auch bei nicht erreichter R0-Resektabilität ein signifikanter Vorteil im Gesamt- und progressionsfreien Überleben herausgearbeitet werden [12].

Eine aggressive neoadjuvante Chemotherapie kann durch Downsizing der Metastasen die sekundäre Resektabilität in kurativer Intention ermöglichen

Hepatic metastasized colorectal cancer · Evidence and perspectives of interventional radiological techniques

Abstract

Besides systemic combination chemotherapy and surgical resection, colorectal hepatic metastases can be treated with image-guided, local thermal ablation techniques, such as radiofrequency (RFA) and microwave ablation (MWA), interstitial high-dose-rate (HDR) brachytherapy and locoregional strategies, such as selective internal radiotherapy (SIRT) and transarterial chemoembolization with drug-eluting beads. These local and locoregional therapies offer the potential to precisely control hepatic metastases with minimal invasiveness and nearly negligible systemic side effects.

Keywords

Minimally invasive procedures · Radiofrequency ablation · Microwave ablation · Interstitial brachytherapy · Selective internal radiotherapy

Tab. 1 Vergleichende Darstellung lokal interstitieller und endovaskulär lokoregionärer Verfahren in der Therapie kolorektaler Lebermetastasen

	Technik	Patienten-anzahl	Tumorgröße (cm)/ Tumorlast (%)	Medianes Überleben/ Überlebensrate (%)	Major-Komplika-tion (%)
Gillams und Lees [16]	RFA	309	<12 cm/–	14 bis 28 Monate	3,7
Mulier et al. [17]	RFA	3670	–/–	–	2,4
Shibata et al. [18]	MWA	14	<5 cm/–	27 Monate	0
Wang et al. [19]	MWA	115	<5 cm/–	1-Jahres-Überlebensrate: 98,1% 2-Jahres-Überlebensrate: 87,1% 3-Jahres-Überlebensrate: 78,7%	4,3
Liang et al. [20]	MWA	1136	–/–	–	2,6
Ricke et al. [21]	HDR-BT	77	<14 cm/–	23,4 Monate	7
Hendlisz et al. [22]	SIRT	21	–/–	10 Monate	4,7
Seidensticker et al. [23]	SIRT	29	–/20–50%	8,3 Monate	–
Cosimelli et al. [24]	SIRT	50	–/<25–50%	12,6 Monate	–
Martin et al. [25]	DEB-TACE	55	–/–	19 Monate	5,4
Fiorentini et al. [26]	DEB-TACE	36	–/–	22 Monate	–

RFA Radiofrequenzablation, *MWA* Mikrowellenablation, *HDR-BT* Hochdosisraten-Brachytherapie, *SIRT* selektive interne Radiotherapie, *DEB-TACE* transarterielle Chemoembolisation mit „drug-eluting beads".

Moderne interventionell radiologische Verfahren ermöglichen in der palliativen Situation eine zuverlässige, häufig radiologisch vollständige Zytoreduktion. Darüber hinaus zeigen Langzeitbeobachtungen nach lokaler Ablation kolorektaler Lebermetastasen einen den chirurgischen Überlebenskurven überaus ähnlichen Verlauf [14]. Die zunehmende Evidenz der Wertigkeit insbesondere lokaler interventionell radiologischer Verfahren (◘ **Tab. 1**) hat sich unter anderem in der aktuellen Leitlinie der European Society for Medical Oncology (ESMO) für die Behandlung nicht kurativ chirurgisch resektabler **hepatischer Oligometastasen** niedergeschlagen [15]. Aus onkologischer Sicht reizvoll ist auch die Möglichkeit, durch den einmaligen oder repetitiven Einsatz lokaler oder lokoregionärer interventionell radiologischer Verfahren nach erfolgreicher Erstlinientherapie den Zeitraum bis zum Beginn der Zweitlinientherapie hinauszuzögern.

Moderne interventionell radiologische Verfahren ermöglichen in der palliativen Situation eine zuverlässige, häufig radiologisch vollständige Zytoreduktion

Die radiologische Toolbox besteht aus lokalen perkutanen interstitiellen und lokoregionären endovaskulären Ablationsverfahren. Diese können sowohl additiv wie auch komplementär zur Tumorchirurgie, additiv zur systemischen Chemotherapie oder potenziell auch in der Erstlinientherapie eingesetzt werden (◘ **Abb. 1**). Vorteile der lokalen bzw. lokoregionären Herangehensweise sind neben der minimalen Invasivität und weitgehender Vermeidung systemischer Nebenwirkungen die gute Patiententoleranz und das hohe Sicherheitsprofil. Eine periinterventionelle Lokalanästhesie und Analgosedierung reichen üblicherweise aus, was insbesondere für Patienten interessant ist, die aufgrund ihrer Komorbidität einer Allgemeinanästhesie für einen chirurgischen Eingriff nicht zugänglich sind.

Die radiologische Toolbox besteht aus lokalen perkutanen interstitiellen und lokoregionären endovaskulären Ablationsverfahren

Eine periinterventionelle Lokalanästhesie und Analgosedierung reichen üblicherweise aus

Perkutane interstitielle Ablationsverfahren

Thermische Ablationsverfahren

Radiofrequenzablation

Die Radiofrequenzablation (RFA) ist aktuell das am weitesten verbreitete perkutane, interstitielle Ablationsverfahren. Erste Anwendungen wurden in den frühen 1990er-Jahren beschrieben [27]. Im Rahmen der RFA wird eine Temperatur von 70–100°C im Zielgewebe durch die Applikation hochfrequenten Wechselstroms von 350–500 kHz induziert. Die erreichbare Wärmemenge ist abhängig von der Durchblutung bzw. dem spezifischen Widerstand des Gewebes, von der Stromdichte und der Einwirkzeit. Sie wird während der Therapie durch integrierte Temperatursonden oder durch Messung der Gewebeimpedanz kontrolliert. Beim Einsatz **expandierbarer Sonden** können prinzipiell Ablationszonen von bis zu 5 cm Durchmesser erreicht werden [28]. Die Deutsche Gesellschaft für

Im Rahmen der Radiofrequenzablation wird eine Temperatur von 70–100°C im Zielgewebe induziert

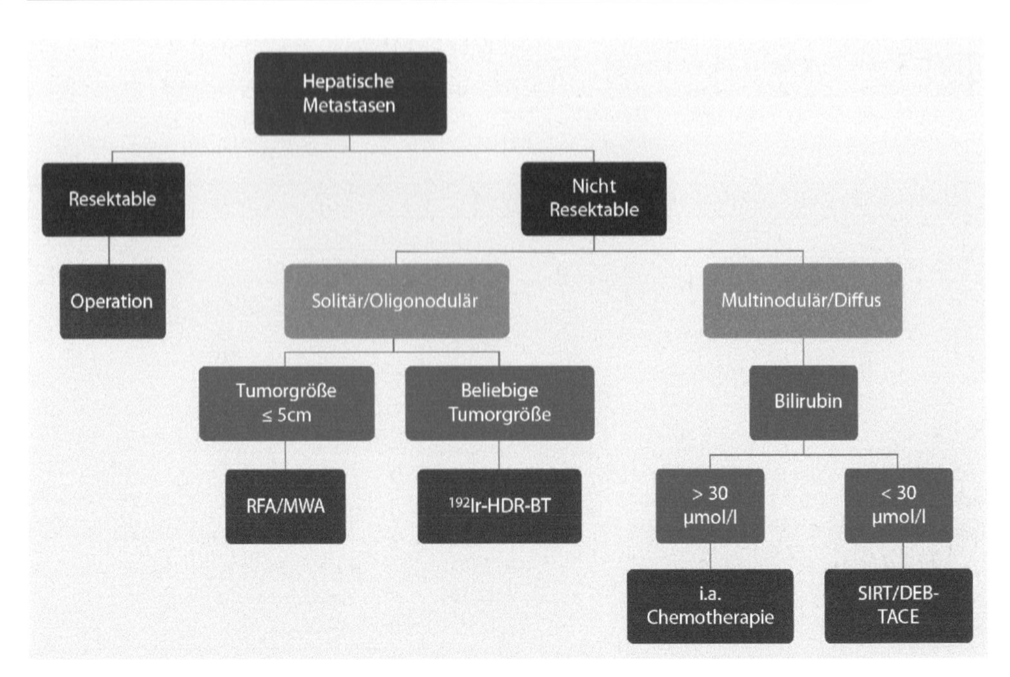

Abb. 1 ▲ Interventionelles Vorgehen bei kolorektalen Lebermetastasen. Prinzipiell steht an erster Stelle die Beurteilung der chirurgischen Resektabilität. Ist diese gegeben, ist die Resektion das Therapieverfahren erster Wahl, da potenziell kurativ. Im Falle nicht resektabler Metastasen ist zwischen solitären/oligonodulären Läsionen und multinodulärer/diffuser hepatischer Metastasierung zu unterscheiden. Solitäre bzw. oligonoduläre Läsionen sind vorzugsweise mittels interstitieller Ablationsverfahren zu therapieren, multinoduläre Metastasen bzw. eine diffuse Metastasierung demgegenüber primär mit endovaskulären Verfahren. *RFA* Radiofrequenzablation, *MWA* Mikrowellenablation, *HDR-BT* Hochdosisraten-Brachytherapie, *SIRT* selektive interne Radiotherapie, *DEB-TACE* transarterielle Chemoembolisation mit „drug-eluting beads"

Die Größenlimitation für eine geplante R0-Ablation liegt bei ≤5 cm Durchmesser bei unifokalen bzw. ≤3,5 cm bei multifokalen kolorektalen Metastasen

Interventionelle Radiologie (DeGIR) definiert als Größenlimitation einen Durchmesser von ≤5 cm für die geplante R0-Ablation unifokaler bzw. ≤3,5 cm bei multifokalen kolorektalen Metastasen [29]. Diese Empfehlungen decken sich mit den Beobachtungen einer Metaanalyse mit insgesamt 5224 Lebertumoren. In dieser zeigte sich nach multivariater Analyse die geringste Rate an Lokalrezidiven bei Tumoren mit einem Durchmesser <3 cm [30]. Große Gefäße in Nachbarschaft der Metastasen können durch Kühleffekte (sog. **Heat-sink-Effekt**) die intratumorale Temperaturverteilung und die Ablationszone negativ beeinflussen [31]. Die Elektroden einer expandierbaren Sonde sollten den Tumor in jeder Richtung um mindestens 1 cm überschreiten, um perinoduläre, bildmorphologisch okkulte **Satellitenläsionen** mit ausreichendem Sicherheitssaum zu eliminieren und Lokalrezidive zu vermeiden ([30], ◘ **Abb. 2**).

Die zusätzliche Radiofrequenzablation verbessert die progressionsfreie Zeit um 7 Monate

Von besonderem Wert ist eine EORTC-Studie aus dem Jahr 2012 [32], die die Addition der RFA zu systemischer Chemotherapie bei isolierter Lebermetastasierung des CRC auf Überlebensverlängerung getestet hat. Selbst wenn aufgrund des außerordentlich guten Abschneidens des Vergleichsarms das Studienziel nicht erreicht wurde, verbesserte die zusätzliche RFA die progressionsfreie Zeit um 7 Monate. Das mediane Überleben verbesserte sich von 40 auf 45 Monate, eine Signifikanz wurde aufgrund der fehlenden statistischen Power bei geringer Fallzahl jedoch nicht erreicht.

Gillams et al. [16] konnten nach perkutaner RFA irreseketabler hepatischer kolorektaler Metastasen bei 309 systemisch vortherapierten Patienten in der Subgruppe von Patienten mit <5 Metastasen mit jeweils <5 cm Durchmesser ein mittleres Überleben von 28 Monaten nachweisen. In der Subgruppe von Patienten mit >5 Metastasen und mit Metastasen >5 cm lag das mediane Überleben demgegenüber bei 14 Monaten. Neben der Anzahl und dem Durchmesser der hepatischer Metastasen hatte das Vorliegen extrahepatischer Metastasen einen signifikanten Einfluss auf das mediane Überleben (28 Monate bei ausschließlich hepatischen Metastasen vs. 14 Monate bei extrahepatischer Metastasierung). Zusammenfassend ist das Langzeitüberleben von Patienten bis zu 10 Jahre nach RFA solitärer Lebermetastasen mittlerweile gut dokumentiert [14].

Die Komplikationsrate nach perkutaner Radiofrequenzablation hepatischer Tumore ist klein

Die Komplikationsrate nach perkutaner RFA hepatischer Tumore ist klein. In einer Metaanalyse von 82 Studien mit insgesamt 3670 Patienten zeigte sich für die perkutane RFA eine Komplikationsrate von 7,2%. Major-Komplikationen wie Blutungen oder symptomatische subkapsuläre Hämato-

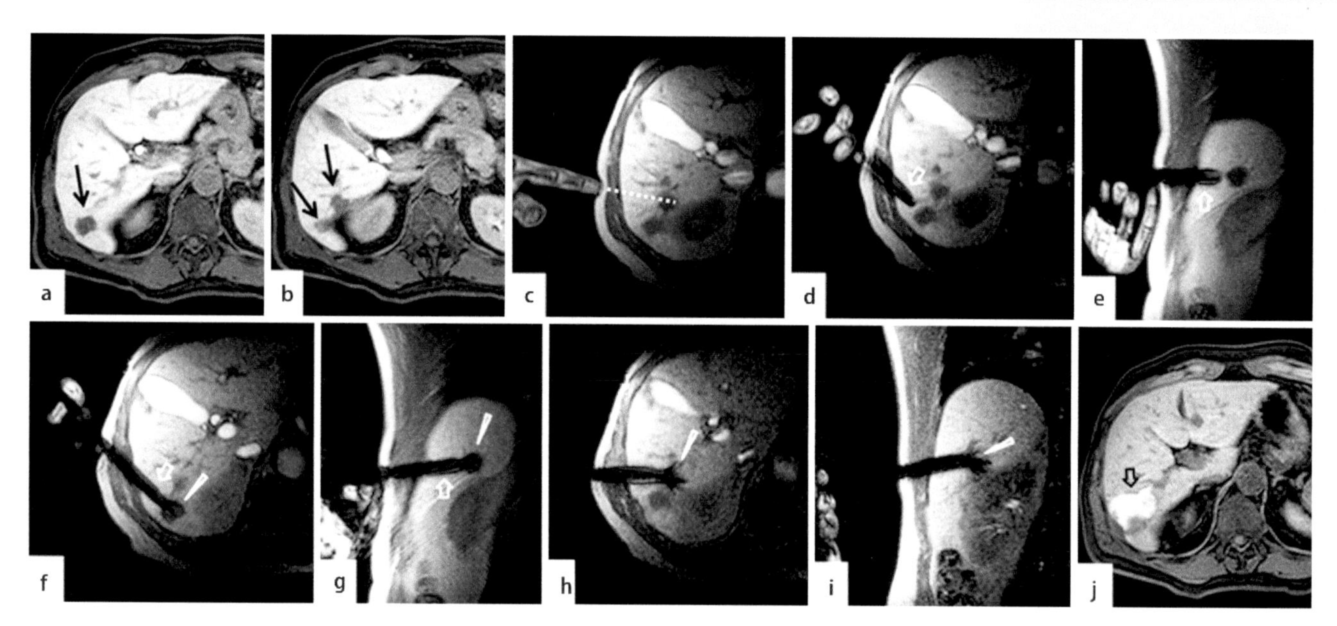

Abb. 2 ▲ Magnetresonanztomographie (MRT)-geführte Radiofrequenzablation (RFA) zweier Lebermetastasen. 55-jähriger Patient mit multiplen Lebermetastasen eines Rektumkarzinoms. Stattgehabte Chemotherapie mit FOLFOX-6 und Bevacizumab. **a**, **b** Die kontrastmittelverstärkte MRT in transversaler Schichtführung zeigt 2 kleine hypointense Metastasen im Segment 6 (*schwarze Pfeile*). **c** Definition des perkutanen Zugangsweges zur Zielläsion. An der Hautoberfläche ist der Finger des interventionellen Radiologen abgebildet. **d–i** Darstellung der RFA-Sonde in multiplanaren Ebenen (*weißer offener Pfeil*). Selbst kleine (<1 cm) Zielläsionen können mit hoher Präzision erreicht werden. In **f** und **g** sind die Schirmelektroden der RFA-Sonde (*weißes Dreieck*) in der ersten Zielläsion ausgefahren. Die Konfiguration der Schirmelektroden ist besser in der zweiten Läsion nachzuvollziehen (**h** und **i**). **j** Abschließende Kontrolle, im Ablationsbereich zeigt sich eine signalhyperintense Thermonarbe (koaguliertes Protein). Die Läsionen wurden vollständig abladiert

me wurden bei 0,1 bzw. 0,6% der Patienten beobachtet, Gallengangsverletzungen bei 0,6%, Infektionen bei 1,1% der behandelten Patienten [17].

Mikrowellenablation

Die Mikrowellenablation (MWA) wurde in den späten 1970er-Jahren als chirurgische **Koagulationstechnik** entwickelt. Die Erwärmung des Gewebes wird durch hochfrequente Mikrowellen (915–2450 MHz) erzeugt, die Wassermoleküle im Zielgewebe aufgrund ihrer Dipoleigenschaften in Oszillation versetzen. Die Wärmeausbreitung beruht auf dem Prinzip der Induktion und Transmission [33].Die MWA hat physikalisch gesehen verschiedene Vorteile gegenüber der RFA, unter anderem können schneller homogen höhere Temperaturen im Zielgewebe erzeugt und so größere Ablationsvolumina generiert werden. Auch ist der Heat-sink-Effekt durch benachbarte, kühlende Gefäße weitgehend vernachlässigbar [34]. Durch gleichzeitige Applikation mehrerer Sonden (**Multicluster-Sonden**) kann das Ablationsvolumen weiter ausgedehnt und modelliert werden [35]. Aufgrund der theoretischen methodischen Vorteile findet die MWA zunehmend Einsatz in der lokalen Therapie zur Ablation kolorektaler Lebermetastasen.

Die Mikrowellenablation hat physikalisch gesehen verschiedene Vorteile gegenüber der Radiofrequenzablation

Die Mikrowellenablation findet zunehmend Einsatz in der lokalen Therapie zur Ablation kolorektaler Lebermetastasen

Die meisten Berichte zur **Effektivität** der MWA beziehen sich auf den intraoperativen Einsatz – entweder als Alternative oder Ergänzung zur Tumorresektion. In einer aktuellen Cochrane-Analyse von Bala et al. [36] konnte jedoch bisher nur eine einzige prospektiv randomisierte Studie von Shibata et al. [18] mit insgesamt 30 eingeschlossenen Patienten (multifokale hepatische Metastasierung, kein extrahepatischer Tumornachweis) identifiziert werden, die die Effektivität der MWA gegenüber der Resektion vergleicht. In der Studie war das Gesamtüberleben der Patienten nach MWA nach 1, 2 und 3 Jahren mit 71, 57 und 14% vergleichbar zur Tumorresektion mit 69, 56 und 23%. Auch das progressionsfreie Überleben der mit MWA therapierten Patienten war mit 11,3 Monaten vergleichbar zu den ausschließlich chirurgisch behandelten Patienten mit 13,3 Monaten [18].

Bezüglich der minimalinvasiven perkutanen MWA zur Therapie kolorektaler Lebermetastasen ist die Datenlage bisher zu gering, um eine Überlegenheit gegenüber der RFA herauszuarbeiten. In einer aktuellen Studie mit 115 eingeschlossenen Patienten mit 165 Metastasen (Durchmesser 1,3–5 cm) konnten Wang et al. [19] nach perkutaner sonographisch geführter MWA Überlebensraten von 98,1,

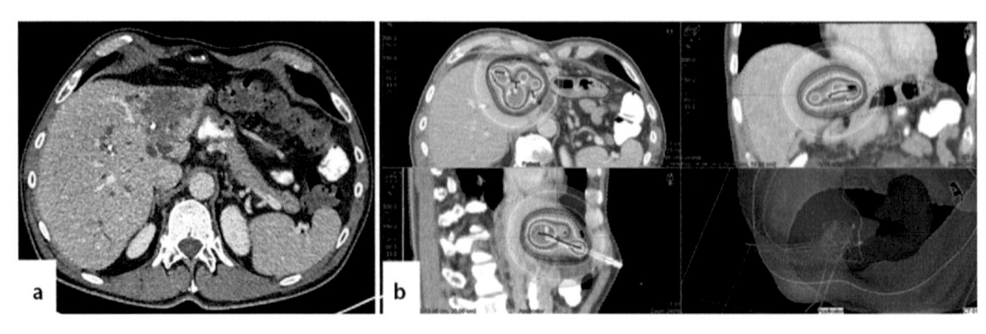

Abb. 3 ▲ ^{192}Ir-HDR-Brachytherapie. **a** Transversale CT-Schicht einer kolorektalen Metastase im linken Leberlappen (venöse Kontrastmittelphase). **b** 3-D-Bestrahlungsplanung: konformale Abdeckung der Zielläsion im linken Leberlappen. Der steile Dosisgradient der ^{192}Ir-Quelle ermöglicht trotz enger Lagebeziehung zum Magen (*lila Kontur*), die Läsion mit der festgesetzten Zieldosis von 20 Gy abzudecken

87,1 und 78,7% nach 1, 2 und 3 Jahren nachweisen. Lokalrezidive traten im selben Zeitraum bei 27,8, 48,4 und 59,3% der Patienten auf. Die Rate an **Major-Komplikationen** nach perkutaner MWA wie subkapsulären Leberhämatomen, hepatischen Abszessen oder Verletzung der Gallengänge wird in einer Single-Center-Langzeitanalyse über 13 Jahre bei 1136 Patienten mit primären und sekundären Lebertumoren mit 2,6% angegeben [20].

Radiogene Ablationsverfahren

Interstitielle High-dose-rate-Brachytherapie

Im Rahmen der interstitiellen High-dose-rate (HDR)-Brachytherapie (Dosisraten >12 Gy/h) wird im Nachladeverfahren (sog. **Afterloading**) eine quasi punktförmige ^{192}Iridium (^{192}Ir) -Strahlenquelle ferngesteuert durch einen vorher mittels CT oder MR-Führung eingebrachten Applikator innerhalb des Tumorgewebes platziert und nach Beendigung der nur wenige Minuten dauernden Bestrahlung wieder entfernt [37, 38]. Der steile Dosisgradient der **^{192}Ir-Strahlenquelle** sowie die exakte Dosimetrie sind grundlegend für die präzise Applikation zytotoxischer Dosen im Tumorgewebe (■ **Abb. 3**). Die Zerstörung auch großer Tumorzellverbände in Nachbarschaft zu thermosensiblen Strukturen wie der Hepatikusgabel, zentralen Pfortaderästen oder Lebervenen ist unproblematisch. Die interstitielle HDR-Brachytherapie setzt eine enge und intensive Kooperation zwischen Radiologen und Strahlentherapeuten voraus. Aufgrund dieser Voraussetzung erklärt sich die Konzentration dieser Methode auf derzeit noch wenige spezialisierte Zentren.

Die interstitielle HDR-Brachytherapie setzt eine enge und intensive Kooperation zwischen Radiologen und Strahlentherapeuten voraus

In einer Studie mit 73 eingeschlossenen, extensiv systemisch und chirurgisch vorbehandelten Patienten mit insgesamt 199 kolorektalen Lebermetastasen (Durchmesser 1–13,5 cm) konnte durch die HDR-Brachytherapie ein medianes Überleben von bis zu 23,4 Monaten erzielt werden [21]. Durch einzeitige Applikation von ≥20 Gray (Gy) können **Lokalrezidive** effektiv vermeiden werden [21].

Ein interessantes Therapiekonzept ist die Kombination aus ^{192}Ir-HDR-Brachytherapie und der hepatisch-arteriellen Infusion von Zytostatika

Ein interessantes Therapiekonzept ist die Kombination aus ^{192}Ir-HDR-Brachytherapie und der hepatisch-arteriellen Infusion von Zytostatika mittels radiologisch implantierter Portsysteme („hepatic arterial infusion therapy", HAI). In einem Studienkollektiv von 33 extensiv systemisch vorbehandelten Patienten wurde bei 15 Patienten mit ausgedehnter Tumorlast (bilobärer Befall in 11 Fällen, Tumordurchmesser bis 12 cm) in palliativer Intention ein transfemorales arterielles **Portsystem** implantiert und eine hepatische Infusion von 6 Zyklen einer 5-FU/Folinsäure-basierten Chemotherapie vorgenommen. Anschließend wurden die verbliebenen Metastasen mittels ^{192}Ir-HDR-Brachytherapie abladiert. Bei 9 Patienten mit weniger ausgedehnter Tumorlast (bilobärer Befall in 6 Fällen, Tumordurchmesser bis 7 cm) wurde zunächst lokal abladiert, die HAI erfolgte in klassisch adjuvanter Intention. In der letzten Gruppe mit ebenfalls 9 Patienten wurde die HAI nach dem Auftreten eines diffusen Progresses nach lokaler Ablation (bilobärer Befall in 6 Fällen, Tumordurchmesser bis 9,5 cm) durchgeführt. Die lokale hepatische Tumorkontrolle, definiert als stabile Situation, partielle oder komplette Remission, lag bei 76% nach 12 und 18 Monaten sowie bei 69% nach 24 Monaten [39].

Die repetitive Anwendung der ^{192}Ir-HDR-Brachytherapie bei multiplen Metastasen oder Intervallmetastasen hat sich als sicher erwiesen

Periinterventionelle Major-Komplikationen wie subkapsuläre Leberhämatome oder Pneumothoraces sind mit ≤2% selten (bisher nicht publizierte Daten der eigenen Arbeitsgruppe). Radiogene Spätfolgen angrenzender Strukturen, z. B. gastrointestinale Ulzerationen, können bei Einhaltung von Grenzwertdosen vermieden werden [40]. Die maximale Ausdehnung der postaktinischen Schädigung des angrenzenden Lebergewebes ist nach 6 Wochen erreicht, mit weitgehender Restitution

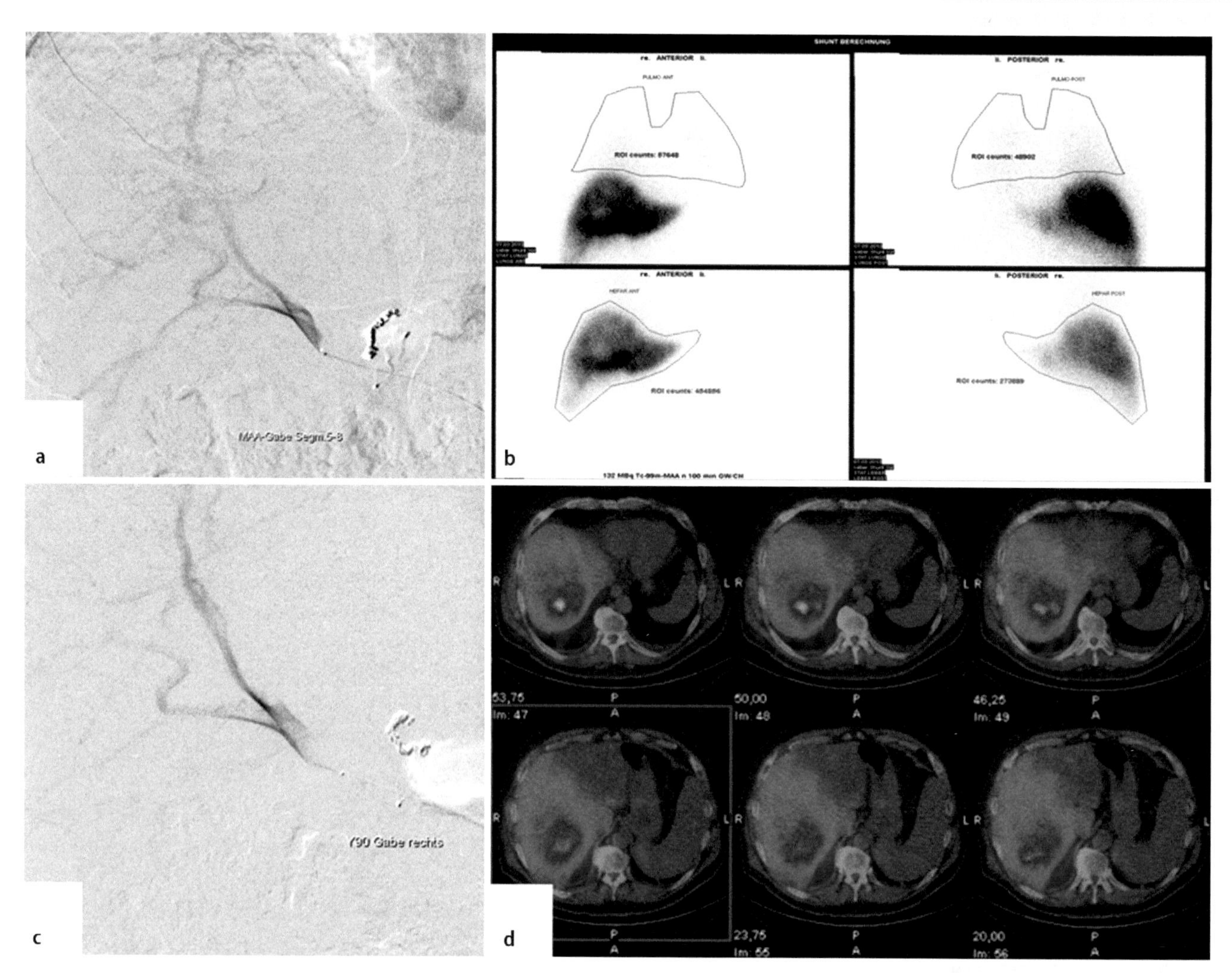

Abb. 4 ▲ Selektive interne Radiotherapie (SIRT) in Salvage-Situation. 63-jähriger Patient mit multiplen Lebermetastasen bis 5,9 cm Durchmesser disseminiert im rechten und linken Leberlappen. Tumorlast der Leber ca. 40–50%. **a** Zunächst selektive Evaluation mit ^{99m}Tc-MAA. Im Rahmen der Evaluation Verschluss der A. gastroduodenalis mit einem Schirmverschluss und der A. gastrica dextra mittels Platinspiralen zum Ausschluss einer Fehlembolisation mit ^{90}Y-Mikrosphären. Selektive Applikation des ^{99m}Tc-MAA (abgebildet exemplarisch die Applikation in die rechte Leberarterie). **b** Die Low-dose-Einzelphotonenemissions-CT (SPECT) zeigt eine heterogene Nuklidanreicherung in beiden Leberlappen, das Leber-Lungen-Shuntvolumen beträgt 13,1%, keine extrahepatische Anreicherung abdominal. Die SIRT ist somit durchführbar. **c** Bei der SIRT müssen die im Rahmen der Evaluation definierten Katheterpositionen exakt reproduziert werden, um eine Fehlembolisation zu vermeiden. **d** Abschließende Kontrolle der Embolisation im rechten Leberlappen mittels Low-dose-SPECT. Hohe Nuklidanreicherung in den Metastasen (*rot eingefärbte Areale*)

nach 3 Monaten [41, 42]. Aufgrund der schnellen Regenerationsfähigkeit des Lebergewebes hat sich die repetitive Anwendung der ^{192}Ir-HDR-Brachytherapie bei multiplen Metastasen oder Intervallmetastasen als sicher erwiesen [43].

Endovaskuläre lokoregionäre Tumortherapie

Selektive interne Radiotherapie (SIRT)

Die selektive interne Radiotherapie (SIRT) kombiniert die Vorzüge der selektiven Tumorembolisation mit einer lokalen Radiotherapie. Die 20–60 μm messenden Mikrosphären aus Kunstharz oder Glas verfangen sich in den Kapillaren des Lebertumors. Sie sind mit **^{90}Yttrium** (^{90}Y) beladen, einem β-Strahler (Halbwertszeit: 64,2 h; mittlere Reichweite in biologischem Gewebe: 2,5–3,5 mm; [44–46]), und ermöglichen eine fokale, hochkonzentrierte, protrahierte Bestrahlung mit 150–300 Gy [47, 48]. Da auch gesundes Lebergewebe einer partiellen Strahlenexposition ausgesetzt ist und potenziell das Risiko eines postradiogenen Leberversagens („radioembolization induced liver disease", REILD) besteht, ist eine suffiziente Leberfunktion (Gesamtbilirubin <2 mg/dl, INR und PTT normal) vorauszusetzen [49]. Präinterventionell wird angiographisch metastabiles ^{99}Technetium-markiertes makroaggregiertes Albumin (^{99m}Tc-MAA) injiziert, um die Anreicherung der ^{90}Y-Mikrosphären in Leber, Lunge und Gastrointestinaltrakt mittels Einzelphotonenemissions-CT (SPECT) zu überprüfen [50]. Eine präventive Embolisation der A. gastroduodenalis oder der A. gastrica dextra kann ein ungewolltes Abströmen in den Magen oder das Duodenum verhindern (■ **Abb. 4**). Bei der SIRT können, individualisiert auf den Einzelfall, die ganze Leber, nur der rechte oder linke Leberlappen, einzelne Segmente oder die gesamte Leber sequenziell therapiert werden [51, 52]. Bei der Therapie wird die Dosis der applizierten ^{90}Y-Mikrosphären anhand der Körperoberfläche, der hepatischen Tumorlast, des Lebervolumens und des Shuntanteils aus der Leber in die Lunge angepasst und beträgt im Mittel ca. 1,0–3,0 Gbq [44–46]. Je nach errechnetem **Shuntvolumen** zwischen Leber und Lunge kann in Einzelfällen die Durchführung einer SIRT technisch unmöglich sein (z. B. bei antizipierter Lungendosis >30 Gy; [49, 53]).

Bei der SIRT können die ganze Leber, nur der rechte oder linke Leberlappen, einzelne Segmente oder die gesamte Leber sequenziell therapiert werden

Die größte Evidenz der SIRT besteht für chirurgisch nicht therapierbare, systemisch vorbehandelte Patienten mit multifokaler Lebermetastasierung. Bezüglich der **Toxizität** haben sich sowohl Irinotecan [54] als auch 5FU-basierte Regime in Kombination mit der SIRT als sicher erwiesen [47].

Die größte Evidenz der SIRT besteht für chirurgisch nicht therapierbare, systemisch vorbehandelte Patienten mit multifokaler Lebermetastasierung

Eine prospektive, randomisierte, multizentrische Phase-III-Studie untersuchte die Wirksamkeit der Kombination aus systemisch verabreichtem 5FU und SIRT gegenüber einer systemischen **5FU-Monotherapie** bei anderweitig austherapierten Patienten mit multifokalen kolorektalen Lebermetastasen. In dem Behandlungsarm mit SIRT und nachfolgender systemischer 5FU-Monotherapie zeigte sich ein signifikant längeres Intervall bis zur Progression der hepatischen Metastasen im Vergleich zum Behandlungsarm mit ausschließlich systemischer 5FU-Monotherapie (5,5 vs. 2,1 Monate und 4,5 vs. 2,1 Monate). Die Toxizität war in beiden Gruppen vergleichbar [22].

Die Wertigkeit der SIRT als Kombination zur Erstlinienchemotherapie wird derzeit in verschiedenen globalen Multicenterstudien, beispielsweise dem SIRFLOX Trial (NCT00724503) oder dem FOXFIRE-Global Trial (NCT017211954), untersucht.

Die SIRT kann auch nach Ausreizen aller systemischen Optionen das Überleben betroffener Patienten signifikant verlängern. Seidensticker et al. [23] zeigten 2011 eine deutliche Verbesserung des medianen Überlebens nach SIRT gegenüber bestmöglicher supportiver Therapie in einer Matched-Pair-Analyse (8,3 vs. 3,5 Monate). Evans et al. [55] demonstrierten gleichfalls signifikant verbessertes Überleben in einer Chemotherapie-refraktären Population, wobei die Vergleichsgruppe aus Patienten bestand, die aus technischen, nicht überlebensrelevanten Gründen (z. B. arterielle Normvarianten oder venöse Lebershunts) oder aufgrund freiwilligen Rückzugs eine SIRT nicht bekommen hatten. In einer prospektiven multizentrischen Phase-II-Studie erfolgte die Radioembolisation als Monotherapie bei Patienten mit extensiv vorbehandeltem, dominant hepatisch metastasiertem kolorektalem Karzinom. **Therapieansprechen** (komplette oder partielle Remission oder stabile Situation nach RECIST-Kriterien) wurde bei 48% der Patienten 6 bis 12 Wochen nach der SIRT beobachtet. Das mediane Überleben in der Studiengruppe lag bei 12,6 Monaten; 12 und 24 Monate nach SIRT waren 50,4 bzw. 19,6% der Patienten am Leben. Der Unterschied im Gesamtüberleben zwischen Respondern und Nonrespondern war höchst signifikant [24].

Die selektive interne Radiotherapie kann auch nach Ausreizen aller systemischen Optionen das Überleben signifikant verlängern

Entscheidend für den erreichbaren Zugewinn an Lebenszeit scheinen das Vorliegen extrahepatischer Tumormanifestationen, der allgemeine Gesundheitszustand und die hepatische Tumorlast zu sein. In einer monozentrischen Studie mit 72 extensiv systemisch vorbehandelten Patienten konnte in einer Subgruppenanalyse gezeigt werden, dass Patienten mit niedriger hepatischer Tumorlast (<25%), dem Fehlen extrahepatischer Metastasen und einem Eastern Cooperative Oncology Group (ECOG)-Performance Status von 0 von der SIRT mehr profitieren als das Gesamtkollektiv (mittleres Überleben 25,8 vs. 14,5 Monate; [56]).

Entscheidend für den Zugewinn an Lebenszeit sind das Vorliegen extrahepatischer Tumormanifestationen, allgemeiner Gesundheitszustand und hepatische Tumorlast

Transarterielle Chemoembolisation mit „drug-eluting beads"

Die konventionelle transarterielle Chemoembolisation (cTACE) kombiniert die arterielle Infusion eines Lebertumors mit einem Chemotherapeutikum mit der anschließenden temporären oder permanenten Embolisation der arteriellen Tumorversorgung durch ein visköses Trägermaterial (beispielsweise Lipiodol) oder Partikel (z. B. resorbierbare Stärke oder nicht resorbierbarer Polyvinylalkohol). Die cTACE ist seit Langem in der Therapie des hepatozellulären Karzinoms (HCC) und hypervaskularisierter sekundärer Lebertumoren etabliert. Die TACE mit Partikeln, die primär mit dem Chemotherapeutikum beladen sind („drug-eluting beads", DEB), ist ein relativ neues Verfahren und ermöglicht eine besser steuerbare und länger anhaltende Abgabe der Zytostatika in den Kapillaren des Tumors bei gleichzeitig geringeren systemischen Nebenwirkungen [57]. Üblicherweise werden die DEB mit Irinotecan (DEBIRI) oder Doxorubicin (DEBDOX) beladen.

Die DEB-TACE ermöglicht eine besser steuerbare und länger anhaltende Abgabe der Zytostatika in den Kapillaren des Tumors

Erste klinische Studien zum Einsatz der **DEBIRI-TACE** bei nicht resektablen kolorektalen Lebermetastasen sind vielversprechend. In einer multinationalen einarmigen Multicenterstudie von Martin et al. [25] mit insgesamt 95 systemisch austherapierten Patienten mit hepatisch dominanten kolorektalen Metastasen (median 4 hepatische Metastasen) zeigte sich durch Einsatz der DEBIRI-TACE ein medianes progressionsfreies Überleben von 11 Monaten bei einem medianen Gesamtüberleben von 19 Monaten. Die mediane Zeit bis zur Progression der Lebermetastasen betrug 15 Monate. Die Komplikationsrate war mit 3 Fällen von relevanter Leberdysfunktion und 3 Fällen extrahepatischer Komplikationen (je 1 Fall von Gastritis, Cholezystitis und Myokardinfarkt) gering. Eine Phase-III-Multicenterstudie von Fiorentini et al. [26] verglich das Gesamtüberleben nach DEBIRI-TACE (n=36 Patienten) mit der systemischen Chemotherapie nach FOLFIRI-Protokoll (n=38 Patienten). Sowohl hinsichtlich des medianen Gesamtüberlebens als auch des medianen progressionsfreien Überlebens zeigte sich bei besserer Lebensqualität ein signifikanter Vorteil für die DEBIRI-TACE-Gruppe (22 vs. 15 Monate und 7 vs. 4 Monate).

Fazit für die Praxis

- **Interventionell radiologische Ablationsverfahren sind fester Bestandteil moderner, multidisziplinärer onkologischer Therapiekonzepte bei chirurgisch nicht resektablen kolorektalen Lebermetastasen.**
- **Lokale wie auch lokoregionäre Ansätze können potenziell in der Erstlinientherapie, parallel zu einer systemischen Chemotherapie oder beim Versagen der systemischen Chemotherapie am Ende des Krankheitsverlaufes eingesetzt werden.**
- **Entscheidend für den sinnvollen und effektiven Einsatz radiologisch interventioneller Verfahren ist die enge Absprache zwischen onkologisch tätigen Internisten und Chirurgen sowie dem interventionellen Radiologen.**
- **Perkutane, interstitielle thermische Ablationsverfahren eignen sich zur Therapie unifokaler Metastasen <5 cm Durchmesser oder oligofokaler Metastasen <3,5 cm Durchmesser. Die Rate an Lokalrezidiven steigt bei einem Tumordurchmesser >3 cm deutlich an. Die Verletzung thermosensibler Strukturen kann die Einsatzmöglichkeit thermischer Verfahren limitieren.**
- **Die derzeit beste Datenlage bezüglich Effektivität und Komplikationen liegt für die Radiofrequenzablation (RFA) vor. Aufgrund theoretischer methodischer Vorteile, u. a. die geringere Anfälligkeit für den sog. Heat-sink-Effekt, ist eine weitere Verbreitung der Mikrowellenablation (MWA) absehbar.**
- **Bezüglich der perkutanen interstitiellen ^{192}Ir-HDR-Brachytherapie besteht prinzipiell keine Größenlimitation der behandelbaren Metastasen. Das Verfahren ist jedoch bisher nur in wenigen spezialisierten Zentren verfügbar.**
- **Endovaskuläre lokoregionäre Verfahren kommen bei multifokalen Lebermetastasen zur Anwendung. Die derzeit beste Datenlage liegt zur selektiven internen Radiotherapie (SIRT) vor. Erste Studien zeigen vielversprechende Ergebnisse für die transarterielle Chemoembolisation mit Chemotherapeutikum-beladenen Partikeln (DEB-TACE).**

Korrespondenzadresse

Dr. C. Wybranski
Klinik für Radiologie und Nuklearmedizin, Universitätsklinik Magdeburg
Leipziger Str. 44, 39120 Magdeburg
christian.wybranski@med.ovgu.de

Einhaltung ethischer Richtlinien

Interessenkonflikt. C. Wybranski und A. Gazis geben an, dass kein Interessenkonflikt besteht. J. Ricke ist beratend für die Firmen BayerSchering, Philips Medical, Siemens und SIRTEX tätig.

Dieser Beitrag beinhaltet keine Studien an Menschen oder Tieren.

Literatur

1. Ferlay J, Parkin DM, Steliarova-Foucher E (2010) Estimates of cancer incidence and mortality in Europe in 2008. Eur J Cancer 46:765–781
2. Manfredi S, Lepage C, Hatem C et al (2006) Epidemiology and management of liver metastases from colorectal cancer. Ann Surg 244:254–259
3. Van Cutsem E, Kohne CH, Lang I et al (2011) Cetuximab plus irinotecan, fluorouracil, and leucovorin as first-line treatment for metastatic colorectal cancer: updated analysis of overall survival according to tumor KRAS and BRAF mutation status. J Clin Oncol 29:2011–2019
4. Van Cutsem E, Nordlinger B, Cervantes A (2010) Advanced colorectal cancer: ESMO Clinical Practice Guidelines for treatment. Ann Oncol 21(Suppl 5):v93–v97
5. Fong Y, Fortner J, Sun RL et al (1999) Clinical score for predicting recurrence after hepatic resection for metastatic colorectal cancer: analysis of 1001 consecutive cases. Ann Surg 230:309–318
6. Khatri VP, Chee KG, Petrelli NJ (2007) Modern multimodality approach to hepatic colorectal metastases: solutions and controversies. Surg Oncol 16:71–83
7. Welsh FK, Tekkis PP, O'Rourke T et al (2008) Quantification of risk of a positive (R1) resection margin following hepatic resection for metastatic colorectal cancer: an aid to clinical decision-making. Surg Oncol 17:3–13
8. Folprecht G, Gruenberger T, Bechstein WO et al (2010) Tumour response and secondary resectability of colorectal liver metastases following neoadjuvant chemotherapy with cetuximab: the CELIM randomised phase 2 trial. Lancet Oncol 11:38–47
9. Folprecht G, Gruenberger T, Bechstein W et al (2014) Survival of patients with initially unresectable colorectal liver metastases treated with FOLFOX/cetuximab or FOLFIRI/cetuximab in a multidisciplinary concept (CELIM study). Ann Oncol 25:1018–1025
10. Garufi C, Torsello A, Tumolo S et al (2010) Cetuximab plus chronomodulated irinotecan, 5-fluorouracil, leucovorin and oxaliplatin as neoadjuvant chemotherapy in colorectal liver metastases: POCHER trial. Br J Cancer 103:1542–1547
11. Bardelli A, Siena S (2010) Molecular mechanisms of resistance to cetuximab and panitumumab in colorectal cancer. J Clin Oncol 28:1254–1261
12. Bokemeyer C, Van Custem E, Rougier P et al (2012) Addition of cetuximab to chemotherapy as first-line treatment for KRAS wild-type metastatic colorectal cancer: pooled analysis of the CRYSTAL and OPUS randomised clinical trials. Eur J Cancer 48:1466–1475
13. Gerlinger M, Rowan AJ, Horswell S et al (2012) Intratumor heterogeneity and branched evolution revealed by multiregion sequencing. N Engl J Med 366:883–892
14. Van Tilborg AA, Meijerink MR, Sietses C et al (2011) Long-term results of radiofrequency ablation for unresectable colorectal liver metastases: a potentially curative intervention. Br J Radiol 84:556–565
15. Schmoll HJ, Van Custem E, Stein A et al (2012) ESMO Consensus Guidelines for management of patients with colon and rectal cancer. a personalized approach to clinical decision making. Ann Oncol 23:2479–2516
16. Gillams AR, Lees WR (2009) Five-year survival in 309 patients with colorectal liver metastases treated with radiofrequency ablation. Eur Radiol 19:1206–1213
17. Mulier S, Mulier P, Ni Y et al (2002) Complications of radiofrequency coagulation of liver tumours. Br J Surg 89:1206–1222
18. Shibata T, Niinobu T, Ogata N et al (2000) Microwave coagulation therapy for multiple hepatic metastases from colorectal carcinoma. Cancer 89:276–284
19. Wang J, Liang P, Yu J et al (2014) Clinical outcome of ultrasound-guided percutaneous microwave ablation on colorectal liver metastases. Oncol Lett 8:323–326
20. Liang P, Wang Y, Yu X et al (2009) Malignant liver tumors: treatment with percutaneous microwave ablation – complications among cohort of 1136 patients. Radiology 251:933–940
21. Ricke J, Mohnike K, Pech M et al (2010) Local response and impact on survival after local ablation of liver metastases from colorectal carcinoma by computed tomography-guided high-dose-rate brachytherapy. Int J Radiat Oncol Biol Phys 78:479–485
22. Hendlisz A, Van den Eynde M, Peeters M et al (2010) Phase III trial comparing protracted intravenous fluorouracil infusion alone or with yttrium-90 resin microspheres radioembolization for liver-limited metastatic colorectal cancer refractory to standard chemotherapy. J Clin Oncol 28:3687–3694
23. Seidensticker R, Denecke T, Kraus P et al (2012) Matched-pair comparison of radioembolization plus best supportive care versus best supportive care alone for chemotherapy refractory liver-dominant colorectal metastases. Cardiovasc Intervent Radiol 35:1066–1073
24. Cosimelli M, Golfieri R, Cagol PP et al (2010) Multi-centre phase II clinical trial of yttrium-90 resin microspheres alone in unresectable, chemotherapy refractory colorectal liver metastases. Br J Cancer 103:324–331
25. Martin RC, Joshi J, Robbins K et al (2011) Hepatic intra-arterial injection of drug-eluting bead, irinotecan (DEBIRI) in unresectable colorectal liver metastases refractory to systemic chemotherapy: results of multi-institutional study. Ann Surg Oncol 18:192–198
26. Fiorentini G, Aliberti C, Tilli M et al (2012) Intra-arterial infusion of irinotecan-loaded drug-eluting beads (DEBIRI) versus intravenous therapy (FOLFIRI) for hepatic metastases from colorectal cancer: final results of a phase III study. Anticancer Res 32:1387–1395
27. Rossi S, Fornari F, Pathies C et al (1990) Thermal lesions induced by 480 KHz localized current field in guinea pig and pig liver. Tumori 76:54–57
28. Pereira PL, Clasen S, Boss A et al (2004) Radiofrequency ablation of liver metastases. Radiologe 44:347–357
29. Pereira PL, Düx M, Helmberger T et al (2012) Perkutane bildgesteuerte Leber-Tumortherapie mittels Radiofrequenz-Ablation (RFA). Deutsche Gesellschaft für Interventionelle Radiologie und minimal-invasive Therapie. http://v2.degir.de/download/dokman/Leitlinie-RFA:
30. Mulier S, Ni Y, Jamart J et al (2005) Local recurrence after hepatic radiofrequency coagulation: multivariate meta-analysis and review of contributing factors. Ann Surg 242:158–171

31. Erce C, Parks RW (2003) Interstitial ablative techniques for hepatic tumours. Br J Surg 90:272–289
32. Ruers T, Punt C, Van Coevorden F et al (2012) Radiofrequency ablation combined with systemic treatment versus systemic treatment alone in patients with non-resectable colorectal liver metastases: a randomized EORTC Intergroup phase II study (EORTC 40004). Ann Oncol 23:2619–2626
33. Boutros C, Somasundar P, Garrean S et al (2010) Microwave coagulation therapy for hepatic tumors: review of the literature and critical analysis. Surg Oncol 19:e22–e32
34. Wright AS, Sampson LA, Warner TF et al (2005) Radiofrequency versus microwave ablation in a hepatic porcine model. Radiology 236:132–139
35. Pathak S, Jones R, Tang JM et al (2011) Ablative therapies for colorectal liver metastases: a systematic review. Colorectal Dis 13:e252–e265
36. Bala MM, Riemsma RP, Wolff R et al (2013) Microwave coagulation for liver metastases. Cochrane Database Syst Rev 10:CD010163. doi:10.1002/14651858.CD010163.pub2 (CD010163)
37. Ricke J, Wust P, Wieners G et al (2004) Liver malignancies: CT-guided interstitial brachytherapy in patients with unfavorable lesions for thermal ablation. J Vasc Interv Radiol 15:1279–1286
38. Ricke J, Thormann M, Ludewig M et al (2010) MR-guided liver tumor ablation employing open high-field 1.0T MRI for image-guided brachytherapy. Eur Radiol 20:1985–1993
39. Wieners G, Pech M, Hildebrandt B et al (2009) Phase II feasibility study on the combination of two different regional treatment approaches in patients with colorectal „liver-only" metastases: hepatic interstitial brachytherapy plus regional chemotherapy. Cardiovasc Intervent Radiol 32:937–945
40. Streitparth F, Pech M, Bohmig M et al (2006) In vivo assessment of the gastric mucosal tolerance dose after single fraction, small volume irradiation of liver malignancies by computed tomography-guided, high-dose-rate brachytherapy. Int J Radiat Oncol Biol Phys 65:1479–1486
41. Wybranski C, Seidensticker M, Mohnike K et al (2009) In vivo assessment of dose volume and dose gradient effects on the tolerance dose of small liver volumes after single-fraction high-dose-rate 192Ir irradiation. Radiat Res 172:598–606
42. Ricke J, Seidensticker M, Ludemann L et al (2005) In vivo assessment of the tolerance dose of small liver volumes after single-fraction HDR irradiation. Int J Radiat Oncol Biol Phys 62:776–784
43. Ruhl R, Ludemann L, Czarnecka A et al (2010) Radiobiological restrictions and tolerance doses of repeated single-fraction HDR-irradiation of intersecting small liver volumes for recurrent hepatic metastases. Radiat Oncol 5:44
44. Salem R, Thurston KG (2006) Radioembolization with 90Yttrium microspheres: a state-of-the-art brachytherapy treatment for primary and secondary liver malignancies. Part 1: Technical and methodologic considerations. J Vasc Interv Radiol 17:1251–1278
45. Salem R, Thurston KG (2006) Radioembolization with yttrium-90 microspheres: a state-of-the-art brachytherapy treatment for primary and secondary liver malignancies: part 3: comprehensive literature review and future direction. J Vasc Interv Radiol 17:1571–1593
46. Salem R, Thurston KG (2006) Radioembolization with 90yttrium microspheres: a state-of-the-art brachytherapy treatment for primary and secondary liver malignancies. Part 2: special topics. J Vasc Interv Radiol 17:1425–1439
47. Kennedy AS, Nutting C, Coldwell D et al (2004) Pathologic response and microdosimetry of (90)Y microspheres in man: review of four explanted whole livers. Int J Radiat Oncol Biol Phys 60:1552–1563
48. Wang LM, Jani AR, Hill EJ et al (2013) Anatomical basis and histopathological changes resulting from selective internal radiotherapy for liver metastases. J Clin Pathol 66:205–211
49. Kennedy A, Nag S, Salem R et al (2007) Recommendations for radioembolization of hepatic malignancies using yttrium-90 microsphere brachytherapy: a consensus panel report from the radioembolization brachytherapy oncology consortium. Int J Radiat Oncol Biol Phys 68:13–23
50. Denecke T, Ruhl R, Hildebrandt B et al (2008) Planning transarterial radioembolization of colorectal liver metastases with Yttrium 90 microspheres: evaluation of a sequential diagnostic approach using radiologic and nuclear medicine imaging techniques. Eur Radiol 18:892–902
51. Seidensticker R, Seidensticker M, Damm R et al (2012) Hepatic toxicity after radioembolization of the liver using (90)Y-microspheres: sequential lobar versus whole liver approach. Cardiovasc Intervent Radiol 35:1109–1118
52. Zarva A, Mohnike K, Damm R et al (2014) Safety of repeated radioembolizations in patients with advanced primary and secondary liver tumors and progressive disease after first selective internal radiotherapy. J Nucl Med 55:360–366
53. Goin JE, Salem R, Carr BI et al (2005) Treatment of unresectable hepatocellular carcinoma with intrahepatic yttrium 90 microspheres: a risk-stratification analysis. J Vasc Interv Radiol 16:195–203
54. Hazel GA van, Pavlakis N, Goldstein D et al (2009) Treatment of fluorouracil-refractory patients with liver metastases from colorectal cancer by using yttrium-90 resin microspheres plus concomitant systemic irinotecan chemotherapy. J Clin Oncol 27:4089–4095
55. Evans KA, Richardson MG, Pavlakis N et al (2010) Survival outcomes of a salvage patient population after radioembolization of hepatic metastases with yttrium-90 microspheres. J Vasc Interv Radiol 21:1521–1526
56. Mulcahy MF, Lewandowski RJ, Ibrahim SM et al (2009) Radioembolization of colorectal hepatic metastases using yttrium-90 microspheres. Cancer 115:1849–1858
57. Fiorentini G, Aliberti C, Mulazzani L et al (2014) Chemoembolization in colorectal liver metastases: the rebirth. Anticancer Res 34:575–584

Onkologe 2015 · 21:169–178
DOI 10.1007/s00761-014-2847-3
Online publiziert: 3. Februar 2015

J. op den Winkel · S. Safi · H. Dienemann
Thoraxklinik am Universitätsklinikum Heidelberg

Lungenmetastasen und Ansatzpunkte der chirurgischen Therapie

Zusammenfassung

Die Lunge stellt die häufigste Lokalisation einer Fernmetastasierung durch solide Malignome dar. Diese Metastasierung ist gleichbedeutend mit limitierten Therapieoptionen und meist infauster Prognose. Der Lungenmetastasenchirurgie kommt, abgesehen von palliativen und diagnostischen Eingriffen, bei Nachweis einer isolierten pulmonalen Filialisierung auch im Rahmen kurativer Behandlungskonzepte Bedeutung zu. Eine sorgsame klinische und radiologische Diagnostik sind zur Evaluation potenzieller Kandidaten für eine Operation essenziell. Daten aus prospektiv randomisierten Studien fehlen bislang, jedoch konnte eine Vielzahl von retrospektiven Analysen einen Überlebensvorteil durch radikale Lungenmetastasenresektion bei bestimmten Tumorentitäten dokumentieren. Voraussetzungen für eine Prognoseverbesserung oder gar Heilung sind die chirurgische Expertise sowie eine differenzierte interdisziplinäre Indikationsstellung und Patientenselektion unter Berücksichtigung bekannter Prädiktoren.

Schlüsselwörter

Pulmonale Metastasektomie · Fernmetastasierung · Prognosefaktoren · Langzeitüberleben · Patientenselektion

Lernziele

Nach der Lektüre dieses Beitrags
- **können Sie Operationsindikationen nachvollziehen und eine präoperative Diagnostik koordinieren,**
- **haben Sie einen Überblick über operative Verfahren erlangt,**
- **kennen Sie die aktuelle Datenlage bezüglich Lungenmetastasen und Metastasektomie bei selektierten Tumorentitäten,**
- **sind Sie in der Lage, im klinischen Alltag potenzielle Kandidaten für eine Operation zu identifizieren.**

Einleitung

Ziel ist es, im Vorfeld jene Patienten zu identifizieren, die von einer operativen Therapie profitieren

Etwa 30% aller Malignompatienten entwickeln im Verlauf der Erkrankung Lungenmetastasen. Obwohl viele von ihnen an den Folgen einer pulmonalen Streuung sterben, erfüllt nur ein geringer Teil dieses Kollektivs die Kriterien einer potenziell kurativen Metastasektomie [1]. In Betracht kommen insbesondere Patienten mit bevorzugt pulmonal metastasierenden Primärtumoren bzw. isolierter Lungenbeteiligung [2, 3, 4]. Ziel ist es, im Vorfeld jene Patienten zu identifizieren, die von einer operativen Therapie profitieren. Eine interdisziplinäre Indikationsstellung und Betreuung sind zum Wohle des Patienten unverzichtbar.

Klinische Symptome und Diagnostik

Neu aufgetretene Lungenrundherde bei Tumorpatienten sind stets als suspekt einzustufen

Der Goldstandard für die Diagnostik ist die Computertomographie

Das Ausmaß des präoperativen Stagings inklusive Lymphknotendiagnostik ist abhängig von Tumorentität und Behandlungsziel

Lungenmetastasen bleiben lange klinisch stumm. Nur 15–20% der Patienten werden mit Husten, Hämoptysen, thorakalen Schmerzen oder spontanem Pneumothorax auffällig [5]. Auch Belastungsdyspnoe oder Retentionspneumonie sind bei diffuser Metastasierung, Lymphangiosis carcinomatosa oder Bronchusobstruktion möglich. Neu aufgetretene Lungenrundherde bei Tumorpatienten sind stets als suspekt einzustufen und sollten abgeklärt oder zumindest verlaufskontrolliert werden. Der Goldstandard für die thorakale Diagnostik ist die kontrastmittelverstärkte Computertomographie (Spiral-CT, Schichtdicke: 3–5 mm), die die sensitivste Darstellung der pulmonalen Läsionen liefert [6]. Dennoch wird die Anzahl der Metastasen mittels CT häufig signifikant unter- oder seltener überschätzt. Auch MRT und PET-CT konnten nicht zu einer Verbesserung des Lungenmetastasennachweises beitragen [5, 7]. Lungenmetastasen zeigen sich als überwiegend peripher und subpleural lokalisierte, gut umschriebene Strukturen (■ **Abb. 1**). Seltenere endobronchiale Manifestationen können zu Atelektasenbildung führen [8]. Das Ausmaß der Staginguntersuchungen muss sich an den Behandlungszielen (kurative vs. palliative Therapie) und am Metastasierungsverhalten des gesicherten bzw. vermuteten Primärtumors orientieren. Prinzipiell sollten insbesondere Hirn-, Knochen- und

Lung metastases and starting points of surgical therapy

Abstract
Distant metastases of solid tumors are most frequently located in the lungs. These metastases are often associated with a very poor prognosis and limited treatment options. Pulmonary metastasectomy can be indicated for palliative and diagnostic purposes. Provided that the metastases are restricted to the lungs, metastasectomy can even be performed with a potentially curative intention. Although no prospective randomized trials have been performed to date, numerous retrospective studies have demonstrated a survival benefit for a variety of tumor entities after complete resection of all pulmonary metastases. Nevertheless, a better long-term survival or even cure can only be achieved by surgical expertise and a precise interdisciplnary selection of patients on the basis of clinical staging and defined prognostic factors.

Keywords
Pulmonal metastasectomy · Distant metastases · Prognostic factors · Long term survival · Patient selection

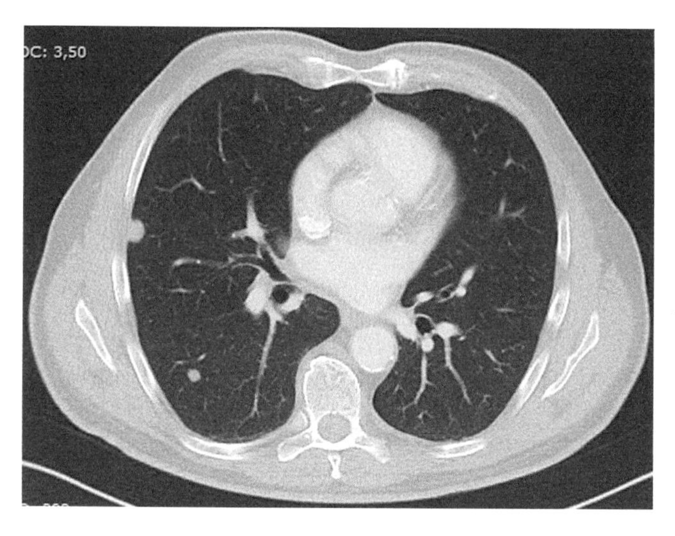

Abb. 1 ◄ Thorax-CT mit Nachweis von Lungenrundherden in Mittel- und Unterlappen rechts bei einem Patienten mit Nierenzellkarzinom. Die histologische Aufarbeitung bestätigt den Verdacht auf Metastasen in beiden Positionen. (Mit freundl. Genehmigung von Herrn Dr. Michael Klopp, Heidelberg)

Lebermetastasen ausgeschlossen werden. Ein wichtiger Bestandteil des präoperativen Stagings ist die flexible oder starre Bronchoskopie. Diese dient der Evaluation einer submukösen oder endobronchialen Tumorausbreitung sowie der histologischen/zytologischen Sicherung von zentralen Lungenrundherden und Lymphknoten. Da eine mediastinale und hiläre Lymphknotenmetastasierung einen prognostisch ungünstigen Faktor darstellt, sollte vor allem bei radiologisch auffälligen Lymphknoten eine präoperative Sicherung mittels Bronchoskopie oder alternativ **Mediastinoskopie** stattfinden [9].

Ein wichtiger Bestandteil des präoperativen Stagings ist die flexible oder starre Bronchoskopie

Indikationsstellung

Die erste dokumentierte pulmonale Metastasektomie fand 1882 in Deutschland statt. Nachdem zunächst vorwiegend inzidentell detektierte Metastasen entfernt wurden, kam es nach Einführung moderner radiologischer Techniken ab den 1960er-Jahren mehr und mehr zu geplanten pulmonalen Metastasektomien. Im Jahr 1965 wurden Kriterien für Eingriffe in kurativer Intention postuliert, die bis heute allgemein akzeptiert sind [1]:

- funktionelle Operabilität mit vertretbarem Operationsrisiko,
- Kontrolle des Primärtumors,
- technisch vollständige Resektabilität der Lungenrundherde,
- Ausschluss einer extrathorakalen Metastasierung, in Einzelfällen mit Ausnahme einer potenziell radikal resektablen Lebermetastasierung.

Kriterien für potenziell kurative Operationen wurden entwickelt

Mit der Intention, Langzeitergebnisse nach Lungenmetastasenresektion erfassen und bewerten zu können, wurde 1991 das **„International Registry of Lung Metastases"** ins Leben gerufen. Im Jahr 1997 wurden erstmals Ergebnisse von mehr als 5000 Patienten nach pulmonaler Metastasektomie unterschiedlicher Primärtumoren veröffentlicht. Deutliche Unterschiede zeigten sich im 5-Jahres-Überleben mit 68% bei Keimzelltumoren, 37% bei epithelialen Karzinomen, 31% bei Sarkomen und 21% bei Melanomen. Die Analyse lieferte 2 weitere entscheidende Erkenntnisse: Unabhängig von der Primärhistologie erwiesen sich eine radikale Resektion von solitären Metastasen sowie ein krankheitsfreies Intervall (>3 Jahre) nach Primärtumorresektion als prognoseverbessernd. Insbesondere das signifikant verlängerte 5-Jahres-Überleben nach R0-Resektion (36%) im Vergleich zu 15% nach R1-Resektion deutet auf einen positiven Einfluss der Metastasenentfernung auf das Überleben hin, auch wenn ein nichtchirurgisches Vergleichskollektiv in der Studie fehlte [10]. Ausschlaggebend bei der Patientenauswahl ist nicht zwingend die Anzahl der Lungenherde, sondern ihre Größe und Lokalisation. Während peripher gelegene Metastasen in der Regel ohne signifikanten Lungengewebsverlust zu entfernen sind, können zentral gelegene Herde zum Teil eine Lobektomie oder Pneumonektomie erfordern. Bei bilateralen Lungenmetastasen kann dies bereits eine Kontraindikation bezüglich der Operation darstellen. Eine bipulmonale Filialisierung ist per se jedoch keine Kontraindikation zur Operation mit kurativer Zielsetzung. Die oben angeführten Kriterien treten bei palliativen Eingriffen, die beispielsweise bei therapierefraktären Hämoptysen, schmerzhafter Brustwandinfiltration, ausgedehnter Tumorzerfallshöhle oder Retentionspneumonie im Einzelfall auch als Notfalleingriff notwendig sind, naturgemäß in den Hintergrund. Eine funktionelle Reserve mit vertretba-

Radikalität und krankheitsfreies Intervall haben einen signifikanten Einfluss auf die Prognose

Eine sorgfältige Patientenselektion unter Berücksichtigung von Metastasenlokalisation, -anzahl und Lungenfunktion ist entscheidend

Eine funktionelle Reserve mit vertretbarem Operationsrisiko ist eine wichtige Voraussetzung

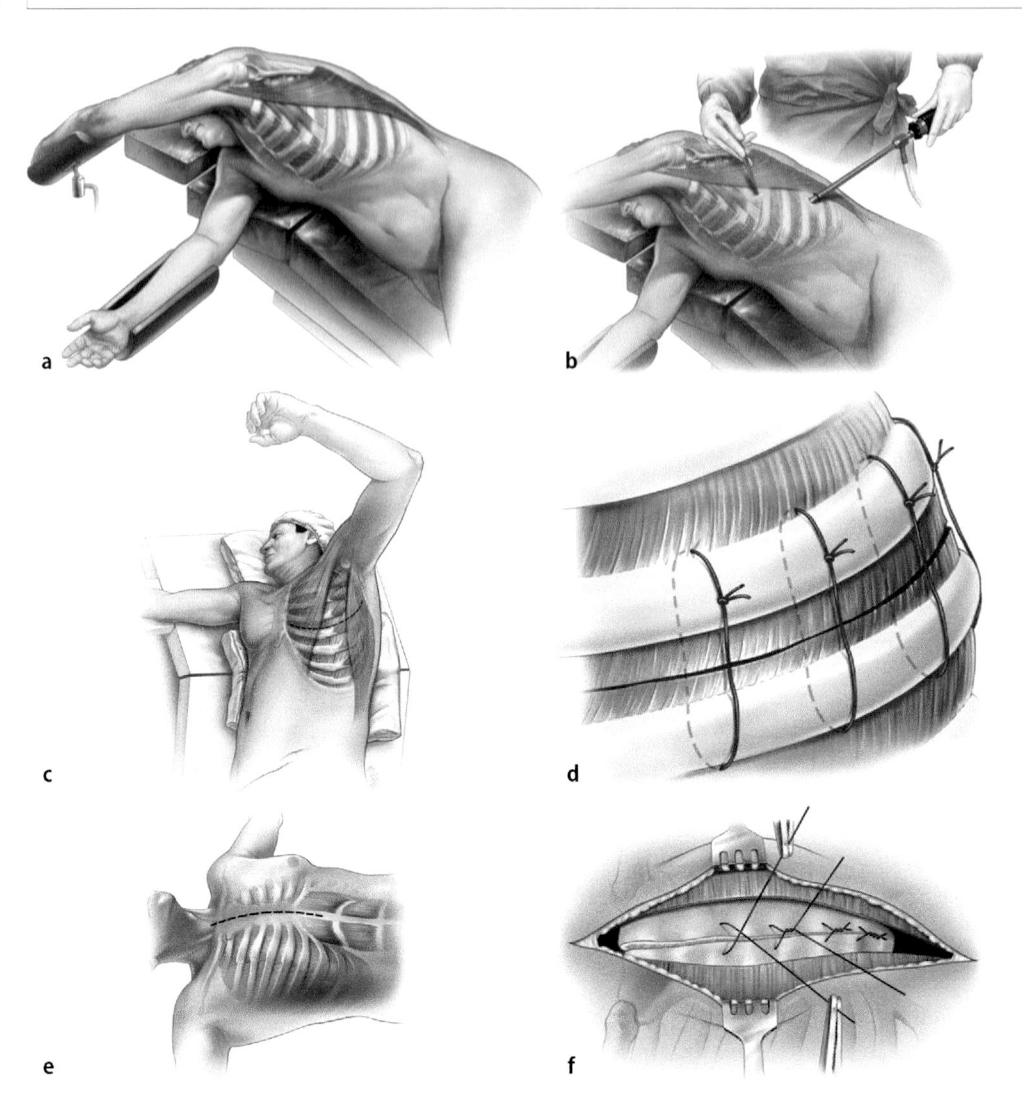

Abb. 2 ▲ Darstellung der 3 häufigsten Operationsverfahren. **a**, **b** Videoassistierte Thorakoskopie: **a** überstreckte Seitenlagerung; **b** Anlage der interkostalen Inzisionen (meist 2 bis 3) und Einbringen von Optik und Instrumenten (aus [11]). **c**, **d** Anterolaterale Thorakotomie: **c** überstreckte Seitenlagerung und Schnittführung. Im Anschluss werden die Rippen gespreizt (nicht dargestellt); **d** Perikostalnähte im Rahmen des schichtweisen Wundverschlusses. **e**, **f** Mediane Sternotomie: **e** Rückenlagerung und Schnittführung. Anschließend Spreizen des Sternums (nicht dargestellt); **f** Verschluss des Sternums durch Drahtcerclagen (aus [12])

rem Operationsrisiko ist dennoch eine wichtige Voraussetzung, weshalb im Einzelfall auch eine palliativ intendierte Operation im Ergebnis kurativen Charakter haben kann.

Operatives Vorgehen und Komplikationen

Das Operationsziel und der CT-Befund entscheiden über das entsprechende Operationsverfahren (◘ **Abb. 2**). Grundsätzlich stehen folgende Techniken zur Verfügung:

- die minimalinvasive Videothorakoskopie (VATS),
- die laterale Thorakotomie,
- die mediane Sternotomie sowie
- Clamshell- (beidseitige Thorakotomie und Querdurchtrennung des Sternums) und Hemiclamshell-Inzisionen (einseitige Thorakotomie und partielle mediane Sternotomie).

Die beiden letztgenannten werden heutzutage lediglich bei speziellen Indikationen angewandt.

Nach **Doppellumenintubation** lässt sich eine Atelektase des zu operierenden Lungenflügels schaffen. Dies erlaubt eine systematische Untersuchung des Parenchyms nach suspekten Rundherden auch in zentralen Abschnitten. Die Metastasektomie erfolgt in der Regel durch atypische Resek-

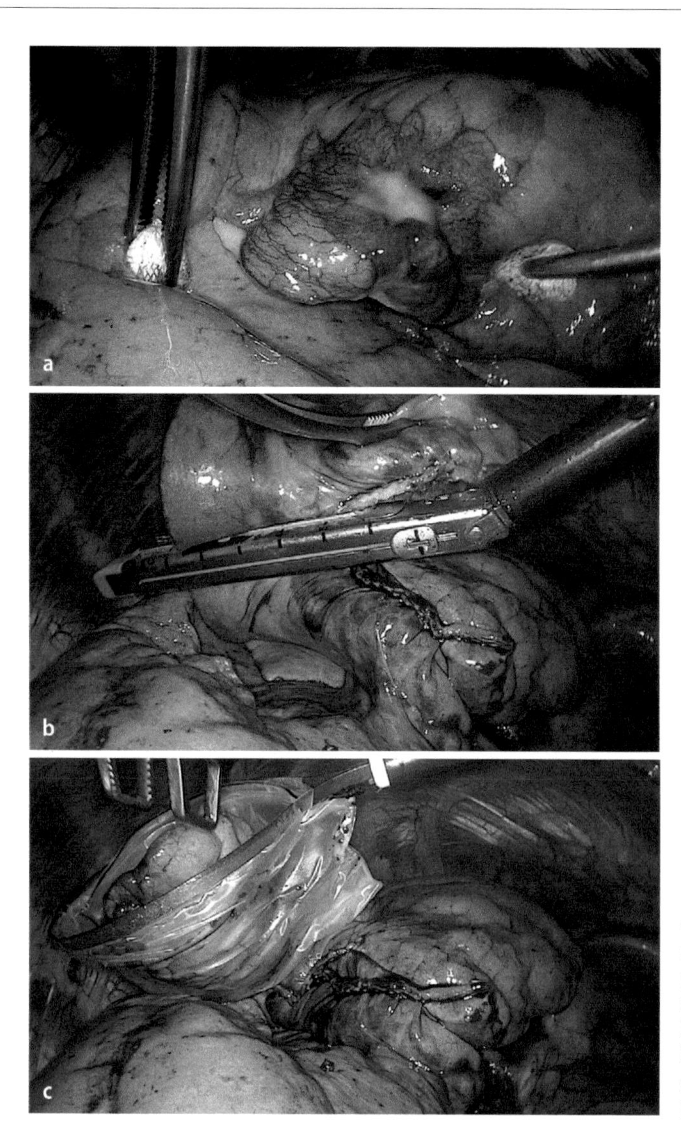

Abb. 3 ◀ Videothorakoskopische Metastasektomie. **a** Darstellen einer peripher gelegenen Metastase im Mittellappen. **b** Resektion durch Klammernaht. **c** Entfernen mittels Bergebeutel. (Mit freundl. Genehmigung von Herrn Dr. Michael Klopp, Heidelberg)

tion ohne Beachtung der segmentalen Strukturen, im Einzelfall sind auch anatomische Resektionen erforderlich. Oberstes Ziel muss stets eine radikale Metastasenentfernung sein. Dennoch sollte so parenchymsparend wie möglich operiert werden, da Reeingriffe bei Rezidivmetastasen im Verlauf nötig sein können. Daher ist insbesondere bei multiplen und zentralen Metastasen ein hohes Maß an thoraxchirurgischer Erfahrung erforderlich, um das Risiko von Residualtumoranteilen und unnötigem Parenchymverlust – auch im Hinblick auf die Lebensqualität – zu reduzieren. Zeigt die Computertomographie lediglich einen solitären Rundherd oder ist ein rein diagnostischer Eingriff geplant, so ist die Durchführung einer **minimalinvasiven Videothorakoskopie** vertretbar (**◘ Abb. 3**). Die Vorteile dieser Operation sind insbesondere das geringe Operationstrauma und -risiko sowie die kürzere Rekonvaleszenz [13]. Signifikanter Nachteil gegenüber den anderen Techniken ist die fehlende Möglichkeit einer vollständigen manuellen Palpation der Lunge, welche zum sicheren Ausschluss weiterer – ggf. im CT nicht erkannter – Lungenrundherde notwendig ist. So liefert das Durchtasten der Lunge bei bis zu 34% der Patienten mit computertomographisch detektierten multiplen Rundherden den Nachweis zusätzlicher, präoperativ nicht dokumentierter Rundherde, die sich histologisch vorwiegend als Metastasen erweisen [7]. Dennoch zeigt der Vergleich von VATS und Thorakotomie in vielen Studien keinen Überlebensvorteil nach Lungenmetastasenresektion [5, 13]. Sowohl bei uni- als auch bei bipulmonalen Metastasen hat sich die laterale Thorakotomie aufgrund der optimalen Zugangswege zu sämtlichen ipsilateralen Lungenlappen, Mediastinum, Thoraxwand und Zwerchfell als Standardeingriff gegenüber der früher favorisierten Sternotomie durchgesetzt [14]. Bei bilateralen Metastasen wird eine sequenzielle Thorakotomie im zeitlichen Abstand von 2 bis 4 Wochen durchgeführt. Die Bedeutung der **intraoperativen Lymphknotendissektion** ist noch nicht ab-

Oberstes Ziel muss stets eine radikale Metastasenentfernung sein

Die Thorakotomie ist als Standardeingriff zur radikalen Metastasektomie etabliert

Tab. 1 Übersicht exemplarischer Studien bezüglich Überleben und Prognosefaktoren nach pulmonaler Metastasektomie

Studie	Zeitraum	Patienten (Anzahl)	5-Jahres-Überleben (%)	Prognosefaktor
Kopf-Hals-Tumoren				
Haro 2010	1981–2008	25	50	Alter, Oral-/Pharyngealkarzinom
Shiono 2009	1980–2006	114	26,5	Geschlecht, Radikalität, Oralkarzinom, Lymphknotenbefall
Keimzelltumoren				
Pfannschmidt 2006	1996–2001	52	75,8	Radikalität, Tumormarker AFP, hCG ↑
Kesler 2011	1980–2006	431	79	Histologische Differenzierung Primarius und Metastasen, Alter
Mammakarzinom				
Kycler 2012	1997–2002	33	54,4	KFI, Radikalität, unilaterale Metastasen
Planchard 2004	1972–1998	125	45	KFI, Metastasengröße
Malignes Melanom				
Petersen 2007	1970–2004	249	21	Histologie, KFI, Anzahl Metastasen, extrathorakale Metastasen
Younes 2013	1990–2006	48	36	Anzahl Metastasen, Resektionstechnik

KFI krankheitsfreies Intervall.

schließend geklärt. Zwar ist das Auftreten eines intrathorakalen Lymphknotenbefalls bei diversen Tumorerkrankungen mit einer ungünstigen Prognose assoziiert, doch wurde bislang kein Einfluss der Lymphadenektomie auf das Überleben nachgewiesen [15]. Allein aus diagnostischen Gründen sollte jedoch zumindest ein Lymphknotensampling erfolgen. Zu den postoperativen Komplikationen, die in 10–16% beschrieben werden, zählen vor allem Sekret- und Atelektasenbildung, bronchopulmonale Fistelung, Pneumonie und Herzrhythmusstörung. Das Auftreten wird signifikant von Komorbidität, Resektionsausmaß und Zugangsweg bestimmt, ebenso wie die Letalität und Rate an Reoperationen. Die 30-Tage-Letalität ist in erfahrenen Institutionen mit unter 1% zu veranschlagen [16]. Für die Durchführung thoraxchirurgischer Eingriffe in spezialisierten Zentren sprechen Daten, die einen signifikanten Einfluss chirurgischer Expertise nicht nur auf das früh-postoperative Überleben, sondern auch auf das Langzeitüberleben aufzeigen [17].

Thoraxchirurgische Eingriffe sollten in spezialisierten Zentren durchgeführt werden

Chirurgische Therapie bei verschiedenen Tumorentitäten

Bei pulmonal disseminierenden Primärtumoren handelt es sich insbesondere um Malignome des Kolons und Rektums, der Niere, der Mamma, der Prostata, der Kopf-/Halsregion sowie um maligne Melanome.

Insbesondere bei Primärtumoren mit ausschließlicher bzw. vorwiegender Lungenmetastasierung scheint eine Metastasektomie sinnvoll

Ewing- und Osteosarkome sowie Hodentumoren und Schilddrüsenkarzinome zeigen eine fast ausschließliche Lungenmetastasierung. Besonders für diese, aber auch für sonstige Tumorentitäten kommt die Lungenmetastasenchirurgie in Betracht, solange die oben angeführten Indikationskriterien erfüllt sind und keine wirksamere Therapie zu Verfügung steht. Im Folgenden werden das Nierenzellkarzinom und das kolorektale Karzinom als Beispiel des kavalen respektive portalen Metastasierungswegs sowie das Osteosarkom aufgrund der Präferenz einer pulmonalen Filialisierung dargestellt. Wichtige Studien bezüglich anderer Primärtumoren werden in tabellarischer Form angeführt (◘ **Tab. 1**).

Kolon- und Rektumkarzinom

Ein Drittel der Patienten mit pulmonaler Beteiligung weist eine isolierte Lungenmetastasierung auf

Die Metastasenresektion wird am häufigsten bei dieser Tumorentität durchgeführt, jedoch kommt sie nur bei 2–3% der Patienten mit pulmonal metastasiertem kolorektalem Karzinom zum Einsatz [18]. In etwa 20% findet sich eine synchrone Metastasierung, wobei die Leber etwa 10-mal häufiger betroffen ist als die Lunge mit 1–2%. Ein Drittel der Patienten mit pulmonaler Beteiligung weist eine isolierte Lungenmetastasierung auf [19]. Kolon- und Rektumkarzinome zeigen bezüglich der pulmonalen Metastasierung ein unterschiedliches Verhalten. Sowohl metachrone als auch isolierte Lungenmetastasen werden beim Rektumkarzinom signifikant häufiger nachgewiesen [20].

Nach multimodaler Therapie von fortgeschrittenen Rektumkarzinomen kommt es darüber hinaus bei mehr als der Hälfte der Patienten mit anschließender Fernmetastasenbildung zu einem isolierten pulmonalen Befall [21]. Insbesondere diese Patienten können von einer thoraxchirurgischen Operation profitieren. Mittels systemischer Therapie von Stadium-IV-Patienten ließ sich in den letzten Jahren eine Verlängerung des Überlebens auf bis zu 26 Monate erzielen [22]. Durch pulmonale Metastasektomie hingegen konnte bei selektionierten Patienten ein 5-Jahres-Überleben von 68% und bei Patienten mit sequenzieller hepatischer und pulmonaler Metastasenresektion von 64% erreicht werden. Prognostisch günstig erscheint vor allem eine metachrone gegenüber einer synchronen Metastasierung [4]. Auf die Notwendigkeit einer radikalen Resektion deutet ein 5-Jahres-Überleben von 44% im Vergleich zu 0% bei nicht radikaler Resektion hin [23]. Als prognostisch ungünstige Parameter ließen sich zusammenfassend der Befall von intrathorakalen Lymphknoten, multiple Lungenmetastasen, eine nicht radikale Resektion, ein postoperativ erhöhtes CEA im Serum sowie ein kurzes krankheitsfreies Intervall identifizieren [24]. Die erste prospektiv randomisierte Studie zur Evaluation des tatsächlichen Benefits der pulmonalen Metastasektomie bei kolorektalem Karzinom rekrutiert seit 2010 europaweit Patienten. Ergebnisse stehen noch aus [18].

Prognostisch günstig erscheinen eine metachrone gegenüber einer synchronen Metastasierung sowie eine radikale Resektion

Nierenzellkarzinom

Ähnlich dem kolorektalen Karzinom findet sich auch beim Nierenzellkarzinom in 20% der Fälle eine Metastasierung zum Zeitpunkt der Erstdiagnose, 40–50% der Patienten entwickeln im Verlauf nach radikaler Nephrektomie Fernmetastasen [25]. Dabei zeigt sich zu 60–70% eine überwiegende Filialisierung in die Lunge. Im metastasierten Stadium ist prinzipiell eine Systemtherapie indiziert, durch die ein mittleres Überleben von 34 Monaten erreicht werden kann [25]. Obwohl eine Verlängerung des progressionsfreien Überlebens durch moderne Therapien wie mTOR- oder Tyrosinkinaseinhibitoren beobachtet wurde, lässt sich medikamentös keine dauerhafte Remission erzielen. Die Möglichkeit einer deutlichen Verlängerung des Überlebens oder sogar Heilung scheint lediglich durch radikale Metastasektomie erreichbar, dies auch im Falle einer Rezidivmetastasierung [3, 25]. Nach radikaler Lungenmetastasenresektion konnte ein 5-Jahres-Überleben von 40–83% in einzelnen Analysen nachgewiesen werden. Dabei stellten sich neben der R0-Resektion eine metachrone sowie solitäre pulmonale Metastasierung als prognostisch günstig heraus [26, 27]. Der Befall von intrapulmonalen und mediastinalen Lymphknoten ist hingegen mit einer signifikant schlechteren Prognose verbunden. Findet sich ohne Beteiligung der genannten Lymphknotenstationen ein medianes Überleben von 64 bis 92 Monaten, so ist es bei nachgewiesener **intrathorakaler Lymphknotenmetastasierung** auf 26 bis 29 Monate verkürzt [9, 15]. Jene Patienten stellen somit keine geeigneten Kandidaten für eine Operation mit kurativer Intention dar, bzw. es sollte eine konsolidierende Systemtherapie erwogen werden.

Im metastasierten Stadium ist prinzipiell eine Systemtherapie indiziert

Eine deutliche Verlängerung des Überlebens oder sogar Heilung scheint lediglich durch radikale Metastasektomie erreichbar

Osteosarkom

Metastasen finden sich am häufigsten in der Lunge, wobei von einer synchronen pulmonalen Filialisierung in etwa 15–20% und einer metachronen in 50% auszugehen ist. Trotz multimodaler Therapie konnte bei metastasiertem Osteosarkom bislang lediglich ein 5-Jahres-Überleben von 20–40% erreicht werden [2]. Die Therapie erfolgt heutzutage multidisziplinär im Rahmen verschiedener Studienprotokolle (COSS/Cooperative Osteosarcoma Study; EURAMOS-1/European-American Osteosarcoma Study; EURO-B.O.S.S./EUROpean Bone Over 40 Sarcoma Study). Die Resektion von Lungenmetastasen, auch im Falle einer Rezidivmetastasierung, ist dabei ein wesentlicher Bestandteil [28–30]. Nach radikaler Resektion wurde ein 5-Jahres-Überleben von 44% im Vergleich zu 0% bei inkompletter Resektion beschrieben. Günstig auf die Prognose wirken sich zudem eine geringe Metastasenzahl sowie ein langes krankheitsfreies Intervall aus [30]. Einer Lungenmetastasenresektion geht üblicherweise eine Systemtherapie voraus. In einer retrospektiven Studie wiesen Patienten, bei denen unter dieser Therapie ein **pulmonaler Progress** bezüglich Anzahl oder Größe auftrat, ein postoperatives 5-Jahres-Überleben von 0% auf im Gegensatz zu 32% bei ausbleibendem Progress. Diese Beobachtung könnte zukünftig zur Selektion potenzieller Kandidaten für eine Operation herangezogen werden [31].

Die Behandlung erfolgt bei insgesamt schlechter Prognose im Falle einer Metastasierung im multidisziplinären Rahmen

Das Ansprechen auf eine vorausgehende Chemotherapie könnte als Selektionskriterium für eine Operation dienen

Operationsalternativen

Stereotaktische Bestrahlung und Radiofrequenzablation können eine hohe Lokalkontrolle erzielen

Die stereotaktische Bestrahlung und die Radiofrequenzablation sind Behandlungsoptionen, die fast ausschließlich bei funktioneller Inoperabilität zum Einsatz kommen. Der Vorteil beider Verfahren besteht in einer hohen Lokalkontrolle bei relativ geringer Toxizität, im Langzeitüberleben sind sie der Chirurgie jedoch unterlegen. Als günstige Voraussetzungen gelten solitäre periphere Metastasen. Mittels stereotaktischer Bestrahlung ließ sich in einer multizentrischen Studie, die Patienten mit 1 bis 3 Lungenmetastasen multipler Entitäten einschloss, ein medianes Überleben von 19 Monaten bei einem 2-Jahres-Überleben von 39% und einer lokalen Kontrolle von 96% nach 2 Jahren erreichen [5]. Die Radiofrequenzablation führte in kleinen Fallserien bei Lungenmetastasen zu lokaler Tumorkontrolle in bis zu 90%, bei deutlich differierendem 5-Jahres-Überleben von 20–61% [32].

Fazit für die Praxis

- **Lungenmetastasen sind meist asymptomatisch. Neu diagnostizierte pulmonale Herde bei Tumorpatienten sollten abgeklärt werden.**
- **Die kontrastmittelverstärkte Computertomographie ist die thorakale Diagnostik der Wahl.**
- **Lungenmetastasen können insbesondere bei zentraler oder endobronchialer Lokalisation im Verlauf zu schwerwiegenden und lebensbedrohlichen Komplikationen führen, die auch palliative Eingriffe notwendig machen.**
- **Vor einer kurativ intendierten Metastasektomie müssen extrathorakale Tumormanifestationen ausgeschlossen werden.**
- **Die Lungenmetastasenchirurgie ist ein etabliertes und vergleichsweise komplikationsarmes Verfahren.**
- **Mittels Metastasektomie lassen sich bei selektierten Patienten Langzeitergebnisse erzielen, die anderen Therapien überlegen sind. Die Ergebnisse der ersten prospektiv randomisierten Studie auf diesem Gebiet sind zukünftig zu beachten.**
- **Prognostisch günstig erscheinen eine solitäre und metachrone Metastasierung, ein langes krankheitsfreies Intervall und eine radikale Resektion. Die Tumorentität spielt eine entscheidende Rolle.**
- **Eine interdisziplinäre Indikationsstellung ist essenziell.**

Korrespondenzadresse

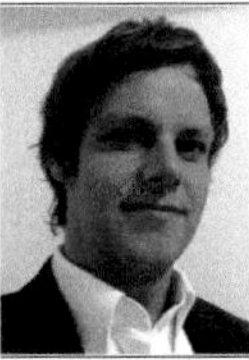

Dr. J. op den Winkel
Thoraxklinik am Universitätsklinikum Heidelberg
Amalienstr. 5, 69126 Heidelberg
jan.opdenwinkel@med.uni-heidelberg.de

Einhaltung ethischer Richtlinien

Interessenkonflikt. J. op den Winkel, S. Safi und H. Dienemann geben an, dass kein Interessenkonflikt besteht.

Dieser Beitrag beinhaltet keine Studien an Menschen oder Tieren.

Literatur

1. Davidson RS, Nwogu CE, Brentjens MJ et al (2001) The surgical management of pulmonary metastasis: current concepts. Surg Oncol 10:35–42
2. Tsuchiya H, Kanazawa Y, Abdel-Wanis et al (2002) Effect of timing of pulmonary metastases identification on prognosis of patients with osteosarcoma: the Japanese Musculoskeletal Oncology Group study. J Clin Oncol 20:3470–3477
3. Staehler M (2011) The role of metastasectomy in metastatic renal cell carcinoma. Nat Rev Urol 8:180–181
4. Pfannschmidt J, Dienemann H, Hoffmann H (2007) Surgical resection of pulmonary metastases from colorectal cancer: a systematic review of published series. Ann Thorac Surg 84:324–338
5. Ripley RT, Downey RJ (2014) Pulmonary metastasectomy. J Surg Oncol 109(1):42–46
6. Pfannschmidt J, Bischoff M, Muley T et al (2008) Diagnosis of pulmonary metastases with helical CT: the effect of imaging techniques. Thorac Cardiovasc Surg 56:471–475

7. Cerfolio RJ, Bryant AS, McCarty TP et al (2011) A prospective study to determine the incidence of non-imaged malignant pulmonary nodules in patients who undergo metastasectomy by thoracotomy with lung palpation. Ann Thorac Surg 91:1696–1700
8. Seo JB, Im JG, Goo et al (2001) Atypical pulmonary metastases: spectrum of radiologic findings. Radiographics 21(2):403–417
9. Pfannschmidt J, Dienemann H, Hoffmann H et al (2006) Nodal involvement at the time of pulmonary metastasectomy: experiences in 245 patients. Ann Thorac Surg 81:448–454
10. The International Registry of Lung Metastases (1997) Long-term results of lung metastasectomy: prognostic analyses based on 5206 cases. J Thorac Cardiovasc Surg 113:37–47
11. Klopp M (2015) Video-assisted thoracoscopic surgery. In: Dienemann HC, Hoffmann H, Detterbeck FC (Hrsg) Chest surgery. Springer, Berlin Heidelberg, S 3–8
12. Pfannschmidt J (2015) Thoracotomy and sternotomy. In: Dienemann HC, Hoffmann H, Detterbeck FC (Hrsg) Chest surgery. Springer, Berlin Heidelberg, S 9–14
13. Greenwood A, West D (2013) Is a thoracotomy rather than thoracoscopic resection associated with improved survival after pulmonary metastasectomy? Interact Cardiovasc Thorac Surg 17(4):720–724
14. Molnar TF, Gebitekin C, Turna A (2010) What are the considerations in the surgical approach in pulmonary metastasectomy? J Thorac Oncol 5:140–144
15. Meimarakis G, Angele MK, Schneider C et al (2010) Bedeutung der systematischen Lymphknotendissektion im Rahmen der Resektion pulmonaler Metastasen solider extrapulmonaler Tumoren. Zentralbl Chir 135:556–563
16. Rodríguez-Fuster A, Belda-Sanchis J, Aguiló R et al (2014) Morbidity and mortality in a large series of surgical patients with pulmonary metastases of colorectal carcinoma: a prospective multicentre Spanish study. Eur J Cardiothorac Surg 45(4):671–676
17. Lüchtenborg M, Riaz SP, Coupland VH et al (2013) High procedure volume is strongly associated with improved survival after lung cancer surgery. J Clin Oncol 31(25):3141–3146
18. Treasure T (2014) Pulmonary metastasectomy for colorectal cancer: recent reports prompt a review of the available evidence. Curr Colorectal Cancer Rep 10(3):296–302
19. Mantke R, Schmidt U, Wolff S et al (2012) Incidence of synchronous liver metastases in patients with colorectal cancer in relationship to clinico-pathologic characteristics. Results of a German prospective multicentre observational study. Eur J Surg Oncol 38(3):259–265
20. Mitry E, Guiu B, Cosconea S et al (2010) Epidemiology, management and prognosis of colorectal cancer with lung metastases: a 30-year population-based study. Gut 59(10):1383–1388
21. Ding P, Liska D, Tang P et al (2012) Pulmonary recurrence predominates after combined modality therapy for rectal cancer: an original retrospective study. Ann Surg 256(1):111–116
22. Douillard JY, Oliner KS, Siena S et al (2013) Panitumumab-FOLFOX4 treatment and RAS mutations in colorectal cancer. N Engl J Med 369(11):1023–1034
23. Melloni G, Doglioni C, Bandiera A et al (2013) Prognostic factors and analysis of microsatellite instability in resected pulmonary metastases from colorectal carcinoma. Ann Thorac Surg 81:2008–2013
24. Pfannschmidt J, Hoffmann H, Dienemann H (2010) Reported outcome factors for pulmonary resection in metastatic colorectal cancer. J Thorac Oncol 5(6 Suppl 2):172–178
25. Ljungberg B (2013) The role of metastasectomy in renal cell carcinoma in the era of targeted therapy. Curr Urol Rep 14(1):19–25
26. Hofmann HS, Neef H, Krohe K et al (2005) Prognostic factors and survival after pulmonary resection of metastatic renal cell carcinoma. Eur Urol 48(1):77–81
27. Chen F, Fujinaga T, Shoji T et al (2008) Pulmonary resection for metastasis from renal cell carcinoma. Interact Cardiovasc Thorac Surg 7(5):825–828
28. Bielack (2011) Osteosarkome. Interdisziplinäre S1 Leitlinie der Deutschen Krebsgesellschaft und der Gesellschaft für Pädiatrische Onkologie und Hämatologie. www.awmf.org/uploads/tx_szleitlinien/025-005l_S1_Osteosarkome_2011-04.pdf
29. Briccoli A, Rocca M, Salone M et al (2010) High grade osteosarcoma of the extremities metastatic to the lung: long-term results in 323 patients treated combining surgery and chemotherapy, 1985–2005. Surg Oncol 19:193–199
30. Kager L, Zoubek A, Pötschger U (2003) Primary metastatic osteosarcoma: presentation and outcome of patients treated on neoadjuvant cooperative osteosarcoma study group protocols. J Clin Oncol 21(10):2011–2018
31. Stephens EH, Blackmon SH, Correa AM et al (2011) Progression after chemotherapy is a novel predictor of poor outcomes after pulmonary metastasectomy in sarcoma patients. J Am Coll Surg 212:821–826
32. Schneider T, Heussel CP, Dienemann H et al (2013) Thermal ablation of malignant lung tumors. Dtsch Arztebl Int 110(22):394–400

Onkologe 2015 · 21:261–274
DOI 10.1007/s00761-015-2907-3
Online publiziert: 18. Februar 2015

S. Fruehauf[1] · K. Schmitt-Rau[2] · S. Bischoff[3] · J. Ockenga[4]
[1] Medizinische Klinik, Klinikum Bad Hersfeld, Bad Hersfeld
[2] Gesellschaft für Gesundheits- und Versorgungsforschung GbR, Pfronten
[3] Institut für Ernährungsmedizin, Universität Hohenheim, Stuttgart
[4] Medizinische Klinik II, Klinikum Bremen Mitte, Klinikum Links der Weser, Bremen

Fehl- und Mangelernährung in der Onkologie

Zusammenfassung

Hintergrund. Tumorpatienten sind häufig von einer Mangelernährung betroffen. Die Folgen sind eine Verschlechterung von Lebensqualität und Leistungsfähigkeit, geringere Toleranz gegenüber einer Tumortherapie sowie eine geringere Überlebenszeit.
Ergebnisse. Die frühzeitige Erkennung und Therapie einer Mangelernährung ist dementsprechend ein zentraler, relevanter Bestandteil der Tumortherapie. Zur Diagnose der Mangelernährung existieren strukturierte Fragebögen. Auch kommen objektive Methoden wie die Bioimpedanzanalyse zum Einsatz. Zur Behandlung der Mangelernährung hat sich in den letzten Jahren ein Stufenschema etabliert, das ausgehend von der Ernährungsberatung über die Verordnung von Trink- und Zusatznahrung bis zur Durchführung einer künstlichen Ernährung reicht.
Schlussfolgerungen. In klinischen Studien konnte gezeigt werden, dass eine Ernährungstherapie bei Tumorpatienten den Gewichtsverlust verringert und den Ernährungszustand stabilisiert. Leistungsfähigkeit und Lebensqualität sowie die Überlebenszeit nehmen zu.

Schlüsselwörter

Mangelernährung · Kachexie · Krebs · Ernährungsstatus · Parenterale Ernährung

Lernziele

Nach der Lektüre dieses Beitrages

- **sind Ihnen Ursachen einer tumorassoziierten Mangelernährung und deren Unterschiede zu einer Anorexie bekannt,**
- **können Sie die Bedeutung einer tumorassoziierten Mangelernährung für die Lebensqualität und die Prognose der Betroffenen einschätzen,**
- **sind Sie in der Lage, mithilfe geeigneter Screeninginstrumente eine tumorassoziierte Mangelernährung frühzeitig zu erkennen,**
- **wissen Sie, wie eine leitliniengerechte Ernährungstherapie bei Tumorpatienten durchzuführen ist.**

Herausforderung Mangelernährung[1]

Mehr als 25% der Krebspatienten versterben nicht an ihrer Grunderkrankung, sondern an den Folgen einer körperlichen Auszehrung aufgrund einer Mangelernährung [1]. In der Deutschen Krankenhaus Malnutritionsstudie [2] waren onkologische Patienten mit einer Prävalenz von 38% nach den geriatrischen Patienten am zweithäufigsten von einer Mangelernährung betroffen. Darüber hinaus tritt eine Mangelernährung bei Tumorpatienten signifikant häufiger auf als bei Patienten mit gutartigen Erkrankungen.

Die Häufigkeit einer tumorassoziierten Mangelernährung hängt von Art und Lokalisation des Tumors ab

Die Häufigkeit einer tumorassoziierten Mangelernährung hängt auch von Art und Lokalisation des Tumors ab. Danach weisen bis zu ca. 60% der Patienten mit Kolon- oder Bronchialkarzinomen einen Gewichtsverlust schon vor Diagnosestellung auf. Bei Tumoren des Magens und des Pankreas trifft dies sogar auf mehr als 80% der Patienten zu [1]. Die Folgen sind eine Verschlechterung von Lebensqualität und Leistungsfähigkeit, eine geringere Toleranz gegenüber einer Tumortherapie sowie eine geringere Überlebenszeit der Betroffenen. So ist ein Gewichtsverlust von >5% gegenüber ≤5% ein unabhängiger Prädiktor für ein schlechteres objektives Ansprechen auf eine Chemotherapie und für das Gesamtüberleben [3]. Eine Studie der Association Francaise de Chirurgie (AFC) mit mehr als 1000 Patienten kommt zu einem ähnlichen Ergebnis: Ein Gewichtsverlust von >10% innerhalb von 6 Monaten führt zu einer 10-fach erhöhten Mortalität und ist ein unabhängiger Risikofaktor für eine geringere Überlebenszeit [4].

Ein Gewichtsverlust von >5% ist ein unabhängiger Prädiktor für ein schlechteres Ansprechen auf eine Chemotherapie und für das Gesamtüberleben

[1] In *Der Onkologe*, Heft 1 vom Januar 2008 war das Thema „Ernährung und Krebs" Leitthema. Darüber hinaus ist 2010 ein weiterer CME-Artikel zu diesem Thema erschienen: Adamietz IA (2010) Ernährung bei Tumorpatienten. Onkologe 16:81–96.

Malnutrition in oncology

Abstract

Background. Cancer patients frequently suffer from malnutrition resulting in an impaired quality of life, they are less therapy tolerant and have a poorer overall prognosis.

Results. Early diagnosis and therapy of malnutrition is, therefore, a central and relevant component of cancer therapy. Several questionnaires exist to facilitate the diagnosis of malnutrition. In addition, objective methods, such as bioimpedance analysis are used for assessment of the nutritional status. For therapy a cascade approach is applied, starting with nutritional counseling followed by sip feed and nutritional fluid supplements, with enteral and parenteral nutrition as the final options at the top of the cascade.

Conclusion. The results of clinical studies could show that nutritional therapy is able to reduce weight loss and to stabilize nutritional status. Physical fitness and quality of life improve and survival time increases.

Keywords

Malnutrition · Cachexia · Cancer · Nutritional status · Parenteral nutrition

Tab. 1 Graduierung des Gewichtsverlusts. (Mod. nach [12])

Zeitraum	Signifikanter Gewichtsverlust (%)
1 Woche	>2
1 bis 3 Wochen	>5
6 Monate	>10
12 Monate	>20

Die frühzeitige Erkennung und konsequente Therapie einer Mangelernährung muss dementsprechend bei Patienten mit Tumorerkrankungen ein zentraler, relevanter Bestandteil einer **multimodalen Tumortherapie** und somit „integraler Bestandteil ärztlicher Therapie und Prävention" sein [5, 6].

Fehlernährung und Krebsprävention

Ein weiterer Aspekt, der hier nicht unerwähnt bleiben soll, ist der Zusammenhang zwischen Ernährung und dem Auftreten bestimmter Krebserkrankungen bzw. deren Prävention. Eine hohe Evidenz für einen solchen Zusammenhang besteht insbesondere für das **kolorektale Karzinom** (CRC). In Rahmen der European Prospective Investigation into Cancer and Nutrition (EPIC)-Studie wurden entsprechende Daten von insgesamt 521.000 Personen erhoben [7]. Untersucht wurden die endogenen und exogenen Faktoren bei der Entstehung von kolorektalen Karzinomen. Es zeigte sich, dass in einer Population mit einer niedrigen durchschnittlichen Ballaststoffaufnahme eine Verdoppelung der Gesamtballaststoffaufnahme zu einer Verringerung des Risikos für ein Kolorektalkarzinom um 40% führen würde [8].

Darüber hinaus fanden sich auch Belege für die Hypothese, dass ein hoher Verzehr von rotem Fleisch bzw. Fleischprodukten das Risiko für CRC erhöht, wohingegen der Verzehr von Fisch eher einen protektiven Effekt zu haben scheint [9]. Besonders vorteilhaft scheint hier die **mediterrane Ernährungsweise** zu sein. Zwischen niedriger und hoher Adhärenz zu dieser Ernährungsweise konnte eine Risikoreduktion für CRC um 11% nachgewiesen werden [10].

Definition der Mangelernährung

In der Literatur existieren unterschiedliche auf prozentualem Gewichtsverlust und/oder pathologisch erniedrigtem Body-Mass-Index (BMI) beruhende Definitionen der Mangelernährung. Insbesondere bei adipösen Tumorpatienten ist der BMI aber wenig aussagekräftig für die Erfassung einer tumorassoziierten Mangelernährung. Diese Patienten können trotz eines massiven Gewichtsverlustes durchaus einen normalen BMI haben. Ist der Gewichtsverlust vorzugsweise auf einen Verlust an **Körperzellmasse** zurückzuführen, liegt auch bei adipösen Patienten eine Mangelernährung vor. Adipöse Personen sind somit in gleicher Weise von dem mit einem Gewichtsverlust verbundenen prognostischen Risiko betroffen.

Bei adipösen Tumorpatienten ist der BMI wenig aussagekräftig für die Erfassung einer tumorassoziierten Mangelernährung

Da das Risiko für einen ungünstigen Verlauf der Erkrankung und eine schlechtere Überlebensprognose direkt mit dem Ausmaß des Gewichtsverlustes verbunden ist, ist dieser in der Regel wegweisend für die Diagnose einer Mangelernährung. Gleichzeitig bedeutet dies aber auch, dass eine Mangelernährung frühzeitig erkannt und adäquat behandelt werden muss.

Eine Mangelernährung muss frühzeitig erkannt und adäquat behandelt werden

Die Deutsche Gesellschaft für Ernährungsmedizin (DGEM) definiert die krankheitsspezifische Mangelernährung durch folgende 3 unabhängige Kriterien [11]:
1. BMI <18,5 kg/m^2 oder
2. unbeabsichtigter Gewichtsverlust >10% in den letzten 3 bis 6 Monaten oder
3. BMI <20 kg/m^2 und unbeabsichtigter Gewichtsverlust >5% in den letzten 3 bis 6 Monaten.

Für Erwachsene ab 65 Jahren werden die Kriterien BMI <20 kg/m^2 und Gewichtsverlust >5% in 3 Monaten) diskutiert. Zusätzlich gilt eine **Nüchternperiode** von länger als 7 Tagen als unabhängiges definierendes Kriterium eines Mangelernährungsrisikos.

Die von Morrison und Hark [12] vorgeschlagene Graduierung des prozentualen Gewichtsverlusts (◘ **Tab. 1**) kann dabei helfen, bei den Betroffenen eine Verschlechterung des Ernährungsstatus frühzeitig zu erkennen.

Pathophysiologie der tumorassoziierten Mangelernährung

Die klinisch wichtigste Ursache für das Entstehen einer Mangelernährung ist eine über längere Zeit anhaltende **Verringerung der Nahrungsaufnahme** aufgrund von tumorbedingten Störungen von Organfunktionen (z. B. des Gastrointestinaltraktes), von Infektionen, von psychischen Problemen

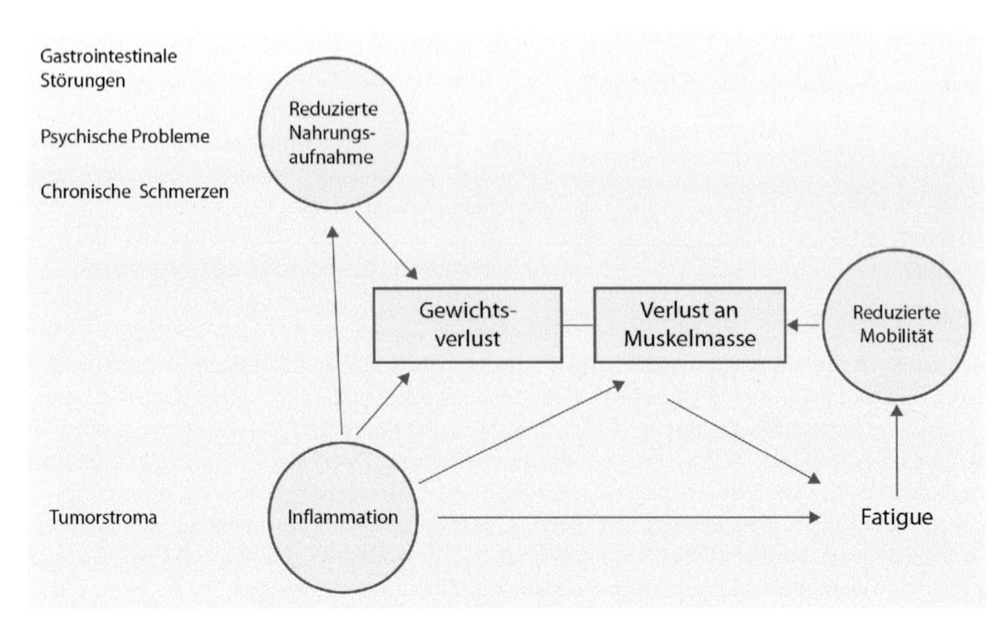

Abb. 1 ▲ Interaktives Netzwerk bei tumorassoziierter Mangelernährung. (Mod. nach [1])

oder von chronischen Schmerzen. Die Folgen sind Symptome wie Übelkeit und Erbrechen, Appetitlosigkeit, Geruchs- und Geschmacksstörungen, Kau- und Schluckbeschwerden, Völlegefühl sowie Durchfall oder auch Verstopfung [13].

Kennzeichnend für eine tumorassoziierte Mangelernährung sind eine Reihe von Stoffwechselveränderungen

Kennzeichnend für eine tumorassoziierte Mangelernährung sind allerdings eine Reihe von Stoffwechselveränderungen [14] wie ein gesteigerter Proteinumsatz mit Abbau von Skelettmuskelmasse, eine Erhöhung des Glukoseumsatzes mit Glukoseintoleranz, Insulinresistenz und Hyperglykämie sowie eine gesteigerte Lipolyse verbunden mit einem unzureichenden Fettaufbau.

Wesentliche Ursache dieser Stoffwechselveränderung sind **inflammatorische Prozesse**, die ihren Ausgang im Tumorgewebe haben [1]. Als Reaktion auf die durch den Tumor verursachten Gewebedefekte werden proinflammatorische Zytokine und tumorspezifische Mediatoren ausgeschüttet. Diese Vorgänge führen zu den mit der tumorassoziierten Mangelernährung verbundenen Zeichen und Symptomen. Die Körperzusammensetzung verändert sich, Zell- und Muskelmasse nehmen deutlich ab, Körperkraft, physische und psychische Leistungsfähigkeit sowie Mobilität sinken. Viele Patienten leiden zudem unter Leistungsminderung, Antriebsschwäche, früher Ermüdbarkeit und zunehmender Lethargie, Symptome eines komplexen Syndroms, das man mit dem Begriff der „Fatigue" umschreibt. Oft resultiert dies in einem **beeinträchtigten Immunsystem** und in erhöhter Krankheitshäufigkeit sowie verminderter Toleranz gegenüber Tumortherapien. Reduzierte Nahrungsaufnahme, Inflammation, verringerte Mobilität und Fatigue können so als Teile eines „interagierenden Netzwerkes", verstanden werden, die sich gegenseitig verstärken (◘ **Abb. 1**).

Reduzierte Nahrungsaufnahme, Inflammation, verringerte Mobilität und Fatigue sind Teile eines „interagierenden Netzwerkes", die sich gegenseitig verstärken

Die Stoffwechselsituation einer tumorassoziierten Mangelernährung oder „**Tumorkachexie**„ [11, 15, 16, 17] unterscheidet sich somit deutlich vom typischen Hungerstoffwechsel – der „Anorexie", bei der es bei der Gewichtsabnahme nur zu geringen Eiweißverlusten und damit zu geringem Verlust an Muskelmasse kommt (◘ **Tab. 2**). Die Definition der „Kachexie" von Evans et al. [15] berücksichtigt über den Gewichtsverlust hinaus noch weitere Kriterien (◘ **Infobox 1**). Damit unterscheidet sie sich von der oben erwähnten Definition der Mangelernährung der DGEM.

Auch aggressive Tumortherapien kommen als Ursache einer Mangelernährung infrage

Nicht allein der Tumor selbst kann eine Mangelernährung auslösen. Auch die häufig notwendigen aggressiven Tumortherapien kommen als Ursache infrage oder verschlechtern einen schon vorliegenden mangelhaften Ernährungszustand noch weiter. So berichten Nayel et al. [18], dass 58% der Patienten mit Kopf- und Halstumoren unter einer Radiotherapie einen Gewichtsverlust zeigten. Unsal et al. [19] untersuchten in einer Studie mit 207 Tumorpatienten den Einfluss einer Radiotherapie auf deren Ernährungszustand. Zu Beginn der Studie waren 31% der Betroffenen mangelernährt. Bei Ende der Radiotherapie betraf dies 41% der Patienten.

Ähnliche Beobachtungen machten Fietkau et al. [20] bei Patienten mit Kopf-/Halstumoren und Tumoren der Speiseröhre. Unter einer **Radiochemotherapie** (RCT) verloren diese Patienten im Mit-

Tab. 2 Typische Stoffwechselveränderungen beim Hungern und bei tumorassoziierter Mangelernährung. (Mod. nach [1])

	Hungerstoffwechsel	Tumorkachexie
Nahrungsaufnahme	Vermindert	Vermindert
Appetit	Erhalten	Vermindert
Mobilität	Erhalten	Vermindert
Metabolisches Muster	Ketose	Systemische Inflammation
Nüchterninsulin, Blutglukose	Vermindert	Erhöht
Eiweißverlust	Gering	Erhöht

Tab. 3 Nutritional Risk Screening (NRS-2002). (Nach [22])

	Ernährungsstatus	Schwere der Erkrankung
0	Normal	Normal
1 (mild)	Gewichtsverlust >3% in 3 Monaten oder Nahrungszufuhr 50–75% in der letzten Woche	Zum Beispiel Schenkelhalsfraktur, Chroniker mit akuten Beschwerden
2 (mäßig)	Gewichtsverlust >5% in 2 Monaten oder BMI 18,5–20,5 oder Nahrungszufuhr 20–60% in der letzten Woche	Zum Beispiel große Bauchchirurgie, Schlaganfall, schwere Pneumonie, hämatologische Krebserkrankung
3 (schwer)	Gewichtsverlust >5% in 1 Monat (>15% in 3 Monaten) oder BMI <18,5 kg/m² und reduzierter Allgemeinzustand oder Nahrungszufuhr 0–25% des Bedarfes in der letzten Woche	Zum Beispiel Kopfverletzung, Knochenmarktransplantation, intensivpflichtige Patienten

Alter >70 Jahre: 1 Punkt addieren.

tel 2,82 kg an Gewicht. Bei einer Kontrollgruppe, die zusätzlich zur RCT eine Ernährungstherapie erhielt, betrug der Gewichtsverlust nur 0,82 kg.

Diagnostik der tumorassoziierten Mangelernährung

Hinweise auf das Vorliegen einer Mangelernährung findet man schon bei einem ersten Screening von Tumorpatienten. So können Müdigkeit, Kopfschmerzen oder körperliche Schwäche anamnestisch unspezifische Anzeichen für das Vorliegen einer Mangelernährung sein. In der klinischen Untersuchung zeigen sich schlaffe Hautfalten und/oder hervorstehende Knochen. Die Haut ist trocken, schuppig und rissig, das Unterhautfettgewebe ist reduziert, und die kleinen Handmuskeln sind häufig atrophiert. Weitere Hinweise lassen sich im Rahmen des Patientengesprächs mithilfe von **strukturierten Fragebögen** finden. Von den Fachgesellschaften werden das NRS-2002 (Nutritional Risk Screening; ◻ **Tab. 3**) und das MUST (Minimal Universal Screening Tool; ◻ **Abb. 2**) empfohlen [21, 22]. Hauptkomponenten des MUST sind die Abschätzung des aktuellen Ernährungszustandes, die Erhebung der Ernährungsgewohnheiten bzw. der Nahrungszufuhr sowie der Einfluss des Krankheitsverlaufes auf den Ernährungszustand. Der NRS-2002 basiert auf dem MUST. Zusätzlich enthält er eine Bewertung der Krankheitsschwere als Parameter für einen zusätzlichen Nährstoffbedarf.

Müdigkeit, Kopfschmerzen oder körperliche Schwäche können unspezifische Anzeichen für das Vorliegen einer Mangelernährung sein

Mit dem NRS-2002 wird vorwiegend im stationären Bereich gearbeitet, während der MUST im ambulanten Bereich zur Beurteilung der Ernährungssituation eines Patienten eingesetzt wird.

Bestätigt sich der Verdacht auf eine Mangelernährung, sollten objektive Parameter zur weiteren Erfassung des Ernährungszustandes herangezogen werden. Hierzu gehören im Wesentlichen die Anthropometrie (Hautfaltenmessung, Bioimpedanzanalyse, Handkraftmessung) sowie die Blutuntersuchung. Wichtige Laborparameter, die weiteren Aufschluss über den Ernährungszustand geben, sind Hämoglobin, CRP, Albumin sowie Serumtransferrin.

Objektive Parameter zur Erfassung des Ernährungszustands sind die Anthropometrie und Blutuntersuchung

Insbesondere die **Bioimpedanzanalyse** (BIA) hat sich als günstige, einfache und sichere Methode zur Analyse der Körperzusammensetzung durchgesetzt [23]. Die BIA basiert auf der Messung der Widerstände, die verschiedene Körpergewebe einem schwachen Wechselstrom entgegensetzen. Fett-

Infobox 1 Definition der Kachexie. (Nach [15])

- Ödemfreier Gewichtsverlust[a] von mindestens 5% in 12 Monaten oder weniger (bei Tumorpatienten 3 bis 6 Monate!) bei einer zugrunde liegenden Erkrankung
- +3 der folgenden Kriterien:
  1. Muskelkraft ↓[b]
  2. FFM („fat free mass")-Index ↓[c] [fettfreie Masse (kg)/Körpergröße (m^2)]
  3. Fatigue (Erschöpfungssyndrom)
  4. Anorexie [Energieaufnahme <20 cal/kg KG/Tag; <70% der üblichen Nahrungsaufnahme oder schlechter Appetit)
  5. Abnorme Biochemie (CRP >5,0 mg/dl oder IL-6>4,0 pg/ml, Hb <12 g/dl, Albumin <3,2 g/dl)

[a]Bei nicht zu ermittelndem Gewichtsverlust genügt ein BMI <20 kg/m^2. [b]Niedrigste Tertile. [c]Mittlerer Oberarmumfang <10. Perzentile für Alter und Geschlecht; DEXA-Skelettmuskelindex (kg/m^2) <5,45 (Frauen) und <7,25 (Männer).

gewebe ist ein schlechter Leiter mit einem hohen Ohm-Widerstand (Rz), während Zellen dem Strom einen kapazitativen Widerstand Xc, auch Reaktanz genannt, entgegensetzen. Beide Widerstände zusammen bilden die Impedanz, d. h. den Gesamtwiderstand Z. Das Verhältnis von Rz und Xc zueinander wird als Phasenwinkel pA bezeichnet. Als normal gilt ein Phasenwinkel von ≥5.

Der Phasenwinkel ist ein prognostischer Indikator bei Patienten mit kolorektalen Tumoren

Der Phasenwinkel ist ein prognostischer Indikator bei Patienten mit kolorektalen Tumoren. So wurde in einer Studien von Gupta et al. [24] an 52 dieser Patienten gezeigt, dass bei einem Phasenwinkel ≤5,57 das mediane Überleben bei 8,6 Monaten lag, während bei einem Phasenwinkel über 5,57 das mediane Überleben 40,4 Monate betrug (p=0,0001). Ähnliche, ebenfalls signifikante Daten für die Bedeutung der BIA-Messung für die Prognose liegen für das Pankreaskarzinom, Mammakarzinom und das nichtkleinzellige Bronchialkarzinom vor.

In der retrospektiven Analyse anhand des EORTC-C30-Fragebogens bei onkologischen Patienten mit kolorektalem Karzinom zeigte sich z. B. ein enger Zusammenhang zwischen dem Phasenwinkel, dem funktionellen Status und der krankheitsbezogenen Lebensqualität des Patienten. So war ein Anstieg des Phasenwinkels um je 1 Grad mit der signifikanten Verbesserung der körperlichen Funktion verbunden [25].

Die Auswertung der BIA wird heute oft mit der **Bioimpedanzvektoranalyse** durchgeführt (**Abb. 3**). Position und Länge des Vektors geben dabei Hinweise auf Hydratationsstatus, Körperzellmasse und Zellintegrität [26].

Ernährungsstrategien

Zur Behandlung der Mangelernährung hat sich in den letzten Jahren ein **Stufenschema** etabliert [5], das sich auch bei Tumorpatienten mit starkem Gewichtsverlust bewährt hat (**Abb. 4**).

Nach Evaluation und Therapie der zugrunde liegenden Ursachen einer Mangelernährung sollte in der nächsten Stufe eine individuelle Ernährungsberatung stehen

Nach Evaluation und Therapie der zugrunde liegenden Ursachen einer Mangelernährung sollte in der nächsten Stufe eine individuelle Ernährungsberatung stehen. Gegebenenfalls kann dies zu einer Ernährungsmodifikation hin zu einer gesunden, gut verträglichen Wunschkost führen. Zusätzlich kann die Nahrung mit **Zusatzstoffen** wie Eiweißkonzentraten oder Maltodextrin angereichert werden. Schließlich besteht nach Ausschöpfung aller Möglichkeiten der Verbesserung der oralen Nahrungszufuhr einschließlich diätetischer Beratung und Nahrungsanreicherung die Möglichkeit der Verordnung von oraler Trink- und Zusatznahrung. Die aktuelle Evidenz zur Verordnung von **Trinknahrungen** bei krankheitsbedingter Unter- und Mangelernährung wurde kürzlich im Rahmen der laufenden Überarbeitung der S3-Leitlinien der DGEM geprüft. Als Ergebnis aus Evidenz und Expertenmeinung wurde schließlich ein Algorithmus zum Einsatz von Trinknahrungen erarbeitet, der nun im klinischen Einsatz evaluiert werden muss [27]. Für den therapeutischen Nutzen von oraler Trink- und Zusatznahrung liegt inzwischen eine ganze Reihe von Metaanalysen vor, die zeigen, dass diese Ernährungsmaßnahme bei Patienten mit Unter- und Mangelernährung nicht nur den Ernährungszustand verbessert, sondern auch deutliche positive Auswirkungen auf eine Reihe klinischer Parameter wie Komplikationsrate und Letalität hat [5]. Dies gilt auch für Krebspatienten, da sich bei diesem Patientenkollektiv unter einer stufenweisen Ernährungstherapie – von Beratung über Trinknahrung bis zur parenteralen Ernährung – ebenfalls eine Reihe der untersuchten klinischen Parameter deutlich verbessert hat [1].

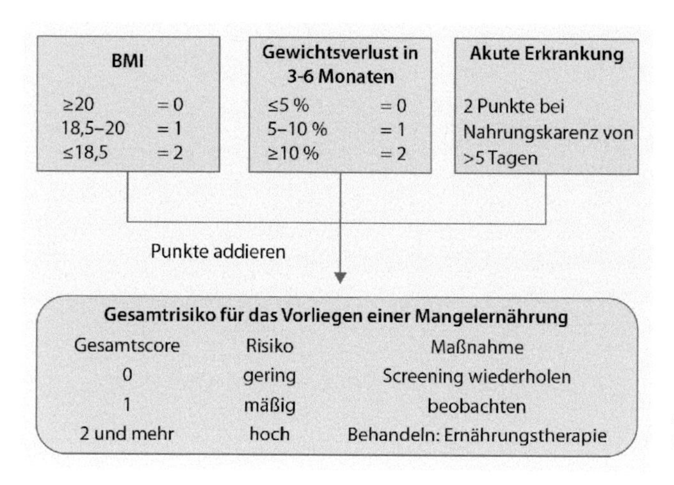

Abb. 2 ◀ Malnutrition Universal Screening Tool (MUST). (Mod. nach [22])

Reichen diese Maßnahmen nicht aus, kann durch **Sondenernährung** unter Umgehung des Schluckvorgangs die entsprechende Sondennahrung verabreicht werden bzw. bei unzureichender oder vollständig fehlender Möglichkeit, den Bedarf an Flüssigkeit und Nährstoffen auf oralem bzw. enteralem Weg zu decken, die Nahrungszufuhr auch intravenös erfolgen [28].

Bei der Entscheidung zur Durchführung aller ernährungsmedizinischen Maßnahmen ist eine Reihe ethischer und rechtlicher Gesichtspunkte zu berücksichtigen [28]. Dies gilt insbesondere auch für Maßnahmen der künstlichen Ernährung. So ist vor der Entscheidung für eine bestimmte Ernährungsmaßnahme ein patientenindividuelles Therapieziel zu definieren. Ein solches Ziel kann z. B. die Verlängerung/Erhaltung des Lebens oder auch die Erhöhung bzw. der Erhaltung der Lebensqualität sein. In jedem Fall soll eine solche Entscheidung im Konsens mit allen Beteiligten getroffen werden. Nur so ist eine breite Akzeptanz für die geplante Vorgehensweise gegeben. Zudem bedarf eine künstliche Ernährung der Einwilligung des Patienten oder seines Vertretungsberechtigten, der eine entsprechende Aufklärung über alternative Behandlungsmöglichkeiten einschließlich des Verzichts auf künstliche Ernährung und deren Konsequenzen vorausgehen muss [28].

Vor der Entscheidung für eine bestimmte Ernährungsmaßnahme ist ein patientenindividuelles Therapieziel zu definieren

Eine künstliche Ernährung bedarf der Einwilligung des Patienten oder seines Vertretungsberechtigten

Hinsichtlich der **Verordnungsfähigkeit** enteraler Ernährung ist ebenfalls eine Reihe von Einschränkungen zu berücksichtigen. Rechtliche Grundlagen für die Verordnung einer enteralen Ernährungstherapie sind der § 31 Abs. 5 des Sozialgesetzbuches V (SGB V) sowie die Richtlinie des Gemeinsamen Bundesausschusses (GemBA) über die Verordnung von Arzneimitteln in der vertragsärztlichen Versorgung („Arzneimittelrichtlinie", gültig ab April 2009 §§ 18 ff). Danach ist eine „enterale Ernährung bei fehlender oder eingeschränkter Fähigkeit zur ausreichenden normalen Ernährung verordnungsfähig, wenn eine Modifizierung der normalen Ernährung oder sonstige ärztliche, pflegerische oder ernährungstherapeutische Maßnahmen zur Verbesserung der Ernährungssituation nicht ausreichen". Der Arzt muss vor der Verordnung prüfen, ob entsprechende Maßnahmen die Ernährungssituation nicht auch ohne den Einsatz enteraler Ernährung verbessern können. Grundsätzlich nicht erstattungsfähig sind Produkte, die für eine spezielle Indikation angeboten werden (chronische Herz-/Kreislauf- oder Ateminsuffizienz, Diabetes mellitus, Dekubitusprophylaxe oder Behandlung, Geriatrie, Stützung des Immunsystems, Tumorpatienten). Nicht erstattungsfähig aufgrund ihrer Zusammensetzung sind darüber hinaus hypokalorische Lösungen sowie Zubereitungen, die über die gesetzlichen Anforderungen hinaus mit Mineralstoffen, Spurenelementen oder Vitaminen angereichert sind.

Eine parenterale Ernährung ist nur dann indiziert, wenn eine enterale Ernährung nicht möglich oder nicht ausreichend ist. In ihrer Leitlinie empfiehlt deshalb die European Society for Clinical Nutrition and Metabolism (ESPEN) eine parenterale Ernährung bei nicht möglicher enteraler Ernährung für Patienten mit Mangelernährung bei Nahrungskarenz über mehr als 1 Woche [29].

Eine parenterale Ernährung ist nur indiziert, wenn eine enterale Ernährung nicht möglich oder nicht ausreichend ist

Eine Übersichtsarbeit randomisierter Studien ergab als Effekt einer ergänzenden rein oralen und enteralen Eiweiß- und Energiezufuhr zwar ebenso positive Entwicklungen bezüglich des Körpergewichts sowie anthropometrischer Messdaten bei Tumorpatienten [30], jedoch beschreibt eine neuere Untersuchung die zusätzliche parenterale Ernährung als überlegen: In der prospektiven Studie von Shang et al. [31] konnte bei Patienten mit zusätzlicher parenteraler Ernährung im Vergleich zu einer intensivierten rein enteral ernährten Gruppe eine positive Beeinflussung des Körpergewichts, des BMI und der BIA-Parameter ["body cell mass" (BCM), „extracellular mass" (ECM), ECM/BCM,

Die zusätzliche parenterale Ernährung ist der rein oralen und enteralen Ernährung überlegen

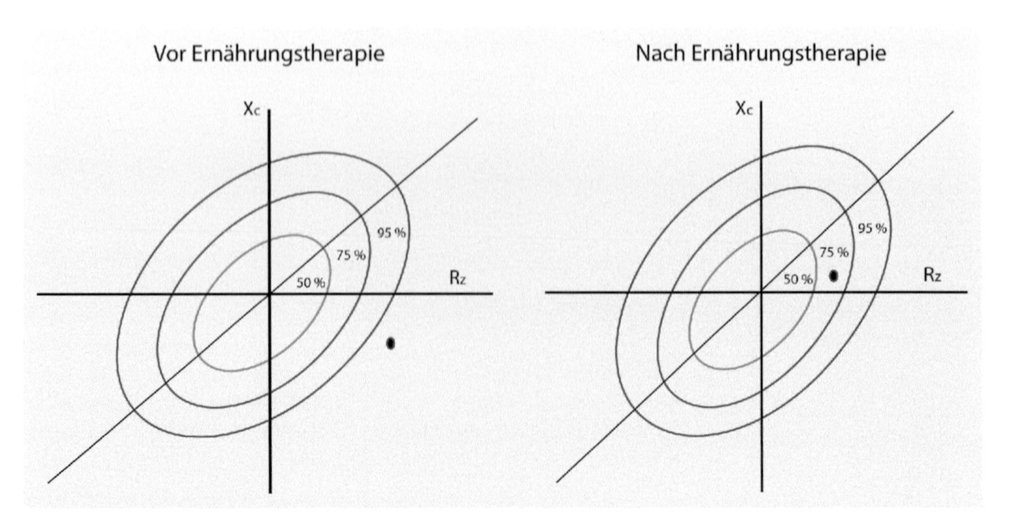

Abb. 3 ▲ Bioimpedanzanalyse zur Bestimmung des Ernährungszustandes auf Basis der Messwerte für Reaktanz (*Xc*) und Resistenz (*Rz*). Das Nomogramm zeigt die 50. (*grün*), 75. (*blau*) und 95. Perzentile (*rot*) der Normalverteilung von gesunden Personen. Werte außerhalb der *roten Ellipse* zeigen eine Mangelernährung an. (Adaptiert nach [26])

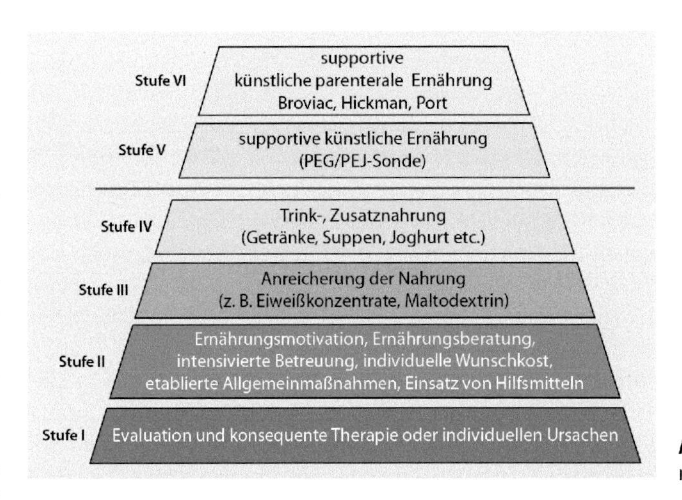

Abb. 4 ◄ Stufenplan der Ernährungstherapie. (Mod. nach [5])

Körperfett, „total body water" (TBW)] sowie ein Benefit in Lebensqualität und Überleben beobachtet werden. Insbesondere wurde in der rein enteral ernährten Gruppe über den Beobachtungszeitraum ein fortschreitender Verlust an Gewicht, BCM, Fettmasse und an Proteinmasse beobachtet, deren Verschlechterungen in der zusätzlich parenteral ernährten Patientengruppe nicht auftraten. Ebenfalls ergab eine Arbeit von Bozzetti et al. [32] unter parenteraler Heimernährung eine Stabilisierung des Gewichts.

In der Untersuchung von Pelzer et al. [33] an Pankreaskarzinompatienten konnte unter der additiven parenteralen Ernährung sogar eine Verbesserung des Phasenwinkels um 10% und ein Absinken des ECM/BCM-Index von 1,7 auf 1,5 beobachtet werden.

Durch parenterale Ernährung kann der Ernährungszustand stabilisiert werden

Im Hinblick auf die bereits beschriebene komplexe Genese der Tumorkachexie kann aufgrund der inflammatorischen Stoffwechsellage und Katabolie durch eine alleinige Zufuhr von künstlicher Ernährung kein anaboler Zustand erwartet werden [34], allerdings ist ein Erreichen der von den DGEM-Leitlinien für parenterale Ernährung formulierten Zielsetzung, durch eine parenterale Ernährung den Ernährungszustand zu stabilisieren und weiteren Gewichtsverlust zu verhindern oder zu reduzieren, möglich [35].

Besondere Herausforderungen an den behandelnden Arzt stellen die präoperative Ernährung sowie die künstliche Ernährung während einer Chemo-/Radiotherapie dar.

Präoperative Ernährung

Eine präoperative parenterale Ernährung soll bei Patienten mit schwerem metabolischem Risiko erfolgen, wenn eine adäquate Energiezufuhr über die enterale Gabe nicht gewährleistet werden kann. Die Vorteile einer präoperativen Ernährung sind nur evident bei Patienten mit einer schweren Mangelernährung vor großen gastrointestinalen Eingriffen. Wenn eine parenterale Ernährung für 10 Tage präoperativ durchgeführt und postoperativ 9 Tage fortgeführt wird, ist die Komplikationsrate signifikant um 30% niedriger mit Tendenz zur Reduktion der Letalität. Durch parenterale Ernährung kann eine Erholung der physiologischen Funktion und des Körpergesamtproteins innerhalb von 7 Tagen erwartet werden. Zu einer weiteren signifikanten Verbesserung kommt es jedoch auch in der zweiten Woche [36].

Durch parenterale Ernährung kann eine Erholung der physiologischen Funktion und des Körpergesamtproteins innerhalb von 7 Tagen erwartet werden

Untersuchungen zur präoperativen enteralen Supplementation bei mangelernährten Patienten mit Kopf-Hals-Tumoren zeigten eine niedrigere Komplikationsrate sowie kürzere Krankenhausaufenthalte als in der nicht supplementierten Gruppe [37]. Ähnliches gilt für Ösophagustumoren [38].

Künstliche Ernährung während Chemo-/Radiotherapie

Eine solche Therapie ist im Allgemeinen keine Indikation für eine routinemäßige enterale Ernährung. In der Regel sollte eine Standardernährung verabreicht werden. Bei Patienten mit obstruierenden Kopf-Hals- und Ösophagustumoren oder bei erwarteter schwerer strahleninduzierter Mukositis besteht die Indikation zur perkutanen endoskopischen Gastrostomie (PEG), bei schwerer radiogener Enteritis die Indikation zur parenteralen Ernährung.

In der Regel sollte eine Standardernährung verabreicht werden

Nutzen einer Ernährungstherapie bei Tumorpatienten mit Mangelernährung

Neben den schon oben diskutierten Studien existiert eine Vielzahl weiterer Belege für den Nutzen einer Ernährungstherapie bei Tumorpatienten hinsichtlich einer Verbesserung des Ernährungszustandes, der Belastbarkeit und Leistungsfähigkeit, der Lebensqualität und nicht zuletzt auch hinsichtlich der Überlebenszeit.

So zeigte eine 2012 durchgeführte Metaanalyse von 13 Studien mit insgesamt 1414 Krebspatienten, dass eine **Ernährungsberatung** zusammen mit der Verabreichung von oralen Nahrungssupplementen mit einer signifikanten Verbesserung von Gewicht und Energieaufnahme sowie mit einer Verbesserung des emotionalen Wohlbefindens, des Appetits sowie der allgemeinen Lebensqualität verbunden war [39]. Bei Patienten, die aufgrund von Tumoren des Kopf-/Halsbereichs bzw. des Gastrointestinaltraktes eine Radiotherapie erhielten, konnten mittels der Ernährungstherapie der Gewichtsverlust verringert und der Ernährungszustand stabilisiert werden. Sowohl die körperliche Leistungsfähigkeit als auch die allgemeine Lebensqualität nahmen zu [40]. In einer weiteren Studie mit 309 Patienten mit Tumoren des Gastrointestinaltraktes und fortschreitender Kachexie führte eine orale Ernährungstherapie bzw. eine parenterale Ernährung nicht nur zur einer deutlich besseren Belastbarkeit der Patienten, sondern auch zu einem signifikant verlängerten Überleben von 260 Tagen gegenüber 210 Tagen bei einer Kontrollgruppe, die keine Ernährungstherapie erhielt [41].

Sowohl die körperliche Leistungsfähigkeit als auch die allgemeine Lebensqualität nahmen zu

Fazit für die Praxis

- **Eine Mangelernährung ist eine häufige Begleiterscheinung einer Tumorerkrankung. Mehr als 50% der Tumorpatienten weisen einen Gewichtsverlust schon vor Diagnosestellung auf.**
- **Bei der Pathogenese der Mangelernährung von Tumorpatienten handelt es sich um einen komplexen Prozess, der von Patient zu Patient je nach Tumorentität und -lokalisierung hinsichtlich Schwere und zeitlichem Ablauf unterschiedlich ausgeprägt sein kann. So können bei Tumoren des Magens und des Pankreas mehr als 80% der Patienten betroffen sein.**
- **Die Folgen sind eine Verschlechterung der Lebensqualität, eine geringere Toleranz gegenüber einer Chemo- oder Radiotherapie sowie eine geringere Überlebenszeit.**
- **Eine frühzeitige Erkennung und Therapie einer Mangelernährung bei Patienten mit Tumorerkrankungen ist deshalb ein zentraler Bestandteil einer Tumortherapie.**

- Tumorpatienten sollten regelmäßig auf einen unfreiwilligen Gewichtsverlust gescreent werden. Zur Erfassung des Ernährungszustandes dienen neben Anamnese und klinischer Untersuchung Instrumente wie das NRS-2002 und das MUST sowie die Anthropometrie (BIA) und verschiedene Laborparameter.
- Die Behandlung der tumorassoziierten Mangelernährung soll nach einem etablierten Stufenschema erfolgen. Dieses beinhaltet sowohl eine Ernährungsberatung und ggf. eine Ernährungsmodifikation als auch die Gabe oraler Trink- und Zusatznahrung und letztendlich die enterale und parenterale künstliche Ernährung.

Korrespondenzadresse

Prof. Dr. S. Fruehauf
Medizinische Klinik, Klinikum Bad Hersfeld
Seilerweg 29, 36251 Bad Hersfeld
stefan_fruehauf@urz.uni-heidelberg.de

Danksagung. Die Autoren danken Frau Mirabel Tengi Bejeng für ihre Hilfe bei der Literaturrecherche.

Einhaltung ethischer Richtlinien

Interessenkonflikt. S. Fruehauf, K. Schmitt-Rau, S. Bischoff und J. Ockenga geben an, dass kein Interessenkonflikt besteht.

Dieser Beitrag beinhaltet keine Studien an Menschen oder Tieren.

Literatur

1. Arends J (2012) Ernährung von Tumorpatienten. Aktuel Ernährungsmed 37:91–106
2. Pirlich M, Schütz T, Norman K et al (2006) The German hospital malnutrition study. Clin Nutr 25:563–572
3. Argiris A, Li Y, Forastiere A (2004) Prognostic factors and long-term survivorship in patients with recurrent or metastatic carcinoma of the head and neck. Cancer 101(10):2222–2229
4. Alves A, Panis Y, Mantion G et al (2007) The AFC score: validation of a 4-item predicting score of postoperative mortality after colorectal resection for cancer or diverticulitis: results of a prospective multicenter study in 1049 patients. Ann Surg 246:91–96
5. Löser C (2010) Unter- und Mangelernährung im Krankenhaus. Dtsch Ärztebl 107(51/52):911–917
6. Löser C, Fruehauf S, Müller M et al (2014) Moderne Ernährungstherapie bei onkologischen Patienten – ein Positionspapier. Aktuel Ernährungsmed 39:1–5
7. EPIC, European Prospective Investigation into Cancer and Nutrition. http://epic.iarc.fr/index.php. Zugegriffen: 26. Feb. 2014
8. Bingham SA, Day NE, Luben R et al (2003) Dietary fibre in food and protection against colorectal cancer in the European Prospective Investigation into Cancer and Nutrition (EPIC): an observational study. Lancet 361:1496–1501
9. Norat T, Bingham S, Ferrari P et al (2005) Meat, fish, and colorectal cancer risk: the European Prospective Investigation into cancer and nutrition. J Natl Cancer Inst 97:906–916
10. Bamia C, Lagiou P, Buckland G et al (2013) Mediterranean diet and colorectal cancer risk: results from a European cohort. Eur J Epidemiol 28:317–328
11. Valentini L, Volkert D, Schütz T et al (2013) Leitlinie der Deutschen Gesellschaft für Ernährungsmedizin (DGEM) DGEM-Terminologie in der Klinischen Ernährung. Aktuel Ernährungsmed 38:97–111
12. Morrison G, Hark L (1999) Medical nutrition and disease. Blackwell, Malden
13. Arends J (2013) Malnutrition and cachexia in cancer patients. In: Löser C (Hrsg) Nutrition in modern oncology. UniMed, Bremen
14. Holm E (2007) Stoffwechsel und Ernährung bei Tumorkrankheiten. Analysen und Empfehlungen. Thieme, Stuttgart
15. Evans WJ, Morley JE, Argilés J et al (2008) Cachexia: a new definition. Clin Nutr 27:793–799
16. Muscaritoli M, Anker SD, Argilés J et al (2010) Consensus definition of sarcopenia, cachexia and pre-cachexia: joint document elaborated by Special Interest Groups (SIG) „cachexia-anorexia in chronic wasting diseases" and „nutrition in geriatrics". Clin Nutr 29(2):154–159
17. Fearon K, Strasser F, Anker SD et al (2011) Definition and classification of cancer cachexia: an international consensus. Lancet Oncol 12(5):489–495
18. Nayel H, el-Ghoneimy E, el-Haddad S (1992) Impact of nutritional supplementation on treatment delay and morbidity in patients with head and neck tumors treated with irradiation. Nutrition 8:13–18
19. Unsal D, Mentes B, Akmansu M et al (2006) Evaluation of nutritional status in cancer patients receiving radiotherapy: a prospective study. Am J Clin Oncol 29:183–188
20. Fietkau R, Lewitzki V, Kuhnt T et al (2013) A disease-specific enteral nutrition formula improves nutritional status and functional performance in patients with head and neck and esophageal cancer undergoing chemoradiotherapy: results of a randomized, controlled, multicenter trial. Cancer 119:3343–3353
21. Kondrup J, Rasmussen HH, Hamberg O et al (2003) ESPEN Nutritional risk screening (NRS 2002): a new method based on an analysis of controlled clinical trials. Clin Nutr 22:321–336

22. Kondrup J, Allison SP, Elia M et al (2003) ESPEN guidelines for nutrition screening. Clin Nutr 22:415–421. http://www.ncbi.nlm.nih.gov/pubmed?term=%22Educational%20and%20Clinical%20Practice%20Committee%2C%20European%20Society%20of%20Parenteral%20and%20Enteral%20Nutrition%20(ESPEN)%22%5BCorporate%20Author%5D
23. Urbain P, Birlinger J, Ihorst G et al (2013) Body mass index and bioelectrical impedance phase angle as potentially modifiable nutritional markers are independent risk factors for outcome in allogeneic hematopoietic cell transplantation. Ann Hematol 92(1):111–119
24. Gupta D, Lammersfeld CA, Burrows JL et al (2004) Bioelectrical impedance phase angle in clinical practice: implications for prognosis in advanced colorectal cancer. Am J Clin Nutr 80(6):1634–1638
25. Gupta D, Lis CG, Granick J et al (2006) Malnutrition was associated with poor quality of life in colorectal cancer: a retrospective analysis. J Clin Epidemiol 59(7):704–709
26. Piccoli A, Rossi B, Pillon L, Bucciante G (1994) A new method for monitoring body fluid variation by bioimpedance analysis: the RXc Graph. Kidney Int 46:534–539
27. Weimann A, Schütz T, Lipp T et al (2012) Supportiver Einsatz von Trinknahrung in der ambulanten Versorgung von erwachsenen Patienten – ein Algorithmus. Aktuel Ernährungsmed 37:282–286
28. Oehmichen F, Ballmer PE, Druml C et al (2013) Leitlinie der Deutschen Gesellschaft für Ernährungsmedizin (DGEM) Ethische und rechtliche Gesichtspunkte der Künstlichen Ernährung. Aktuel Ernährungsmed 38:112–117
29. Bozzetti F, Arends J, Lundholm K et al (2009) ESPEN guidelines on parenteral nutrition: non-surgical oncology. Clin Nutr 28:445–454
30. Potter J, Langhorne P, Roberts M (1998) Routine protein energy supplementation in adults: systematic review. BMJ 317(7157):495–501
31. Shang E, Weiss C, Post S et al (2006) The influence of early supplementation of parenteral nutrition on quality of life and body composition in patients with advanced cancer. JPEN J Parenter Enteral Nutr 30(3):222–230
32. Bozzetti F, Cozzaglio L, Biganzoli E et al (2002) Quality of life and length of survival in advanced cancer patients on home parenteral nutrition. Clin Nutr 21(4):281–288
33. Pelzer U, Arnold D, Goevercin M et al (2010) Parenteral nutrition support for patients with pancreatic cancer. Results of a phase II study. BMC Cancer 10:86
34. McNamara MJ, Alexander HR, Norton JA (1992) Cytokines and their role in the pathophysiology of cancer cachexia. JPEN J Parenter Enteral Nutr 16(6 Suppl):50S–55S
35. Daum S (2012) Implementierung einer definierten parenteralen Ernährung von Tumorpatienten unter Chemo- und Antikörpertherapie: Eine prospektive Beobachtungsstudie. Med. Dissertation, Universität Regensburg, S 84–86
36. Weimann A, Breitenstein S, Breuer JP et al (2013) S3-Leitlinie der Deutschen Gesellschaft für Ernährungsmedizin (DGEM) in Zusammenarbeit mit der GESKES, der AKE, der DGCHa, der DGAIb und der DGAVc Klinische Ernährung in der Chirurgie. Aktuel Ernährungsmed 38:e155–e197
37. Cohen ME, Fisher RL (2001) Nutritional support in patients with head and neck cancer. In: Latifi R, Merrell RC (Hrsg) Nutritional support in cancer and transplant patients, Chapter 4, S 56–70, Eureka.com
38. Bower MR, Martin RC (2009) Nutritional management during neoadjuvant therapy for esophageal cancer. J Surg Oncol 100(1):82–87
39. Baldwin C, Spiro A, Ahern R, Emery PW (2012) Oral nutritional interventions in malnourished patients with cancer: a systematic review and meta-analysis. J Natl Cancer Inst 104:371–385
40. Isenring EA, Capra S, Bauer JD (2004) Nutrition intervention is beneficial in oncology outpatients receiving radiotherapy to the gastrointestinal or head and neck area. Br J Cancer 91:447–452
41. Lundholm K, Daneryd P, Bosaeus I et al (2004) Palliative nutritional intervention in addition to cyclooxygenase and erythropoietin treatment for patients with malignant disease: effects on survival, metabolism, and function. Cancer 100:1967–1977

Onkologe 2015 · 21:347–358
DOI 10.1007/s00761-014-2869-x
Online publiziert: 21. März 2015

S. Manekeller · J.C. Kalff
Klinik und Poliklinik für Allgemein-, Viszeral-, Thorax- und Gefäßchirurgie,
Universitätsklinikum der Rheinischen Friedrich-Wilhelms-Universität Bonn

Maligne Dünndarmtumoren

Zusammenfassung

Das maligne Dünndarmkarzinom ist mit 3–5% aller malignen Tumoren des Gastrointestinaltrakts ein seltener Tumor. Aufgrund seiner unspezifischen Symptomatik wird es zumeist erst im fortgeschrittenen Stadium diagnostiziert. Eine radikale onkologische Resektion in Kombination mit einer adjuvanten Chemotherapie ist die Grundlage für eine potenzielle Heilung und für eine Minimierung des Rezidivrisikos. Aufgrund der Lokalisation und Anatomie des Dünndarms erfolgt die Resektion in den meisten Fällen zur Diagnostik und Therapie. Im fortgeschrittenen Stadium kann, wenn notwendig, eine palliative Resektion und Chemotherapie die Überlebenszeit verlängern. Aufgrund des seltenen Auftretens dieser Tumorentität fehlt es an prospektiv randomisierten Studien zur Optimierung der vorhandenen Therapiekonzepte.

Schlüsselwörter

Dünndarmkarzinom · Symptome · Risikofaktoren · Resektion · Adjuvante Therapie

Lernziele

Nach der Lektüre des Beitrags

- **kennen Sie die häufigsten malignen Dünndarmtumoren und deren Unterschiede in Epidemiologie, Pathogenese und Lokalisation,**
- **sind Sie in der Lage, die Risikofaktoren und protektiven Faktoren bei dieser Tumorerkrankung zu benennen,**
- **können Sie ein präoperatives Staging veranlassen,**
- **sind Ihnen die Konzepte zur Behandlung der 4 häufigsten malignen Dünndarmtumoren bekannt.**

Hintergrund

Obwohl der Dünndarm ungefähr 75% der Länge und über 90% der Mukosaoberfläche des Gastrointestinaltraktes ausmacht, sind maligne Dünndarmtumoren mit 3–5% aller malignen gastrointestinalen Tumoren eher selten [1, 2]. Die Ätiologie der meisten Karzinome des Dünndarms ist unklar, es existiert jedoch eine Reihe von Risikofaktoren und Prädispositionen vor allem beim Adenokarzinom [3, 4]. Das Verhältnis von benignen zu malignen Dünndarmtumoren liegt zwischen 1:1 und 1:3. Die häufigsten benignen Dünndarmtumoren sind Adenome, Leiomyome, Fibrome und Lipome, die häufigsten malignen Dünndarmtumoren sind neuroendokrine Tumoren, Adenokarzinome, Non-Hodgkin-Lymphome und gastrointestinale Stromatumoren. Obwohl die malignen Tumoren überall im Dünndarm entstehen können, gibt es für die unterschiedlichen Tumorentitäten Darmregionen, in denen sie gehäuft auftreten [5]. Die hohe Anzahl von bei der Diagnose schon fortgeschrittenen Tumoren resultiert aus der Schwierigkeit der rechtzeitigen Diagnosestellung bei fehlenden oder eher unspezifischen Symptomen. Die radikale onkologische Resektion des Adenokarzinom in Kombination mit einer adjuvanten Chemotherapie ist die Voraussetzung für eine Heilung und eine Minimierung des Rezidivrisikos [6].

Das Verhältnis von benignen zu malignen Dünndarmtumoren liegt zwischen 1:1 und 1:3

Aufgrund der fehlenden oder eher unspezifischen Symptome ist eine rechtzeitige Diagnosestellung schwierig

Epidemiologie

Maligne Dünndarmtumoren sind eine eher **seltene Erkrankung**. Im Gegensatz zu ungefähr 136.330 Neuerkrankungen beim Kolonkarzinom in den USA liegt die Anzahl der Neuerkrankungen bei malignen Dünndarmtumoren bei ungefähr 9160 Fällen jährlich. Das sind 0,5% aller malignen Tumoren [7]. Das mediane Erkrankungsalter liegt zwischen 55 und 65 Jahren. Patienten mit prädisponierenden Risikofaktoren erkranken früher. Frauen sind etwas häufiger betroffen als Männer [3, 5, 8, 9]. Ältere Patienten haben häufiger Tumore des Duodenums [8, 10].

Pathogenese

Als Gründe für das eher seltene Auftreten von Dünndarmtumoren werden angenommen: geringere intraluminale bakterielle Konzentration im Vergleich zum Kolon, flüssige Konsistenz des Dünn-

Malignant tumors of the small intestine

Abstract

Small intestine cancer is a rare tumor entity accounting for 3–5 % of all gastrointestinal malignancies. As specific symptoms are lacking the first diagnosis is mostly made at an advanced tumor stage. The combination of surgical resection and adjuvant chemotherapeutic treatment is essential for a potentially curative approach and to minimize the risk of recurrence. Surgical exploration and resection are often carried out as a diagnostic and therapeutic approach due to the clinical course of the disease, localization and anatomy of the small bowel. So far, there are no prospective randomized clinical trials to optimize current therapeutic concepts.

Keywords

Small intestine cancer · Symptoms · Risk factors · Resection · Adjuvant therapy

Tab. 1 Häufigkeit und Verteilung der Dünndarmtumoren. (Nach [2, 10])

	Adenokarzinom	Neuroendokrine Tumoren	Lymphome	Sarkome	Andere
Häufigkeit (%)	36,9	37,4	17,3	8,4	
Verteilung					
Duodenum (%)	59	16	10	6	9
Jejunum (%)	42	15	22	16	5
Ileum (%)	15	57	17	7	4

darmchymus, schnelle Chymustransitzeit, durch welche die Kontaktzeit eines potenziellen Karzinogens verringert ist, hohe IgA-Konzentration und die höchste Aktivität an Benzpyrenhydrolase im menschlichen Organismus. Dieses Enzym wandelt das potente Karzinogen Benzpyren in weniger aktive Metaboliten um. Die hohe Regenerationsrate der Dünndarmmukosa wird ebenfalls als protektiver Faktor diskutiert [10, 11, 12]. Während die Anzahl der Neuerkrankungen beim Kolonkarzinom abnimmt, zeigt sich eine Zunahme der Dünndarmtumorerkrankungen [2, 13, 14]. Die Gründe hierfür sind bisher unklar, spiegeln sich jedoch nicht in einer Veränderung des Langzeitüberlebens wider [2]. Die Zunahme der Erkrankungen basiert fast ausschließlich auf einem deutlichen Anstieg der **neuroendokrinen Dünndarmtumoren** [2].

Es zeigt sich eine Zunahme der Dünndarmtumorerkrankungen

Prädispositionen, Risikofaktoren

Gesicherte Risikofaktoren für die Erkrankung sind hereditäres non-polypöses kolorektales Karzinom (HNPCC), Peutz-Jeghers-Syndrom, familiäre adenomatöse Polyposis (FAP), Morbus Crohn und **Zöliakie**. Ein erhöhtes Risiko für die Entwicklung eines intestinalen Lymphoms besteht bei angeborenen oder erworbenen Immunmangelsyndromen (HIV, Immunsuppression nach Organtransplantation). Wenn Zöliakie-Patienten keine konsequente glutenfreie Diät einhalten, besteht ein 40-fach erhöhtes Risiko für die Entwicklung eines Enteropathie-assoziierten T-Zell-Lymphoms [15, 16, 17, 18]. Tabak- und Alkoholkonsum steigern nicht das Risiko, an einem Dünndarmtumor zu erkranken, jedoch geht der vermehrte Genuss von rotem, gesalzenem, gepökeltem oder geräuchertem Fleisch mit einem 2- bis 3-fach erhöhten Erkrankungsrisiko für ein Adenokarzinom einher [19].

Klinische Symptome

Die häufigsten klinischen Symptome bei malignen Dünndarmtumoren sind abdominelle Schmerzen (45–76%), gefolgt von Übelkeit und Erbrechen (16–52%), Gewichtsverlust (28%), Anämie (15–30%) und gastrointestinaler Blutung (7–23%) [3, 10, 20, 21]. Die Patienten haben häufig über Wochen bis Monate Koliken nach dem Essen und einen relevanten Gewichtsverlust. Aufgrund der eher unspezifischen Frühsymptome werden die meisten Karzinome in fortgeschrittenem Stadium diagnostiziert (32% im Stadium IV, 27% im Stadium III, 30% im Stadium II und 10% im Stadium I) [1, 3, 10, 22]. Je nach Literatur werden bis zu 45% der Patienten bei Ileus, Perforation oder Blutung im Notfall operiert [1, 5].

Die Patienten haben häufig über Wochen bis Monate Koliken nach dem Essen und einen relevanten Gewichtsverlust

Verteilung

Die verschiedenen Dünndarmtumoren treten in unterschiedlicher Häufigkeit im jeweiligen Darmabschnitt auf (◘ **Tab. 1**). Adenokarzinome treten gehäuft im Duodenum (59% der Dünndarmtumoren des Duodenums) auf, gefolgt vom Jejunum (42% der Dünndarmtumoren des Jejunums) und Ileum (15% der Dünndarmtumoren des Ileums). Bei neuroendokrinen Tumoren ist es umgekehrt. Das Auftreten in Duodenum (16% der Dünndarmtumoren des Duodenums) und Jejunum (15% der Dünndarmtumoren des Jejunums) ist ungefähr vergleichbar, 57% der Dünndarmtumoren des Ileums sind neuroendokrine Tumoren. Lymphome sind über den Dünndarm ungefähr gleich verteilt (10, 22, 17% der Dünndarmtumoren des jeweiligen Abschnittes). Sarkome [gastrointestinale Stromatumoren (GIST)] treten gehäuft im Jejunum auf (6, 16, 7% der Dünndarmtumoren des jeweiligen Abschnittes) [5, 10].

Anamnese, körperliche Untersuchung und der Ausschluss okkulten Blutes im Stuhl sind obligat

Aufgrund seiner Lokalisation und Anatomie ist die Untersuchung des Dünndarms schwierig

Die neue Generation von CTs und MRTs ermöglicht in Kombination mit Kontrastmittel eine bessere Diagnostik

Bei entzündlichen Konglomerattumoren des Dünndarms sollte immer auch an maligne Tumoren gedacht werden

Tab. 2 UICC-Stadien. (Nach [25])

Stadium 0	Tis	N0	M0
Stadium I	T1, T2	N0	M0
Stadium II	T3, T4	N0	M0
Stadium III	Jedes T	N1	M0
Stadium IV	Jedes T	Jedes N	M1

Tab. 3 TNM-Klassifikation [25]

T	*Primärtumor*
TX	Primärtumor kann nicht beurteilt werden
T0	Kein Anhalt für Primärtumor
Tis	Carcinoma in situ
T1	Tumor infiltriert Lamina propria oder Submukosa
T2	Tumor infiltriert Muscularis propria
T3	Tumor infiltriert durch die Muscularis propria in die Subserosa oder in das nicht peritonealisierte, perimuskuläre Gewebe (Mesenterium oder Retroperitoneum) in einer Ausdehnung von 2 cm oder weniger
T4	Tumor perforiert das viszerale Peritoneum oder infiltriert direkt in andere Organe oder Strukturen (schließt andere Dünndarmschlingen, Mesenterium oder Retroperitoneum mehr als 2 cm von der Darmwand entfernt und Bauchwand auf dem Wege über die Serosa ein; beim Duodenum auch Infiltration des Pankreas)
N	*Regionäre Lymphknoten (Untersuchung von 6 oder mehr Lymphknoten)*
NX	Regionäre Lymphknoten können nicht beurteilt werden
N0	Keine regionären Lymphknoten vorhanden
N1	Regionäre Lymphknotenmetastasen
M	*Fernmetastasen*
Mx	Fernmetastasenstatus nicht beurteilbar
M0	Keine Fernmetastasen
M1	Fernmetastasen

Diagnostik/Staging

Laboruntersuchungen ergeben meistens unspezifische Veränderungen. Anamnese, körperliche Untersuchung und der Ausschluss okkulten Blutes im Stuhl sind obligat. Spezifische Tumormarker sind nicht vorhanden. Sowohl CEA als auch CA 19-9 sind bei Adenokarzinomen nur in 30–40% der Fälle erhöht [10].

Bei Verdacht auf einen neuroendokrinen Tumor kann die Konzentration von **Chromogranin A** bestimmt werden. Dieser Laborparameter ist hochsensitiv, aber relativ unspezifisch für neuroendokrine Tumoren. Berichten die Patienten über Diarrhö und Flush sollte die Bestimmung von **5-Hydroxyindolessigsäure** im angesäuerten Urin erfolgen, da häufig eine Korrelation zwischen Tumorgröße und sezernierender Hormonmenge besteht. Die Messung kann durch viele Obstsorten, Nikotin und Medikamente falsch positiv werden [23].

Aufgrund seiner Lokalisation und Anatomie ist die Untersuchung des Dünndarms schwierig. Röntgen mittels Bariumkontrastmittel (Sellink) oder die konventionelle Computertomographie haben eine geringe Sensitivität. Die **Kapselendoskopie** ist ein 2001 erstmals angewendetes nichtinvasives bildgebendes Verfahren, das zur Dünndarmuntersuchung angewendet wird. Studien haben jedoch gezeigt, dass wegen nicht ausreichender Darmvorbereitung, schneller Transitzeit oder intraluminalem Blut bei der Untersuchung viele Tumoren übersehen werden [24].

Die **Doppelballonendoskopie** erlaubt die Untersuchung des gesamten Dünndarms und bietet die Option, Biopsien zu entnehmen und kleinere Befunde abzutragen. Bei entsprechender Klinik und negativer Kapselendoskopie sollten beiden Verfahren in Kombination angewendet werden. Die neue Generation von CTs und MRTs ermöglicht in Kombination mit Kontrastmittel eine bessere Diagnostik. Zur Darstellung des Dünndarms in der MRT wird dieses meist in Kombination mit einem MR-Selling durchgeführt. Trotzdem hat die Endoskopie eine deutlich höhere Sensitivität und Spezifität [11]. Das **PET-CT** kommt bei der Abklärung von Fernmetastasen zur Anwendung [23]. In der Bildgebung imponieren die Tumoren stellenweise wie entzündliche, abszedierende Konglomerate und werden fälschlicherweise punktiert und drainiert. Dabei kann es zu einer peritonealen Aussaat von Tumorzellen kommen. Hieraus schlussfolgernd, sollte bei entzündlichen Konglomerattumoren des Dünndarms immer auch an maligne Tumoren gedacht werden.

Da 40% der Patienten bei der Diagnosestellung bereits Metastasen aufweisen, sollte das Staging gründlich durchgeführt werden, da das weitere therapeutische Vorgehen (kurativ, palliativ) darauf basiert [3, 6].

Zusammenfassend kann folgender **Algorithmus** empfohlen werden. Bei Verdacht auf einen Tumor des Dünndarms erfolgt zunächst eine CT- oder MRT-Untersuchung (mit MR-Sellink). Ist hier keine Diagnosestellung möglich und liegt keine klinisch relevante Stenose vor, folgen Kapselendoskopie und anschließend eine Doppelballonendoskopie. Die Kapselendoskopie dient unter anderem der Festlegung des Zugangsweges für die Endoskopie (oraler oder analer Zugangsweg).

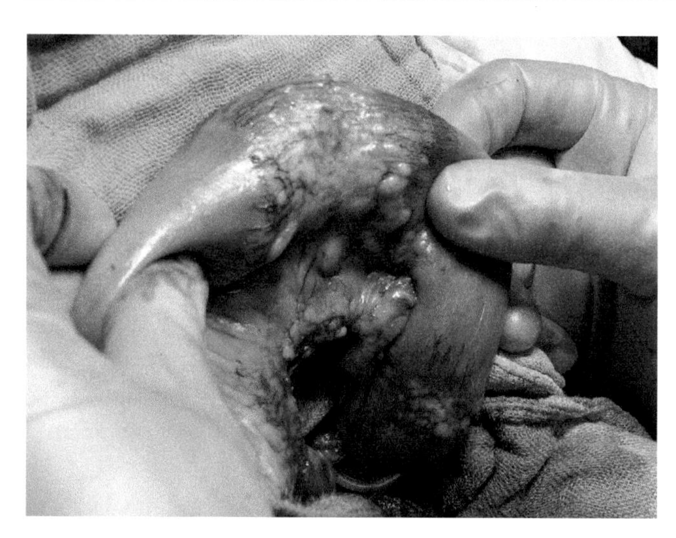

Abb. 1 ◀ Adenokarzinom des Jejunums (Mesenterium schon durchtrennt)

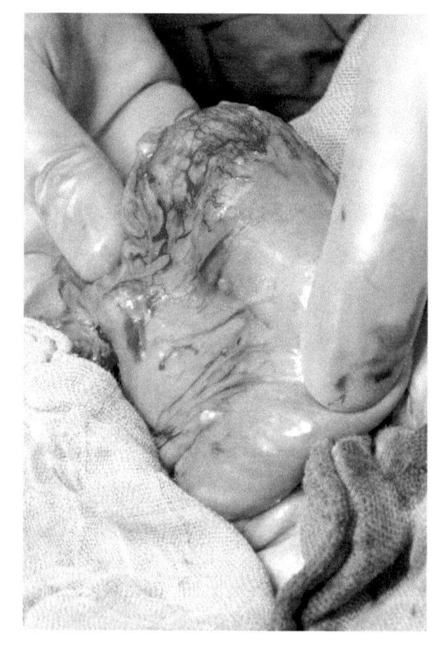

Abb. 2 ▲ Adenokarzinom des Jejunums (gleicher Patient)

Pathologie

Die pathologische Einteilung der Dünndarmtumoren erfolgt nach der WHO-Klassifikation. Hier wird zwischen epithelialen und mesenchymalen Tumoren unterschieden. Über 90% der epithelialen Tumoren sind Adenokarzinome. Die anatomischen Bezirke umfassen das Duodenum (ausschließlich Karzinome der Ampulla vateri), das Jejunum und das Ileum ausschließlich der Ileozäkalklappe [25].

Über 90% der epithelialen Tumoren sind Adenokarzinome

In ◻ **Tab. 2** sind die UICC-Stadien aufgeführt, in ◻ **Tab. 3** die TNM-Klassifikation.

Adenokarzinom

Das Adenokarzinom galt bisher als der häufigste Tumor des Dünndarms (40–50%). Große epidemiologische Untersuchungen haben jedoch gezeigt, dass sich die Häufigkeitsverteilung zugunsten des neuroendokrinen Karzinoms verschoben hat. Die Gründe hierfür sind bisher unklar. Da die steigende Inzidenz aller Tumorentitäten, besonders aber des neuroendokrinen Karzinoms vor allem im Duodenum zu beobachten ist, werden diätetische Gründe und das zunehmende Alter der Patienten diskutiert [2, 5, 10, 11].

Das Adenokarzinom (◻ **Abb. 1, 2**) tritt vorrangig in der 6. bis 7. Lebensdekade auf und ist mit 50% am häufigsten im Duodenum lokalisiert (periampulär; [26, 27]). Wie beim Kolonkarzinom stellen Adenome die Vorstufe für Karzinome dar (**Adenom-Dysplasie-Karzinom-Sequenz**). Das Risiko für die Entwicklung eines Karzinoms ist von der Größe (8,3% <1 cm vs. 30% >1 cm) und Histologie (14,3% tubulär, 23,1% tubulovillös, 26% villös) abhängig. Verschiedenste molekulare Veränderungen sind bisher definiert worden. Man geht davon aus, dass die Akkumulation von genetischen Veränderungen eine Schlüsselrolle in der Adenom-Karzinom-Sequenz spielt (Aufregulation des „Wnt/APC/β-catenin pathway", Verlust von Chromosom 18q, KRAS und p53-Mutation, Mikrosatelliteninstabilität, TGF-β-Dysregulation) [10, 11]. Die Therapie ist abhängig vom Krankheitsstadium und den Komorbiditäten des Patienten. Es wird zwischen einem lokoregionären Karzinom und einem fortgeschrittenen, metastasierten Stadium unterschieden [8].

Das Adenokarzinom ist mit 50% am häufigsten im Duodenum lokalisiert

Das lokoregionäre Karzinom ist die Domäne der Chirurgie. Hier erfolgt eine radikale onkologische Resektion (mit regionaler Lymphknotendissektion) mit ausreichendem Sicherheitsabstand. Bei Karzinomen des Duodenums wird eine Operation nach Kausch/Whipple oder eine pyloruserhaltende Pankreaskopfresektion durchgeführt. Liegt der Tumor in der Pars horizontalis oder Pars ascendens,

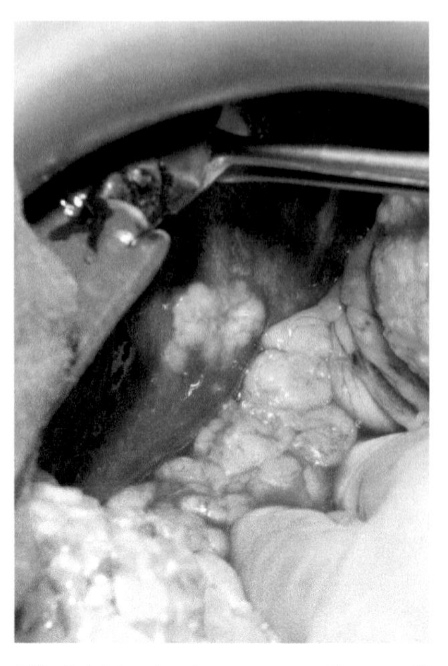

Abb. 3 ▲ Adenokarzinommetastase Segment III

so kann über eine lokale Resektion mit ausreichendem Sicherheitsabstand diskutiert werden [28]. Über mögliche **adjuvante Chemotherapiekonzepte** gibt es bisher noch keine prospektiv randomisierten Studien. Wegen der hohen Rezidivrate und des metachronen Auftretens von Fernmetastasen ist trotzdem die Rate der adjuvanten Therapien mit unterschiedlichen Kombinationen von Chemotherapeutika nach Resektion gestiegen (8,1% im Jahr 1985/22,2% im Jahr 2005; [2, 10]). Geplant ist eine große, prospektiv randomisierte Multicenterstudie zur Evaluation einer adjuvanten Chemotherapie (BALLAD-Studie) [10]. Bis zu den Ergebnissen wird wie bisher wegen fehlender Daten analog zum kolorektalen Karzinom vorgegangen.

Im metastasierten Stadium wird in den meisten Fällen eine palliative Chemotherapie durchgeführt

Im metastasierten Stadium wird in den meisten Fällen eine palliative Chemotherapie durchgeführt. Adenokarzinome metastasieren ähnlich wie Kolonkarzinome meistens in Leber (◘ **Abb. 3**) und Lunge [29]. Eine **palliative Resektion** des Primarius ist wegen Ileus, Blutung und Perforation häufig notwendig. Es gibt bisher noch keine randomisierten Studien, welche die palliative Therapie mit der Best-supportive-care-Therapie verglichen haben, jedoch eine Reihe von retrospektiven Arbeiten mit unterschiedlichsten Therapieregimen, die einen deutlichen Überlebensvorteil ergeben [10, 18].

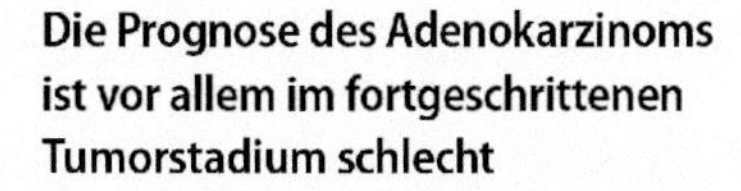

Die Prognose des Adenokarzinoms ist vor allem im fortgeschrittenen Tumorstadium schlecht

Die Prognose des Adenokarzinoms ist vor allem im fortgeschrittenen Tumorstadium schlecht. Im Stadium III liegt die 5-Jahres-Überlebensrate zwischen 28 und 35%, im Stadium IV zwischen 0 und 6% [26]. Unabhängige prognostische Faktoren sind eine kurative Resektion (R0), das T-Stadium sowie der Ausschluss von Fernmetastasen [29].

Neuroendokrine Tumoren

Die neuroendokrinen Tumoren des Dünndarms sind heute häufiger als die Adenokarzinome

Gastroenteropankreatische neuroendokrine Tumoren (GEP-NET) sind mit 70% die häufigsten NET. Die Inzidenz ist weltweit steigend, sodass bei neueren epidemiologischen Untersuchungen die neuroendokrinen Tumoren des Dünndarms häufiger vorkommen als die Adenokarzinome [2]. Nach WHO-Klassifikation wird zwischen differenzierten neuroendokrinen Tumoren (G1, G2) und schlecht differenzierten Tumoren (G3), dem sog. neuroendokrinen Karzinom, unterschieden.

Duodenale neuroendokrine Tumoren

NET des Dünndarms sind meist klein und auf die Mukosa und Submukosa beschränkt. Sie können sporadisch oder hereditär im Rahmen einer multiplen endokrinen Neoplasie (MEN) Typ I auftreten. Trotz der meist geringen Eindringtiefe (1–2 cm) sind bei Diagnose schon in 40–60% der Fälle Lymphknotenmetastasen vorhanden, die Prognose ist jedoch günstig [30]. Die NET des Duodenums werden in Gastrinome (60%), Somatostatinome (15%), Paragangliome (10%) und seltenere Tumoren unterteilt.

Folgendes Vorgehen wird in den **ENETS Consensus Guidelines** empfohlen. Bei Tumoren unter 1 cm, die in der periampullären Region liegen, muss eine chirurgische Therapie erfolgen, bei anderer Lokalisation ist die endoskopische Abtragung möglich. Bei Tumoren zwischen 1 und 2 cm gibt es bisher keinen Standard. Beide Therapien sind möglich und sollten für den jeweiligen Patienten individuell entschieden werden. Liegt ein Tumor über 2 cm vor, erfolgt die chirurgische Resektion. Eine anschließende medikamentöse Therapie mit Somatostatinanaloga zur Symptomkontrolle ist möglich. Eine adjuvante Therapie ist bisher nicht etabliert. Bei fortgeschrittenen neuroendokrinen Tumoren zeigt eine Kombinationschemotherapie mit Capecetabin und Oxaliplatin akzeptable Ergebnisse, bei neuroendokrinen Karzinomen wird in den ENETS-Leitlinien die Kombination von Cisplatin mit Etoposid als Standardchemotherapie empfohlen [30].

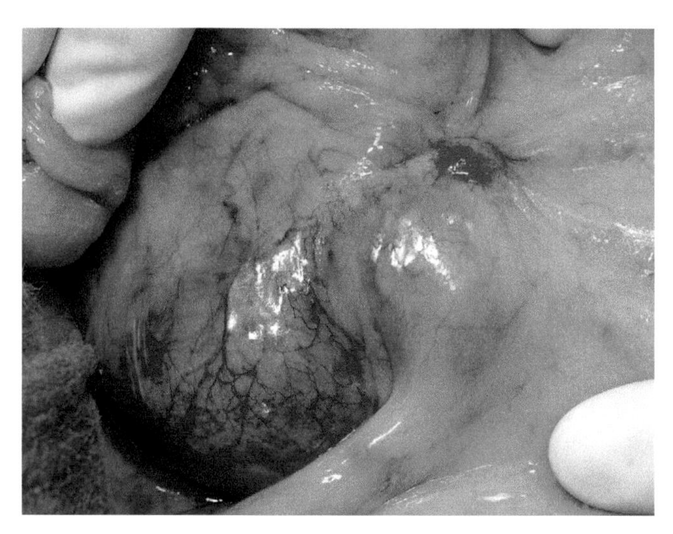

Abb. 4 ◄ Neuroendokrines Karzinom des Ileums

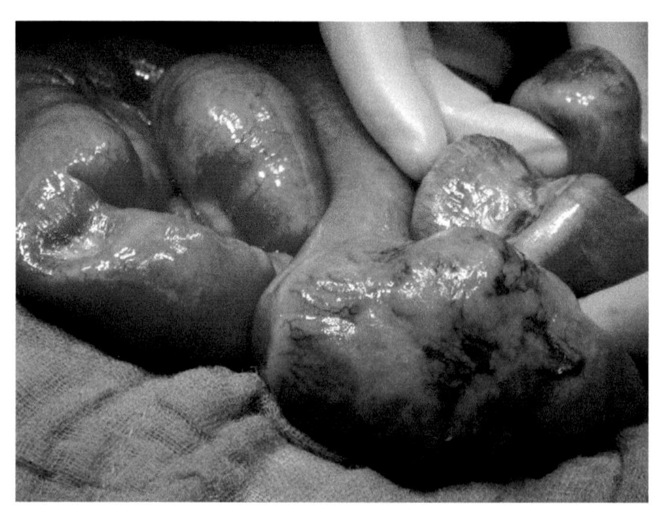

Abb. 5 ◄ MALT („mucosa associated lymphoid tissue")-Lymphom des Ileums

Die Prognose ist abhängig von T-Stadium, der Differenzierung des Tumors (Ki67-Index) und dem Vorliegen von Metastasen. Bei lokalem Wachstum liegt die 5-Jahres-Überlebensrate bei 80–95%, bei regionalem Wachstum zwischen 65 und 75% und bei Leber und/oder Fernmetastasen zwischen 20 und 40% [30].

Die Prognose ist abhängig von T-Stadium, der Differenzierung des Tumors und dem Vorliegen von Metastasen

Jejunale und ileale neuroendokrine Tumoren

Ungefähr 72% der neuroendokrinen Karzinome treten im Jejunum und Ileum auf (■ **Abb. 4**, [5, 10]). Die Symptome sind mit denen anderer Dünndarmkarzinome vergleichbar. Lediglich beim Auftreten von Lebermetastasen kann es durch die vermehrte Ausschüttung von Serotonin zu einem **Karzinoidsyndrom** kommen. Hierzu zählen Flush und Diarrhö, selten das sog. Hedinger-Syndrom im Sinne einer kardialen Manifestation [31].

Die chirurgische Therapie im Sinne einer radikalen onkologischen Resektion mit regionaler Lymphknotenentfernung ist anzustreben. Auch eine **Lebermetastasierung** ist keine Kontraindikation zur Operation. Hier kann – je nach Lage und Größe – eine ein- oder zweizeitige Leberresektion oder eine lokoregionäre Therapie erfolgen. Eine palliative Resektion ist bei Patienten mit Ileus oder bei ausgeprägter Symptomatik individuell zu entscheiden.

Die chirurgische Therapie im Sinne einer radikalen onkologischen Resektion mit regionaler Lymphknotenentfernung ist anzustreben

Bei metastasierten Stadien ist eine Behandlung analog der Lokalisation des Tumors im Duodenum möglich [31].

Weitere Optionen einer palliativen Therapie bei Lebermetastasen sind individuell zu evaluieren. Hierzu zählen die transarterielle Chemotherapie (TACE), die laserinduzierte Thermotherapie (LIT), die selektive interne Radiotherapie (SIRT) oder die Peptitrezeptor-Radionukleotidtherapie (PRRT) [32].

Die Prognose ist abhängig von Tumorstadium und Ki67-Index

Die Prognose ist abhängig vom Tumorstadium und Ki67-Index. Die 5-Jahres-Überlebensrate liegt im G1-Stadium (Ki67<2%) bei 94%, im G2-Stadium (Ki67 3–20%) bei 83% und im G3-Stadium (Ki67>20%) bei 50%.

Lymphome

Etwa 5–10% aller Non-Hodgkin-Lymphome (NHL) sind extranodale Marginalzonenlymphome des „mucosa associated lymphoid tissue" (MALT). Ungefähr 75% der MALT-Lymphome befinden sich im Magen. Der Rest verteilt sich auf den Dünndarm (◘ **Abb. 5**), Ileozäkalbereich und den Dickdarm. In einigen Fällen sind auch mehrere Lokalisationen im Gastrointestinaltrakt gleichzeitig betroffen. Im Dünndarm ist die Verteilung in den 3 Abschnitten ungefähr gleich. Dickdarmlymphome sind mit ca. 2% selten [33]. Die meisten primären gastrointestinalen Lymphome entstammen der B-Zell-Reihe, selten der T-Zell-Reihe. Die Stadieneinteilung erfolgt mithilfe der Ann-Arbor-Klassifikation (I–IV) mit der Modifikation nach Musshoff und Radaszkiewicz [34].

Die Symptome sind unspezifisch, Schmerzen und Ileus sind bei Lymphomen des Dünndarms nicht selten. Im Gegensatz zum MALT-Lymphom des Magens bestehen bisher keine einheitlichen Empfehlungen zur Therapie des Dünndarmlymphoms. Die Diagnosefindung beim Magenlymphom mittels Endoskopie/Biopsie erfolgt meist problemlos, beim intestinalen Lymphom ist in der Regel die Operation sowohl zur Diagnostik als auch zur Therapie notwendig, oder die Diagnose erfolgt erst im Rahmen der histopathologischen Untersuchung. Die Therapie muss nicht immer die Resektion sein. Bei einem präoperativ diagnostizierten Lymphom ohne Ileus, Perforation oder Blutung kann auch eine alleinige Chemotherapie erfolgen (z. B. Rituximab-CHOP). Falls bei unbekannter Histologie eine Operation mit R0-Resektion erfolgt ist sollte eine adjuvante Chemotherapie durchgeführt werden [33, 34, 35].

Bei einem präoperativ diagnostizierten Lymphom ohne Ileus, Perforation oder Blutung kann auch eine alleinige Chemotherapie erfolgen

Mantelzelllymphome gehen häufig mit einem extranodalen Befall unter anderem auch des Gastrointestinaltraktes einher. Hier ist eine Resektion nur bei Ileus, Perforation oder Blutung notwendig. Die Therapie ist altersabhängig und sollte innerhalb von klinischen Studien durchgeführt werden. Bei Patienten <65 Jahren in gutem Allgemeinzustand ist ein dosisintensiviertes Konzept wegen des verlängerten progressionsfreien Überlebens die Therapie der Wahl (Induktion + Hochdosiskonsolidierung mit autologer Stammzelltransplantation oder HyperCVAD) [36].

Gastrointestinale Stromatumoren

Das häufigste Sarkom des Gastrointestinaltrakts ist der GIST. Dabei sind 30% der GIST-Tumoren im Dünndarm lokalisiert. Die Symptome sind mit denen bei anderen Tumorentitäten des Dünndarms vergleichbar. Für lokalisierte Tumoren ist die Operation die Therapie der Wahl, verbunden mit einem hohen Rezidivrisiko. Die Resektion sollte mit einem Sicherheitsabstand von mindestens 2 cm erfolgen, eine Lymphknotendissektion ist nicht erforderlich. Durch die Etablierung des Tyrosinkinaseinhibitors **Imatinib** als adjuvante Therapie hat sich das Outcome nach Resektion dramatisch verbessert. Das rezidivfreie Überleben nach 1 Jahr gegenüber einer Placebogruppe konnte von 83 auf 98% gesteigert werden [37]. Die adjuvante Therapie ist vor allem für Hochrisikogruppen notwendig, dies sind Patienten mit Tumoren außerhalb des Magens, hoher Mitoserate, großen Tumoren, einer Tumorruptur und einer schon durchgeführten adjuvanten Therapie über mehr als 12 Monate [38]. Bei fortgeschrittenen Tumoren und im metastasierten Stadium kann Imatinib auch als neoadjuvante Therapie angewendet werden. Durch die Therapie kommt es zu einer Reduktion der Tumormasse und zu einer Devaskularisierung des Tumors. So können primär nicht operable Tumoren in ein operables Stadium überführt werden. Im palliativen Setting werden Imatinib als First-line-Therapie und **Sunitinib** in der Second-line-Therapie angewendet [39].

Für lokalisierte GIST-Tumoren ist die Operation die Therapie der Wahl, verbunden mit einem hohen Rezidivrisiko

Fazit für die Praxis

- **Das Dünndarmkarzinom ist ein seltener und aufgrund seiner unspezifischen, späten Symptome bei Diagnosestellung meist schon fortgeschrittener Tumor.**
- **Eine onkologisch radikale Operation mit Lymphknotendissektion ist bei Adenokarzinom des Dünndarms von entscheidender Bedeutung.**
- **Eine adjuvante Therapie bei Adenokarzinom, Lymphom und GIST reduziert das Rezidivrisiko und verbessert das Langzeitüberleben.**

- **Im lokal fortgeschrittenen und/oder metastasierten Stadium kann, wenn notwendig, eine palliative Resektion mit anschließender Chemotherapie die Überlebenszeit verlängern.**

Korrespondenzadresse

PD Dr. S. Manekeller MHBA
Klinik und Poliklinik für Allgemein-, Viszeral-, Thorax- und Gefäßchirurgie, Universitätsklinikum der Rheinischen Friedrich-Wilhelms-Universität Bonn
Sigmund-Freud-Str. 25, 53127 Bonn
Steffen.Manekeller@ukb.uni-bonn.de

Einhaltung ethischer Richtlinien

Interessenkonflikt. S. Manekeller und J.C. Kalff geben an, dass kein Interessenkonflikt besteht.

Dieser Beitrag beinhaltet keine Studien an Menschen oder Tieren.

Literatur

1. Sendt W, Wurst C, Settmacher U, Altendorf-Hofmann A (2012) Adenocarcinoma of small bowel. An underdiagnosed disease. Chirurg 83:374–380
2. Bilimoria KY, Bentrem DJ, Wayne JD et al (2009) Small bowel cancer in the United States. Changes in epidemiology, treatment, and survival over the last 20 years. Ann Surg 249:63–71
3. Brücher BLDM, Stein HJ, Roder JD et al (2001) New aspects of prognostic factors in adenocarcinomas of the small bowel. Hepatogastroenterology 48:727–732
4. Talamonti MS, Goetz LH, Rao S, Joehl RJ (2002) Primary cancer of the small bowel. Analysis of prognostic factors and results of surgical management. Arch Surg 137:564–571
5. McLaughlin PD, Maher MM (2013) Primary malignant disease of the small intestine. AJR Am J Roentgenol 201:W9–W14
6. Brücher BLDM, Roder JD, Fink U et al (1998) Prognostic factors in resected primary small bowel tumors. Dig Surg 15:42–51
7. Siegel R, Ma J, Zou Z, Jemal A (2014) Cancer statistics. CA Cancer J Clin 64:346
8. Dabaja BS, Suki D, Pro B et al (2004) Adenocarcinoma of the small bowel. Cancer 1001:518–526
9. Weiss NS, Yang CP (1987) Incidence of histologic types of cancer of the small intestine. J Natl Cancer Inst 78:653–656
10. Raghav K, Overman MJ (2013) Small bowel adenocarcinomas – existing evidence and evolving paradigms. Nat Rev Clin Oncol 10:534–544
11. Sperenza G, Doroshow JH, Kummar S (2010) Adenocarcinoma of the small bowel: changes in the landscape? Curr Opin Oncol 22:387–393
12. Lowenfels A (1973) Why are small-bowel tumours so rare? Lancet 6:24–25
13. Hatzaras I, Palesty JA, Abir F et al (2007) Small-bowel tumors: epidemiologic and clinical characteristics of 1260 cases from the conneticut tumor registry. Arch Surg 142:229
14. Ricconi ME, Cianci R, Urgesi R et al (2012) Advance in diagnosis and treatment of small bowel tumors: a single center report. Surg Endosc 26:438–441
15. Rodriguez-Bigas MA, Vasen HF, Lynch HAT et al (1998) Characteristics of small bowel carcinoma in hereditary nonpolyposis colorectal carcinoma. International Collaborative Group on HNPCC. Cancer 83:240
16. Giardiello FM, Brensinger JD, Tersmette AC et al (2000) Very high risk of cancer in familial Peutz-Jeghers syndrom. Gastroenterology 119:1447
17. Abrahams NA, Halverson A, Fazio VW et al (2002) Adenocarcinoma of the small bowel: a study of 37 cases with emphasis on histologic prognosic factors. Dis Colon Rectum 45:1496
18. Halfdanarson TR, Mc Williams RR, Donohue JH, Quevedo JF (2010) A single-institution experience with 491 cases of small bowel Adenocarcinoma. Am J Surg 199:797–803
19. Chow WH, Linet MS, McLaughiln JK et al (1993) Risk factors for small intestine cancer. Cancer Causes Control 4:163–169
20. Naef M, Bühlmann M, Baer HU (1999) Small bowel tumors: diagnosis, therapy and prognostic factors. Langenbecks Arch Surg 384:176–180
21. Minardi AJ, Zibari GB, Aultman DF et al (1998) Small-bowel tumors. J Am Coll Surg 186:664–668
22. Overman MJ, Hu CY, Kopetz S et al (2012) A population-based comparison of adenocarcinoma of the large and small intestine: insights into a rare disease. Ann Surg Oncol 19:1439–1445
23. Brücher BLDM (2006) Maligne Dünndarmtumoren. In: Siewert JR, Rothemund M, Schumpelick V (Hrsg) Praxis der Viszeralchirurgie. Onkologische Chirurgie. Springer Medizin, Heidelberg
24. Bailey AA, Debinski HS, Appleyard MN et al (2006) Diagnosis and outcome of small bowel tumors found by capsule endoscopy: a three-center Australian experience. Am J Gastroenterol 101:2237–2243
25. Wittekind C, Meyer HJ, Bootz F (2005) Dünndarm. In: Wittekind C, Meyer HJ, Bootz F (Hrsg) TMN Klassifikation maligner Tumoren. Springer Medizin, Heidelberg
26. Delaunoit T, Neczyporenko F, Limburg PJ, Erlichmann C (2004) Small bowel adenocarcinoma: a rare but aggressive disease. Clin Colorectal Cancer 4:241–248
27. Goldner B, Stabile BE (2014) Duodenal adenocarcinoma: why the extreme rarity of duodenal bulb primary tumors? Am Surg 80:956–959
28. Barnes G, Romero L, Hess KR, Curley SA (1994) Primary adenocacinoma of the duodenum: management and survival in 67 patients. Ann Surg Oncol 1:73–78
29. Agrawal S, McCarron EC, Gibbs JF et al (2007) Surgical management and outcome in primary adenocarcinoma of the small bowel. Ann Surg Oncol 14:2263–2269
30. Delle Fave G, Kwekeboom DJ, Van Cutsem E et al (2012) ENETS consensus guidelines for the management of patients with gastroduodenal neoplasms. Neuroendocrinology 95:74–87
31. Pape UF, Perren A, Niederle B et al (2012) ENETS consensus guidelines for the management of patients with neuroendocrine neoplasms from the jejuno-ileum and the appendix including goblet cell carcinomas. Neuroendocrinology 95:135–156
32. Pavel M, Baudin E, Couvelard A et al (2012) ENETS consensus guidlines for management of patients with liver and other distant metastases from neuroendocrine neoplasms of forgut, mitgut and hindgut, and unknown primary. Neuroendocrinology 95:157–176
33. Koch P (1997) Gastrointestinale Lymphome. Onkologe 3:530–534
34. Koch P, Valle F del, Berdel WE et al (2001) Primary gastrointestinal Non-Hodgkins Lympoma: I. anatomic and histological distribution, clinical features, and survival data of 371 patients registered in the German Multicenter Study NHL 01/92. J Clin Oncol 19:3861–3873
35. Pandey M, Wadhwa MK, Patel HP et al (1999) Malignant lymphoma of the gastrointestinal tract. Eur J Surg Oncol 25:164–167
36. Pott C, Hoster E, Delfau-Larue MH et al (2010) Molecular remission is an indipendent predictor of clinical outcome in patients with mantle cell lymphoma after combined immunochemotherapie: a European MCL intergroup study. Blood 115:3215–3223
37. DeMatteo RP (2012) Personalized therapy: prognostic factors in gastrointestinal stromal tumor (GIST). J Gastrointest Surg 16:1645–1647
38. Joensuu H, Eriksson M, Hall KS et al (2014) Risk factor for gastrointestinal stromal tumor reccurence in patients treated with adjuvant imatinib. Cancer 120:2325–2333
39. Grover S, Ashley SW, Raut CP (2012) Small intestine gastrointestinal stromal tumors. Curr Opin Gastroenterol 28:113–123

Onkologe 2015 · 21:433–442
DOI 10.1007/s00761-015-2923-3
Online publiziert: 16. April 2015

I. Hilgendorf · A. Hochhaus
Klinik für Innere Medizin II, Abteilung für Hämatologie und Internistische Onkologie, Universitäsklinikum Jena

Spätfolgen der allogenen Blutstammzelltransplantation

Zusammenfassung
In jedem Jahr erhalten in Deutschland ca. 3000 Patienten eine allogene Blutstammzelltransplantation (SZT). Die Überlebensraten dieser Patienten haben sich durch die Fortschritte in der Transplantationsmedizin und Supportivtherapie in den letzten Jahren erheblich verbessert. Dennoch ist die Lebenserwartung der transplantierten Patienten im Vergleich zur Gesamtbevölkerung verkürzt. Ursächlich dafür ist das gesteigerte Risiko für das Auftreten von Folgeerkrankungen bei Langzeitüberlebenden, die auch nach einem symptomfreien Intervall Jahre nach der SZT auftreten können. Das Spektrum der Folgeerkrankungen reicht von kardiovaskulären Spätschäden und diversen Organdysfunktionen bis hin zu Sekundärmalignomen. Dieser Beitrag gibt eine Übersicht über die häufigsten Spätfolgen nach SZT und Empfehlungen zur Langzeitnachsorge der Patienten. Um Langzeitfolgen zu verhindern bzw. rechtzeitig zu erkennen und zu behandeln, ist eine multidisziplinäre Nachsorge der Patienten erforderlich.

Schlüsselwörter
Chronische Graft-versus-Host-Erkrankung · Infektionen · Langzeitfolgen · Sekundärmalignome · Folgeerkrankungen

Lernziele

Nach der Lektüre dieses Beitrags
- **kennen Sie die wichtigsten Langzeitkomplikationen nach allogener Blutstammzell-transplantation,**
- **wissen Sie, welche klinischen Untersuchungen in der Nachsorge von Patienten nach Stammzelltransplantation notwendig sind,**
- **sind Ihnen die Impfungen, die nach Stammzelltransplantation erforderlich sind, bekannt,**
- **verstehen Sie die Notwendigkeit der Nachsorge von Patienten mit chronischer Graft-versus-Host-Erkrankung in Spezialambulanzen.**

Hintergrund

Die kumulative Inzidenz chronischer Erkrankungen 10 Jahre nach SZT liegt bei 59%

Die erzielten Erfolge in der Stammzelltransplantation (SZT) bedingen eine zunehmende Verlängerung des Gesamtüberlebens transplantierter Patienten. Gegenüber den 1990er-Jahren ging die Gesamtmortalität um 41% zurück [1]. Dennoch ist die Lebenserwartung transplantierter Patienten geringer als die der Gesamtbevölkerung [2]. Die kumulative Inzidenz chronischer Erkrankungen 10 Jahre nach SZT liegt bei 59% [3].

Trotz internationaler Empfehlungen [4, 5] stellt die Nachsorge von Patienten nach SZT gegenwärtig eine Herausforderung dar. Wesentliche Aspekte zur Langzeitnachsorge wurden kürzlich im Deutschen Ärzteblatt publiziert [6].

Chronische Graft-versus-Host-Erkrankung

Die cGVHD ist eine Multisystemerkrankung

Die chronische Graft-versus-Host-Erkrankung (cGVHD) ist die führende Langzeitkomplikation und die häufigste Ursache der späten Mortalität. Sie entsteht durch gestörte Toleranzmechanismen und tritt in der Regel 3 bis 24 Monate nach SZT auf. Häufig erinnern die Symptome an Autoimmunerkrankungen. Die cGVHD ist eine Multisystemerkrankung und kann in unterschiedlicher Ausprägung nahezu jedes Organsystem betreffen. Die häufigsten **Organmanifestationen** sind:
- *Augen*: Die cGVHD manifestiert sich meist als Keratoconjunctivitis sicca. Begleitend können eine Blepharitis sowie eine Inflammation mit Augenrötung vorliegen.
- *Gastrointestinaltrakt*: Mikrostomie mit eingeschränkter Nahrungsaufnahme, Schluckstörungen, Übelkeit, Erbrechen, chronische Durchfälle und Malabsorptionssyndrome können bei einer Be-

Delayed sequelae of allogeneic hematopoietic stem cell transplantation

Abstract
Annually approximately 3000 patients receive an allogeneic hematopoietic stem cell transplantation (SCT) in Germany. Recently, survival rates were remarkably improved due to the progress in transplantation medicine as well as supportive care; however, the life expectancy of patients is shorter compared with the general population. This is caused by the increased risk of delayed sequelae in long-term survivors, which can occur years after an asymptomatic interval following SCT. The spectrum of delayed sequelae includes late cardiovascular effects and diverse organ dysfunctions as well as secondary malignancies. This article provides an overview and recommendations for screening and preventive measures regarding frequently occurring late effects after SCT. Besides preventive measures a multidisciplinary follow-up of patients is required for early detection and treatment of late effects.

Keywords
Chronic graft-versus-host disease · Infections · Long term sequelae · Secondary malignancies · Secondary diseases

Infobox

Bilderkatalog und weitere Informationen zur cGVHD: http://www.gvhd.de

teiligung des Gastrointestinaltrakts vorliegen und erfordern häufig eine histologische Diagnostik.

- *Gelenke, Faszien*: Sowohl die cGVHD-assoziierte Fasziitis als auch die tiefe Hautsklerose können zu Bewegungseinschränkungen führen. Rheumatoide Beschwerden in Assoziation mit der cGVHD sind möglich.
- *Haut*: Das klinische Erscheinungsbild einer Hautbeteiligung ist variabel und reicht von Lichen-ruber-planus-ähnlichen und papulosquamösen Veränderungen über Hypo- oder Hyperpigmentierung, Poikilodermie und Morphea-ähnlichen Läsionen bis hin zu Lichen sclerosus oder sklerodermoiden Hautveränderungen mit tiefer Hautsklerose sowie dem Verlust von Hautanhangsorganen.
- *Leber*: Eine primäre Cholestase, aber auch hepatitische Verlaufsformen sind möglich und erfordern eine Abgrenzung gegenüber toxischen und viralen Ursachen.
- *Lunge*: Es können sich ein Bronchiolitis-obliterans-Syndrom (BOS) und seltener eine lymphozytäre Alveolitis entwickeln. Regelmäßige Lungenfunktionsprüfungen sind zur frühzeitigen Diagnose einer Lungenbeteiligung durch die cGVHD unabdingbar.
- *Schleimhäute*: Neben der Sicca-Symptomatik können lichenoide, erythematöse und/oder ulzeröse Veränderungen der Mundschleimhaut sowie Mukozelen auftreten. Infolge von Gingivitis, Parodontose und Karies droht der Zahnverlust als Spätkomplikation. Ein regelmäßiges Screening auf squamöse Karzinome ist erforderlich.

Symptome einer chronischen Vaginitis bei Frauen bzw. einer Phimose bei Männern müssen gezielt erfragt werden. Neben erosiven und ulzerativen Schleimhautveränderungen können auch Fissuren, Strikturen und Synechien auftreten.

Symptome einer chronischen Vaginitis bei Frauen bzw. einer Phimose bei Männern müssen gezielt erfragt werden

Die Diagnose der cGVHD erfolgt insbesondere klinisch auf Basis der spezifischen Symptome und wird durch weitere Untersuchungen wie die Lungenfunktion sowie ggf. durch eine histologische Diagnostik ergänzt [7]. Eine multidisziplinäre Betreuung der Patienten in Spezialambulanzen der Transplantationszentren ist aufgrund der Komplexität der cGVHD und den damit verbundenen Folgeerkrankungen notwendig.

Eine multidisziplinäre Betreuung der Patienten in Spezialambulanzen der Transplantationszentren ist notwendig

Endokrine Funktionsstörungen

Gonaden. Eine gonadale Funktionsbeeinträchtigung tritt bei über 90% der transplantierten Patienten auf [5]. Eine Hormonersatztherapie sollte in Abhängigkeit von Hormonstatus und Patientenalter erwogen werden und wird insbesondere für prämenopausale Patientinnen empfohlen, um das Osteoporose- bzw. Arterioskleroserisiko infolge einer vorzeitigen Menopause zu minimieren. Eine Erholung der Ovarialfunktion bzw. Spermatogenese wurde gelegentlich beobachtet [8].

Eine Hormonersatztherapie sollte in Abhängigkeit von Hormonstatus und Patientenalter erwogen werden

Nebenniere. Eine langfristige Steroidtherapie kann zum Auftreten einer sekundären **Nebenniereninsuffizienz** führen [8]. In Notfall- und Stresssituationen muss die vitale Gefährdung dieser Patienten bedacht werden.

Schilddrüse. Nach SZT entwickeln ca. 9–35% der Patienten eine **Hypothyreose**. Risikofaktoren sind eine stattgehabte Bestrahlung in dieser Region, eine GVHD und das Patientenalter. Seltener tritt eine Autoimmunthyreopathie mit Hyperthyreose nach Radiatio auf.

Eine Kontrolle der Schilddrüsenwerte (TSH, freies Trijodthyronin und Thyroxin) erfolgt im ersten Jahr halbjährlich, dann jährlich sowie beim Auftreten von Symptomen. Aufgrund des Schilddrüsenkarzinomrisikos nach Bestrahlung in diesem Bereich werden jährliche Kontrollsonographien empfohlen [6].

Aufgrund des Schilddrüsenkarzinomrisikos nach Bestrahlung werden jährliche Kontrollsonographien empfohlen

Herz-Kreislauf-System

Die kumulative Inzidenz für kardiovaskuläre Ereignisse beträgt 25 Jahre nach SZT 22%

Kardiovaskuläre Ereignisse treten insbesondere in Assoziation mit einer stattgehabten Ganzkörperbestrahlung oder Anthrazyklin-haltigen Chemotherapie auf. Die kumulative Inzidenz beträgt 25 Jahre nach SZT 22% [8]. Eine frühzeitige antihypertensive und/oder antilipämische Therapie, Ernährungsumstellung sowie regelmäßiger Ausdauersport und ein jährliches Screening auf das Vorliegen

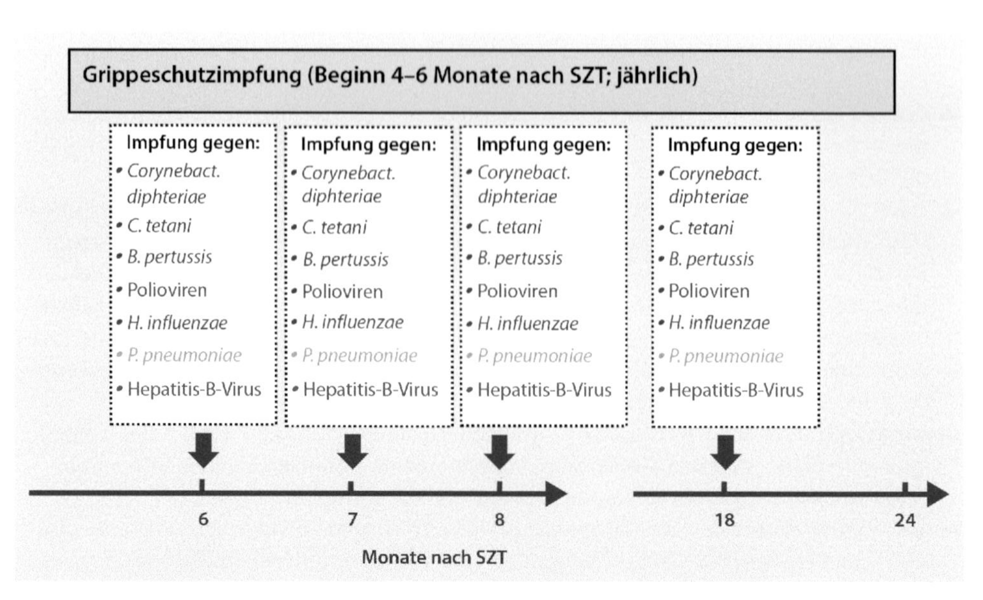

Abb. 1 ▲ Obligate Impfempfehlungen nach Stammzelltransplantation (SZT). (Mod. nach [10])

kardiovaskulärer Risikofaktoren werden für alle Patienten empfohlen und bei Risikopatienten um eine jährliche Echokardiographie und Ergometrie ergänzt.

Immundefizienz, Infektionen, Impfungen

Insbesondere Patienten mit cGVHD haben ein erhebliches Infektionsrisiko

Nach SZT ist das Risiko für das Auftreten von Infektionen erhöht. Darüber müssen Patienten ebenso aufgeklärt werden wie über Strategien zur Prophylaxe (z. B. Standardhändehygiene, Impfungen) und das Verhalten bei Warnsignalen (z. B. Einnahme der „Standby-Medikation" und sofortiger Arztbesuch). Insbesondere Patienten mit cGVHD haben aufgrund der verzögerten Immunrekonstitution, der immunsuppressiven Therapie sowie der funktionellen Asplenie ein erhebliches Infektionsrisiko. Der Verlust der protektiven Immunität gegenüber Erkrankungen, denen durch Impfungen vorgebeugt werden kann, erfordert die Wiederimpfung als Grundimmunisierung mit Konjugatimpfstoffen. Neben den in ◻ **Abb. 1** dargestellten obligaten **Impfungen** kann optional gegen Meningitis, Hepatitis A, Frühsommermeningoenzephalitis und Papillomaviren geimpft werden [10]. Eine Vakzinierung mit Lebendimpfstoffen (z. B. Masern, Mumps, Röteln) ist frühestens 24 Monate nach SZT und nur bei immunkompetenten Patienten möglich [10].

Bei einem nachgewiesenen Mangel an IgG (<400 mg/dl) bzw. einem Immunglobulinsubklassenmangel und rezidivierenden Infekten kann eine Substitution polyvalenter **Immunglobuline** erwogen werden [7].

Leber

Hepatische Spätfolgen können infolge von medikamententoxischen oder transfusionsassoziierten Nebenwirkungen auftreten, aber auch durch eine Reaktivierung einer stattgehabten viralen Hepatitis oder einer Lebermitbeteiligung der GVHD [11]. Eine **Hämosiderose** bedingt Sekundärschäden in unterschiedlichen Organsystemen, tritt bei ca. der Hälfte der Patienten auf und ist mit einer gesteigerten Mortalität assoziiert. Sie wird anhand von Laborparametern, einer Magnetresonanztomographie oder Leberbiopsie diagnostiziert und durch Aderlässe eventuell in Kombination mit Eisenchelatoren therapiert [12].

Die Wahrscheinlichkeit von hepatischen Spätfolgen ist bei Trägern einer chronischen Hepatitis C erhöht

Die Wahrscheinlichkeit von hepatischen Spätfolgen ist bei Trägern einer chronischen Hepatitis C erhöht. Infolge einer HBV-Reaktivierung kann komplizierend eine Leberzirrhose hinzutreten.

Lunge

Pulmonale Spätfolgen beginnen oft schleichend und werden durch eine cGVHD, rezidivierende Infektionen und/oder therapieassoziierte Spätfolgen verursacht. Eine Frühdiagnose vor Symptombeginn kann durch vierteljährliche **Lungenfunktionsverlaufskontrollen** während der ersten 2 Jahre nach SZT gelingen und erfordert einen raschen Therapiebeginn. Eine pulmonale Rehabilitation kann zur Steigerung der physischen Leistungsfähigkeit von Patienten mit BOS beitragen [13].

Muskuloskeletales System

Neben den Beschwerden infolge einer cGVHD sowie einer Wachstumsretadierung bei Kindern können eine frühzeitige Abnahme der Knochendichte und seltener eine avaskuläre Osteonekrose auftreten. Eine Prophylaxe mit Vitamin D und Kalzium sowie die Durchführung einer dualen Röntgenabsorptiometrie (DXA) werden für alle Patienten im ersten Jahr nach SZT empfohlen [14]. Der Einsatz von **Bisphosphonaten** erfolgt zur Prophylaxe bei Hochrisikopatienten und zur Therapie der Osteoporose [14]. Physiotherapie und Ausdauertraining können zum Mobilitätserhalt sowie zur Steigerung der Muskelkraft, Ausdauer und Leistungsfähigkeit beitragen. Die multidisziplinäre Betreuung wird durch einen Hormonstatus ergänzt.

Eine Prophylaxe mit Vitamin D und Kalzium sowie die Durchführung einer DXA werden für alle Patienten im ersten Jahr nach SZT empfohlen

Nervensystem

Neurologische Spätfolgen [15] treten bei 31–44% der transplantierten Patienten auf [16, 17, 18].

Peripheres Nervensystem. Eine Schädigung des peripheren Nervensystems äußert sich häufig in den Symptomen einer **Polyneuropathie**. Ursachen hierfür sind z. B. die Therapie mit Calcineurininhibitoren [16], eine cGVHD oder ein komplikationsreicher Verlauf der SZT.

Zentralnervensystem. Komplikationen, die das zentrale Nervensystem betreffen, begrenzen häufig den Erfolg der SZT. Die Ursachen sind mannigfaltig und reichen von einer Mitbeteiligung im Rahmen einer GVHD [15, 19] über Infektionen, Blutungen und das Auftreten einer Leukenzephalopathie bis hin zum Lokalrezidiv der Grunderkrankung.

Beim Auftreten von neurologischen Symptomen sollen deshalb eine Mitbeurteilung des Patienten durch einen Neurologen inklusive bildgebender Diagnostik und ggf. eine Lumbalpunktion erfolgen.

Beim Auftreten von neurologischen Symptomen soll eine Mitbeurteilung des Patienten durch einen Neurologen erfolgen

Nieren

Die Genese einer **chronischen Niereninsuffizienz** ist oft multifaktoriell und wird von der Verwendung nephrotoxischer Medikamente sowie der Intensität der Konditionierungstherapie einschließlich Bestrahlung der Nierenregion bestimmt.

Alle 6 bis 12 Monate nach SZT werden Blutdruckmessung, Bestimmung der Nierenretentionsparameter und ein Proteinuriescreening empfohlen [20]. Bei Patienten mit einem Kreatininanstieg und neu aufgetretener Proteinurie sollte eine Nierenbiopsie diskutiert werden [20].

Psychosoziale Folgen

Das Spektrum reicht von Schlaflosigkeit, Fatigue und kognitiven Funktionsstörungen über Angst und Depression bis hin zu einer erhöhten Rate von Unfällen und Suiziden. Eine verminderte Libido sowie Störungen der Sexualfunktion können zudem die Lebensqualität beeinflussen.

Das jährliche Screening auf das Vorliegen von psychosozialen Belastungsfaktoren [4] einschließlich einer Störung der Sexualfunktion, Depression oder Angststörung ist deshalb Bestandteil der Langzeitnachsorge.

Das jährliche Screening auf das Vorliegen von psychosozialen Belastungsfaktoren ist Bestandteil der Langzeitnachsorge

Zweitmalignome

Das Risiko für Zweitmalignome steigt mit zunehmendem zeitlichem Abstand zur SZT kontinuierlich an [21]. Es erreicht 20 Jahre nach SZT eine kumulative Inzidenz von 8,8% [3]. Neben einer Ganzkörperbestrahlung tragen auch das Patientenalter und eine cGVHD zu einer Risikosteigerung bei. Zweitneoplasien manifestieren sich insbesondere an Haut, Mundschleimhaut und Schilddrüse.

Die Durchführung einer Mammographie wird ab dem 40. Lebensjahr für alle Frauen im jährlichen oder 2-jährlichen Abstand empfohlen [5]. Abweichend davon sollen Patientinnen, deren Tho-

Zweitneoplasien nach SZT manifestieren sich insbesondere an Haut, Mundschleimhaut und Schilddrüse

rax im jungen Lebensalter mit ≥20 Gy bestrahlt wurde, 8 Jahre nach Abschluss der Bestrahlungstherapie bzw. ab dem 25. Lebensjahr ein Screening erhalten. Sexuell aktive Patientinnen und Frauen ab dem 21. Lebensjahr sollen aufgrund des Zervixkarzinomrisikos Pap-Abstriche erhalten [5].

Fazit für die Praxis

- **Die Verbesserung des Gesamtüberlebens nach SZT erfordert eine Langzeitnachsorge von immer mehr Patienten. Diese Patienten tragen ein erhöhtes Risiko, Komorbiditäten und Spätfolgen wie Organdysfunktionen, rezidivierende Infektionen, psychosoziale Störungen und Zweitmalignome zu entwickeln.**
- **Die Morbidität und Mortalität von Langzeitüberlebenden nach SZT ist demzufolge erhöht.**
- **Um Spätfolgen zu vermeiden oder frühzeitig zu diagnostizieren und zu therapieren, ist eine strukturierte Nachsorge erforderlich, die Präventionsmaßnahmen wie Krebsvorsorgeuntersuchungen und Impfungen einschließt.**
- **Die Nachsorge nach Stammzelltransplantation erfordert eine enge Kooperation zwischen Patienten, Hausarzt, niedergelassenem Facharzt und Transplantationszentrum.**
- **Aufgrund der Komplexität der chronischen GVHD und der damit assoziierten Spätfolgen ist eine multidisziplinäre Langzeitnachsorge dieser Patienten in Spezialambulanzen an den Transplantationszentren notwendig.**

Korrespondenzadresse

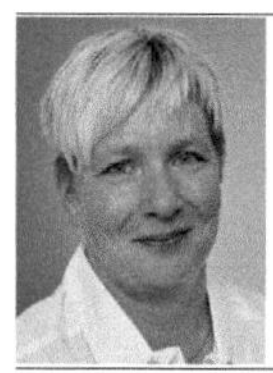

PD Dr. I. Hilgendorf
Klinik für Innere Medizin II, Abteilung für Hämatologie und Internistische Onkologie, Universitäsklinikum Jena
Erlanger Allee 101, 07747 Jena
Inken.Hilgendorf@med.uni-jena.de

Einhaltung ethischer Richtlinien

Interessenkonflikt. I. Hilgendorf und A. Hochhaus geben an, dass kein Interessenkonflikt besteht.

Dieser Beitrag beinhaltet keine Studien an Menschen oder Tieren.

Literatur

1. Gooley TA, Chien JW, Pergam SA et al (2010) Reduced mortality after allogeneic hematopoietic-cell transplantation. N Engl J Med 363(22):2091–2101
2. Wingard JR, Majhail NS, Brazauskas R et al (2011) Long-term survival and late deaths after allogeneic hematopoietic cell transplantation. J Clin Oncol 29(16):2230–2239
3. Sun C, Francisco L, Kawashima T et al (2010) Prevalence and predictors of chronic health conditions after hematopoietic cell transplantation: a report from the Bone Marrow Transplant Survivor Study. Blood 116(17):3129–3139
4. Majhail NS, Rizzo JD, Lee SJ et al (2012) Recommended screening and preventive practices for long-term survivors after hematopoietic cell transplantation. Biol Blood Marrow Transplant 18(3):348–371
5. Rizzo JD, Wingard JR, Tichelli A et al (2006) Recommended screening and preventive practices for long-term survivors after hematopoietic cell transplantation: joint recommendations of the European Group for Blood and Marrow Transplantation, the Center for International Blood and Marrow Transplant Research, and the American Society of Blood and Marrow Transplantation. Biol Blood Marrow Transplant 12(2):138–151
6. Hilgendorf I, Greinix H, Halter JP et al (2015) Langzeitnachsorge nach allogener Stammzelltransplantation. Dtsch Arztbl Int 112(4):51–58
7. Wolff D, Bertz H, Greinix H et al (2011) The treatment of chronic graft-versus-host disease: consensus recommendations of experts from Germany, Austria, and Switzerland. Dtsch Arztbl Int 108(43):732–740
8. Kauppila M, Koskinen P, Irjala K et al (1998) Long-term effects of allogeneic bone marrow transplantation (BMT) on pituitary, gonad, thyroid and adrenal function in adults. Bone Marrow Transplant 22(4):331–337
9. Tichelli A, Bucher C, Rovó A et al. (2007) Premature cardiovascular disease after allogeneic hematopoietic stem-cell transplantation. Blood 110(9):3463–3471
10. Hilgendorf I, Freund M, Jilg W et al (2011) Vaccination of allogeneic haematopoietic stem cell transplant recipients: report from the international consensus conference on clinical practice in chronic GVHD. Vaccine 29(16):2825–2833
11. Kida A, McDonald GB (2012) Gastrointestinal, hepatobiliary, pancreatic, and iron-related diseases in long-term survivors of allogeneic hematopoietic cell transplantation. Semin Hematol 49(1):43–58

12. Majhail NS, Lazarus HM, Burns LJ (2010) A prospective study of iron overload management in allogeneic hematopoietic cell transplantation survivors. Biol Blood Marrow Transplant 16(6):832–837
13. Tran J, Norder EE, Diaz PT et al (2012) Pulmonary rehabilitation for bronchiolitis obliterans syndrome after hematopoietic stem cell transplantation. Biol Blood Marrow Transplant 18(8):1250–1254
14. McClune BL, Polgreen LE, Burmeister LA et al (2011) Screening, prevention and management of osteoporosis and bone loss in adult and pediatric hematopoietic cell transplant recipients. Bone Marrow Transplant 46(1):1–9
15. Solaro C, Murialdo A, Giunti D et al (2001) Central and peripheral nervous system complications following allogeneic bone marrow transplantation. Eur J Neurol 8(1):77–80
16. Gallardo D, Ferra C, Berlanga JJ et al (1996) Neurologic complications after allogeneic bone marrow transplantation. Bone Marrow Transplant 18(6):1135–1139
17. Teive HAG, Funke V, Bitencourt MA et al (2008) Neurological complications of hematopoietic stem cell transplantation (HSCT): a retrospective study in a HSCT center in Brazil. Arq Neuropsiquiatr 66(3B):685–690
18. Brabander C de, Cornelissen J, Smitt PA et al (2000) Increased incidence of neurological complications in patients receiving an allogenic bone marrow transplantation from alternative donors. J Neurol Neurosurg Psychiatry 68(1):36–40
19. Sostak P, Padovan CS, Yousry TA et al (2003) Prospective evaluation of neurological complications after allogeneic bone marrow transplantation. Neurology 60(5):842–848
20. Abboud I, Peraldi M, Hingorani S (2012) Chronic kidney diseases in long-term survivors after allogeneic hematopoietic stem cell transplantation: monitoring and management guidelines. Semin Hematol 49(1):73–82
21. Rizzo JD, Curtis RE, Socié G et al (2009) Solid cancers after allogeneic hematopoietic cell transplantation. Blood 113(5):1175–1183

Onkologe 2015 · 21:533–550
DOI 10.1007/s00761-015-2971-8
Online publiziert: 20. Mai 2015

E. Eigendorff · A. Hochhaus
Abteilung Hämatologie/Onkologie, Universitätsklinikum Jena, Jena

Akute Leukämien des Erwachsenen

Zusammenfassung

Hintergrund. Die Prognose erwachsener Patienten mit akuten Leukämien hat sich in den vergangenen Jahren durch die Einführung neuer diagnostischer und therapeutischer Verfahren sowie Fortschritte im Bereich der supportiven Therapie stetig verbessert.
Methodik. Dieser Beitrag gibt eine Übersicht über aktuell verfügbare Optionen und die klinische Herangehensweise zur Diagnostik und Therapie akuter Leukämien.
Ergebnisse. Neben Alter und Performance-Status des Patienten erlauben zytogenetische und molekulare Marker Schlussfolgerungen über den individuellen Risikostatus und die erforderliche Intensität der Systemtherapie. Die Durchführung einer allogenen Blutstammzelltransplantation steht zunehmend auch älteren Patienten zur Verfügung, ist jedoch weiterhin mit einer teilweise erheblichen Langzeitmorbidität behaftet. Bei jüngeren Patienten mit akuter myeloischer Leukämie (AML) wird nach wie vor eine klassische Induktionschemotherapie mit einem Anthracyclin und Cytarabin durchgeführt. Patienten mit zytogenetisch bzw. molekulargenetisch determiniertem intermediärem oder erhöhtem Risikoprofil profitieren nach erreichter Remission von einer primären allogenen Blutstammzelltransplantation in erster Remission. Die Prognose älterer Patienten mit AML wird durch die Einführung demethylierender Substanzen positiv beeinflusst. Patienten mit akuter lymphatischer Leukämie (ALL) werden primär mit komplexen sequenziellen Therapieschemata in Anlehnung an etablierte Therapieverfahren der kindlichen ALL therapiert, eine allogene Stammzelltransplantation wird bei biologisch oder zytogenetisch determinierten Hochrisikogruppen angestrebt. Während bei der ALL eine „targeted therapy" bei Patienten mit einer bcr-abl-positiven Leukämie fest etabliert ist und die Remissionsrate sowie das Langzeitüberleben erheblich verbessert hat, stehen vergleichbare Konzepte bei der AML derzeit erst am Anfang. Die verbesserte Standardisierung und Erweiterung supportiver therapeutischer Maßnahmen, insbesondere durch die Einführung moderner Antimykotika, hat einen erheblichen Beitrag zur Verbesserung der Prognose von Patienten mit akuten Leukämien geleistet.
Schlussfolgerungen. Die verbesserten diagnostischen und therapeutischen Möglichkeiten bei Patienten mit akuten Leukämien erfordern ein komplexes Management. Von molekular zielgerichteten Therapiestrategien profitieren derzeit nur Subgruppen von Patienten. Eine Behandlung im Rahmen von Studien und an spezialisierten Zentren ist anzustreben.

Schlüsselwörter

Akute myeloische Leukämie · Akute lymphatische Leukämie · Risikostratifizierung · Allogene Blutstammzelltransplantation · Molekular zielgerichtete Therapie

Lernziele

Nach der Lektüre dieses Beitrages
- **sind Sie in der Lage, die Diagnostik akuter Leukämien zu koordinieren,**
- **verstehen Sie die Grundzüge der Risikostratifizierung,**
- **können Sie die Auswahl der Systemtherapien für verschiedene Patientenpopulationen nachvollziehen,**
- **kennen Sie ausgewählte molekulare Therapiestrategien.**

Hintergrund

Akute Leukämien sind eine heterogene Gruppe hämatologischer Neoplasien, die durch die klonale Expansion myeloischer oder lymphatischer Blasten in Blut, Knochenmark und/oder peripheren Ge-

Acute leukemia in adults

Abstract

Background. The prognosis of adult patients with acute leukemia has continuously improved over the years due to the introduction of new diagnostic and therapeutic procedures and progress in the field of supportive therapy.
Methods. This article gives an overview of the currently available options and the clinical approach to the diagnostics and therapy of acute leukemia.
Results. The standardization as well as improvements in diagnostic procedures, in particular by immunocytological and genetic procedures, allow a more rapid determination of the exact diagnosis. In addition to age and performance status of patients, an established panel of cytogenetic and molecular markers allows an individual risk stratification for selecting the most appropriate therapeutic procedure for each patient. In acute myeloid leukemia (AML) younger patients with genetically determined intermediate and poor risk status benefit from allogeneic stem cell transplantation whereas patients in the low risk group are still primarily treated with conventional induction chemotherapy with anthracycline and cytarabine. The poor prognosis of elderly patients with AML has been improved by the development of stem cell transplantation procedures with reduced intensity conditioning and for patients not suitable for stem cell transplantation, the introduction of less toxic demethylating substances allows a substantial improvement in outcome and quality of life compared to cytoreductive therapy alone. The additional role of targeted therapies in AML is still under investigation. In adult patients with acute lymphoblastic leukemia (ALL), the standard systemic therapy still consists of complex cytotoxic regimens which have been modified from pediatric protocols. Biologically and genetically determined subgroups of ALL patients as well as poor responders, who can be identified by the detection of significant molecular determined residual disease (MRD) after standard therapy, benefit from allogeneic transplantation in first remission. In patients with bcr-abl positive ALL, the implementation of first and second generation tyrosine kinase inhibitors has led to rapidly rising response rates and less toxicity. Patients with relapsed ALL may benefit from new molecular options, e.g. bispecific antibodies. Additionally, improved standardization and supportive care, particularly due to the introduction of modern antimycotic agents, increase the treatment options and improve the prognosis of patients with acute leukemia.
Conclusion. The improved diagnostic and therapeutic options for patients with acute leukemia require a complex management. Currently only subgroups of patients benefit from molecular targeted therapeutic strategies. Due to this increasing complexity in the management, patients with acute leukemia should be treated in academic centers and within clinical trials.

Keywords

Acute myeloid leukemia · Acute lymphoblastic leukemia · Risk stratification · Allogeneic stem cell transplantation · Targeted therapy

weben charakterisiert sind. Im Erwachsenenalter dominiert mit ca. 75% aller Fälle die akute myeloische Leukämie (AML), die im Median um das 65. Lebensjahr erstdiagnostiziert wird, ca. ein Drittel der Patienten mit AML hat bei der Erstdiagnose das 75. Lebensjahr bereits überschritten. Insgesamt wird im Zuge der demografischen Entwicklung und des zunehmenden Langzeitüberlebens von Patienten nach systemischen Chemotherapien (als potenzieller Risikofaktor für eine sekundäre therapieassoziierte AML) mit einer steigenden Inzidenz der Erkrankung in den kommenden Jahren gerechnet [1, 2]. Mithilfe verbesserter konventioneller Therapieverfahren, insbesondere der Einführung von Anthracyclinen und Cytarabin in Induktionstherapieschemata konnte die Rate primärer Remissionen bei der AML in den vergangenen Jahrzehnten auf bis zu 80% gesteigert werden. Anhaltende Remissionen werden allerdings nur bei etwa 40% unselektierter Patienten erreicht, wobei die Remissionsrate mit zunehmendem Lebensalter deutlich abnimmt [3]. Im Kontrast hierzu liegt der Altersgipfel der akuten lymphatischen Leukämie (ALL) etwa im 15. Lebensjahr, sodass diese Erkrankung nur etwa 20–25% aller akuten Leukämiefälle im Erwachsenenalter ausmacht. Die Korrelation einer Prognoseverschlechterung mit steigendem Lebensalter ist bei der ALL noch deutlicher ausgeprägt. Während die Langzeitheilungsrate bei kindlichen Patienten mittlerweile bis zu 90% beträgt, werden für erwachsene Patienten Heilungsraten von lediglich 20–60% berichtet [2]. Die erreichten Fortschritte in der Diagnostik sowie die Etablierung spezifischer Therapieformen und Verbesserungen supportiver therapeutischer Maßnahmen haben insgesamt zu einem stetigen Anstieg der Überlebensraten geführt [4].

Im Erwachsenenalter dominiert mit ca. 75% aller Fälle die AML

Die ALL macht nur etwa 20–25% aller akuten Leukämiefälle im Erwachsenenalter aus

Diagnostik

Klinisch steht bei den Patienten mit akuten Leukämien eine Leistungsabnahme als Ausdruck der meist vorhandenen Anämie im Vordergrund, häufig auch Schwitzen, Fieber und remittierende Infekte sowie Blutungszeichen. Das periphere Blutbild ist nicht immer wegweisend. Eine reine Leukozytose ohne Anämie und Thrombozytopenie deutet meist eher auf eine chronische Leukämie hin. Verschiedene Konsensusempfehlungen sind in den vergangenen Jahren zur erforderlichen Diagnostik bei Verdacht auf das Vorliegen einer akuten Leukämie publiziert worden. Kernbestandteil ist nach wie vor die Durchführung einer **Knochenmarkzytologie**. Für die Diagnose einer AML wird ein Mindestanteil von 20% Blasten in Blut oder Knochenmark gefordert [5]. Ausnahmen bilden hier AML-Subtypen mit spezifischen genetischen Aberrationen, bei denen bereits der Nachweis bestimmter genetischer Klonalitätsmarker die Diagnose absichert, ohne dass der Blastenanteil den ansonsten erforderlichen Schwellenwert erreicht hat. Auf die zusätzliche Gewinnung eines histologischen Beckenkammtrepanats kann bei suffizienter Zytologie verzichtet werden (◘ **Tab. 1**). Zur Frage der Linienzugehörigkeit akuter Leukämien (myeloisch vs. B- oder T-lymphatisch) hat die Immunphänotypisierung des Knochenmarkaspirats die klassischen zytochemischen Färbemethoden stark zurückgedrängt und wird obligat bei der Erstdiagnose der Erkrankung empfohlen [2, 3]. Verschiedene Empfehlungen haben den Umfang des zu untersuchenden immunphänotypischen Panels an Zelloberflächenmarkern zur sicheren Diagnosestellung weitgehend konsentiert. Die Methode erlaubt auch die Identifizierung seltener biphänotypischer Leukämieformen, kann jedoch die lichtmikroskopische zytologische Quantifizierung des Blastenanteils nicht ersetzen. Obligater Bestandteil der Erstdiagnostik ist auch die Durchführung einer konventionellen Metaphasenzytogenetik des Knochenmarkaspirats. Der Nachweis bestimmter genetischer **Klonalitätsmarker** ist von essenzieller Bedeutung für prognostische Erwägungen und die damit verbundene Therapiewahl für den einzelnen Patienten und erlaubt zudem teilweise eine zusätzliche Remissionskontrolle durch die Bestimmung einer minimalen Resterkrankung. Für den Nachweis eines normalen Karyotyps ohne Aberrationen sollten mindestens 20 Metaphasen als unauffällig untersucht worden sein. Die Risikoeinteilung der AML orientiert sich heutzutage ganz überwiegend an zytogenetischen Risikofaktoren. Da sich bei der AML bei etwa 40% der Patienten eine unauffällige Metaphasenzytogenetik zeigt und die formelle Einteilung dieser Patientenpopulation in eine intermediäre Risikogruppe der prognostischen Heterogenität dieser Gruppe widerspricht, wurden neben der klassischen Metaphasenzytogenetik weitere molekulargenetische Marker definiert und mittlerweile in die WHO-Klassifikation übernommen [5]. Die zusätzliche Bestimmung molekularer Marker wird zumindest bei Patienten mit unauffälligem oder nicht bestimmbarem Karyotyp additiv empfohlen, da sie eine zusätzliche Aussage über prognostische Gesichtspunkte erlaubt (◘ **Tab. 1**). Im Zuge der weiteren Entwicklung molekularer Diagnostik sowie des zu erwartenden Wissenszuwachses über molekular definierte prognostische Faktoren wird zunehmend ein „biobanking" von Probenmaterial aus Blut und Knochenmark bei der Erst-

Das periphere Blutbild ist nicht immer wegweisend

Die Immunphänotypisierung des Knochenmarkaspirats wird obligat bei der Erstdiagnose empfohlen

Die zusätzliche Bestimmung molekularer Marker erlaubt eine Aussage über prognostische Gesichtspunkte

Tab. 1 Diagnostische Maßnahmen bei neu diagnostizierter akuter Leukämie. (Mod. nach [3])

Obligat	Optional
Blutbild und Differenzialblutbild	
Knochenmarkaspirat	Knochenmarktrepanat
Immunphänotypisierung	Zytochemie
Metaphasenzytogenetik	FISH
Molekulargenetik obligat bei AML mit unauffälligem Karyotyp sowie bei ALL (bcr-abl)	Biobanking
Additive Diagnostik bei Erstdiagnose	
ECOG – Performance-Status	
Anamnese/Komorbiditäten	
Beratung Fertilitätserhaltung	
Einschätzung der Eignung zur eventuellen allogenen Blutstammzelltransplantation	
Hepatitis A, B, C; HIV1; CMV-Serologie	
Erweiterte Gerinnungsanalyse	
Klinische Chemie	
EKG, Thoraxröntgenaufnahme, Echokardiographie	
HLA-Typisierung	

AML akute myeloische Leukämie, *ALL* akute lymphatische Leukämie, *FISH* Fluoreszenz-in-situ-Hybridisierung, *ECOG* Eastern Cooperative Oncology Group, *CMV* Zytomegalievirus.

diagnose akuter Leukämien für eine eventuelle spätere Verwendung empfohlen [3]. Bisher werden die Kosten der im Rahmen der Erstdiagnostik akuter Leukämien erforderlichen diagnostischen Methoden nur unzureichend im DRG-System abgebildet.

Prognoseeinteilung und Therapiewahl

Akute Myeloische Leukämie

Die Prognose von Patienten mit AML wird sowohl durch patientenspezifische als auch durch krankheitsspezifische Faktoren beeinflusst. Krankheitsspezifisch waren eine initiale Hyperleukozytose, eine Infiltration von Haut oder inneren Organen sowie mangelndes Ansprechen auf die Therapie lange Zeit die einzig verfügbaren Variablen zur Prognoseabschätzung. In den vergangenen Jahrzehnten haben sich ergänzend prognostisch validere zytogenetische und teilweise auch molekulargenetische Marker etabliert, deren Bestimmung obligat bei der Erstdiagnose einer AML durchgeführt wird (◘ **Tab. 1**; **2**, [1, 3]). Führend sind bisher zytogenetisch determinierte prognostische Einteilungen (◘ **Tab. 3**). Lediglich bei zytogenetisch unauffälligem Karyotyp hat sich die zusätzliche Bestimmung molekularer Marker bisher etablieren können. Bei anderen Subgruppen ist die Datenlage zu molekular determinierten Risikofaktoren teilweise widersprüchlich, zudem können Mutationen mit unterschiedlicher prognostischer Bedeutung nicht selten synchron beim selben Patienten nachgewiesen werden. Auch wenn bisher kein Konsens über das Panel an zu bestimmenden molekularen Markern erreicht ist, wird die Teilnahme an Therapiestudien sowie ein **„biobanking"** bei der Erstdiagnose der Erkrankung empfohlen, um später ggf. auf vorhandenes Probenmaterial zurückgreifen zu können [3]. Problematisch ist, dass insbesondere bei älteren (>60 Jahre) Patienten schon vor Therapiebeginn eine Einschätzung darüber getroffen werden muss, ob der Patient für eine intensive Induktionschemotherapie und/oder eine nachfolgende allogene Stammzelltransplantation geeignet scheint. Häufig stehen zu diesem Zeitpunkt die Bestimmung zytogenetischer und molekularer Marker jedoch noch aus, und eine Verzögerung des Therapiebeginns ist nicht immer vertretbar. Die zur Einschätzung des biologischen Alters und der Komorbiditäten in Geriatrie oder geriatrischer Onkologie verwendeten Prognosescores haben sich bisher bei AML-Patienten nicht gegen den „klinischen Blick" durchsetzen können. Neuerdings wurden jedoch verschiedene **prognostische Indizes** veröffentlicht, bei denen sich (webbasiert) im Falle älterer (>60 Jahre) AML-Patienten die Frühletalität und die Wahrscheinlichkeit des Erreichens einer kompletten Remission unter einer klassischen intensiven Induktionschemotherapie besser abschätzen lässt und somit die Therapiewahl erleichtert [6].

Akute lymphatische Leukämie

Eine Besonderheit stellt die Philadelphia-Chromosom- bzw. bcr-abl-positive ALL dar

Ähnlich wie bei der AML wurden auch bei der ALL verschiedene krankheitsspezifische Risikofaktoren determiniert, die den Patienten für eine ungünstige Prognose prädestinieren (◘ **Tab. 4**). Neben dem Immunphänotyp bestimmter Vorläufer-ALL-Subgruppen und einer initialen hohen Leukozytenzahl haben sich auch bei der ALL zytogenetische Marker etabliert, die für eine negative Prognose sprechen [2]. Eine Besonderheit stellt die Philadelphia-Chromosom- bzw. bcr-abl-positive ALL dar, deren sehr schlechte Prognose sich in den vergangenen Jahren durch eine zusätzliche spezifische Therapie mit Tyrosinkinaseinhibitoren (TKI) deutlich verbesserte [4, 7, 8]. Als Besonderheit kann bei der ALL zur besseren Beurteilung des Remissionsstatus der molekulare Verlauf der mini-

Tab. 2 WHO-Klassifikation akuter Leukämien. (Mod. nach [5])

Myeloisch	Lymphatisch
AML mit rekurrenten zytogenetischen oder molekulargenetischen Aberrationen t(8;21); inv(16); t(16;16); t(15;17); t(9;11); t(6;9); inv(3); t(3;3); t(1;22); molekularer Nachweis von NMP1 oder CEBPA-Mutation	**ALL B-lymphoblastisch nicht näher klassifizierbar**
AML nicht näher klassifizierbar (Einteilung nach der alten FAB-Klassifikation)	**ALL B-lymphoblastisch mit rekurrenten genetischen Veränderungen** t(9;22) bcr-abl1; t(v;11q23) MLL rearranged; t(12;21); t(5;14); t(1;19); Hyperdiploidie oder Hypodiploidie
AML mit Myelodysplasie-assoziierten Veränderungen (morphologisch, Krankengeschichte, zytogenetisch)	**ALL T-lymphoblastisch**
AML therapieassoziiert	
Myelosarkom	
Seltene Formen	
Additive Diagnostik bei Erstdiagnose	

AML akute myeloische Leukämie, *ALL* akute lymphatische Leukämie.

Tab. 3 Krankheitsspezifische Risikofaktoren der akuten myeloischen Leukämie (AML) nach modifizierten Kriterien des European Leukemia Network (ELN). (Mod. nach [1, 3])

Zytogenetisch und molekulargenetisch determinierte Risikoklassifikation der AML	
Modifizierte ELN-Risikogruppe	**Markerkonstellation**
Günstig	**t(8;21); inv(16); t(16;16); t(15;17)** Normaler Karyotyp mit Nachweis von NPM1- oder homozygoter CEBPA-Mutation ohne FLT3-ITD-Mutation
Intermediärrisiko I	Normaler Karyotyp ohne NPM1/FLT3/CEBPA-Mutation
Intermediärrisiko II	**t(9;11), MLLT3-MLL** Zytogenetische Abnormalitäten, nicht als (un)günstig definiert; AML mit FLT3-Mutation
Ungünstig	**Inv(3)/t(3;3); t(6;9); t(v;11)(v;q23); -5 o. del5q; -7; abnl(17p); komplex aberranter Karyotyp**

Tab. 4 Akute lymphatische Leukämie (ALL) – negativ determinierte Prognosefaktoren des Erwachsenen. (Mod. nach [2])

Leukozytenzahl	30 gpt/l bei B-Vorläufer-ALL
Immunphänotyp	Pro-B; early T
Zytogenetik	t(9;22);t(4;11); komplex aberranter Karyotyp
Zytologischer Remissionsstatus	Späte Komplettremission nach Induktion
Molekularer Remissionsstatus (MRD)	Hohes Niveau nach Frühkonsolidierung Erneuter MRD-Anstieg

MRD minimale Resterkrankung.

malen Resterkrankung (MRD) genutzt werden. Hierfür wurden quantitative PCR (Polymerasekettenreaktion)-Methoden zur Bestimmung patientenspezifischer klonaler Genrearrangements von Immunglobulinen oder T-Zell-Rezeptoren entwickelt [9]. Diese sind standardisiert nutzbar und sollten bei ALL-Patienten obligat im Therapieverlauf zur **MRD-Bestimmung** eingesetzt werden, da auch Patienten mit fortbestehender MRD in den aktuellen Studiengenerationen einer Risikogruppe zuzuordnen sind. Vereinfacht ausgedrückt, wird für geeignete ALL-Patienten mit mindestens 1 Risikofaktor, der die Zuordnung zu einer Hochrisikogruppe erlaubt, die Durchführung einer Stammzelltransplantation empfohlen [2, 9].

Therapie der akuten myeloischen Leukämie

Akute myeloische Leukämie des jüngeren Patienten

Primärtherapie

Weltweiter Standard seit Jahrzehnten ist eine intensive **Induktionschemotherapie** mit 3-tägiger Anthracyclin-Gabe und 7-tägiger Cytarabin-Applikation nach dem sog. „3+7-Schema", das nach wie vor die höchsten Raten an Komplettremissionen (60–80%) erreicht (Ausnahme: Promyelozytenleukämie s. unten). Neuere Anthracycline haben sich bisher in der Induktionschemotherapie nicht gegen aus-

Tab. 5 Rezidivrisiken der akuten myeloischen Leukämie mit und ohne allogene Blutstammzelltransplantation. (Mod. nach [1, 3])

ELN-Risikogruppe	Rezidivrisiko ohne SCT (%)	Rezidivrisiko mit SCT (%)	SCT gerechtfertigt nur bei maximaler Mortalität (%)	SCT gerechtfertigt nur bei HCT-CI
Günstig	30–40	15–25	<10–15	<1
Intermediär I	45–60	20–25	<20–25	<2
Intermediär II	70–80	30–40	<30	≤3–4
Ungünstig	>90	45–55	<40	≤5

ELN European Leukemia Network, *SCT* Stammzelltransplantation, *HCT-CI* erwarteter Morbiditätsindex einer Stammzelltransplantation.

reichend dosiertes Daunorubicin (60–90 mg/m^2 an 3 Tagen) durchsetzen können. Ebenso erbrachte hoch dosiertes Cytarabin keinen Vorteil im Vergleich zu konventionell dosiertem Cytarabin bei jedoch teilweise deutlich erhöhter Toxizität [10, 11]. Auch die additive Zugabe einer dritten zytotoxischen Substanz oder der Einsatz hämatopoetischer Wachstumsfaktoren als möglicher „Chemosensitizer" haben die Langzeitergebnisse im Vergleich zum klassischen **„3+7-Schema"** nicht bessern können [1, 3]. Die additive Applikation von Multikinaseinhibitoren zusätzlich zur Chemotherapie hat bei unselektierten jüngeren Patienten zumindest in einer (bisher noch nicht voll publizierten) Studie eine signifikante Besserung des ereignisfreien und rezidivfreien Überlebens gezeigt. Randomisierte Untersuchungen bei älteren Patienten haben jedoch erhöhte Toxizitäten und keine Prognoseverbesserung erkennen lassen, sodass sich auch dieses Konzept bisher nicht in der klinischen Praxis etabliert hat [12, 13]. Die aktuellen Studien fokussieren daher kaum noch auf mögliche Verbesserungen bei der klassischen Zytostatikatherapie als vielmehr auf den additiven Einsatz molekularer Therapieformen bei Subpopulationen von Patienten und auf die Verbesserung der Postremissionstherapie.

Postremissionstherapie – konventionelle Chemotherapie

Für Patienten mit Niedrigrisiko oder Intermediärrisiko I wird eine konventionelle Konsolidierungschemotherapie empfohlen

Ist eine komplette Remission durch die Induktionschemotherapie erreicht, stellt sich die Frage nach der optimalen Postremissionsstrategie, wobei zwischen der Indikation zur konventionellen Konsolidierungschemotherapie oder einer allogenen Blutstammzelltransplantation zu differenzieren ist. Für Patienten mit Niedrigrisiko oder Intermediärrisiko I wird in der Regel eine konventionelle Konsolidierungschemotherapie empfohlen, da der prognostische Zugewinn einer allogenen Blutstammzelltransplantation bei dieser Patientenpopulation durch eine erhöhte transplantationsassoziierte Langzeitmorbidität und -letalität nahezu nivelliert wird und eine spätere Transplantation nicht von wesentlichem Nachteil scheint (■ **Tab. 5, 6,** [1]). Im Falle einer konventionellen Konsolidierungstherapie wird außerhalb von Studien häufig hoch dosiertes Cytarabin für 2 bis 3 Kurse verwendet, da dies im Vergleich zu intermediär oder niedrig dosiertem Cytarabin in einer Studie der Cancer and Leukemia Group B (CALGB) einen signifikanten Überlebensvorteil erbrachte. Allerdings haben Subgruppenanalysen gezeigt, dass der Benefit nahezu ausschließlich Patienten der zytogenetischen Niedrigrisikogruppe sowie Patienten mit normalem Karyotyp betrifft [14]. Die optimale Zahl an erforderlichen Konsolidierungstherapiezyklen ist durchaus umstritten. In Studien werden nach wie vor auch Kombinationsschemata von intermediär dosiertem Cytarabin mit anderen Zytostatika verwendet, ein Vorteil zur alleinigen Hochdosis-Cytarabin-Therapie ist jedoch bisher nicht dokumentiert. Aktuelle Studiengenerationen prüfen insbesondere für Patienten in der Niedrigrisikogruppe die Kombinationstherapie aus Hochdosis-Cytarabin mit gezielten Therapiestrategien.

Postremissionstherapie – allogene Blutstammzelltransplantation

Auch Patienten der Intermediärrisikogruppe scheinen von der Durchführung einer allogenen Blutstammzelltransplantation zu profitieren

Nach den Daten verschiedener Metaanalysen kann das Langzeitüberleben von Patienten mit ungünstigen zytogenetischen Risikofaktoren durch die Durchführung einer allogenen Blutstammzelltransplantation im Vergleich zur konventionellen Chemotherapie auf etwa 30–40% verdoppelt werden (■ **Tab. 5, 6,** [1, 3]). Es gibt zunehmende Evidenz, dass auch Patienten der Intermediärrisikogruppe von der Durchführung einer allogenen Blutstammzelltransplantation profitieren. Insbesondere ist dies für Patienten mit normalem Karyotyp und ungünstigen molekularen Risikofaktoren bei gleichzeitig niedrigem oder intermediärem Transplantationsrisiko belegt [15, 16]. Obwohl allgemein zumindest für die Hochrisikogruppe akzeptiert, gibt es weiterhin keine Daten aus prospektiv randomisierten Studien zur allogenen Blutstammzelltransplantation. Außerhalb von Studien muss die In-

Tab. 6 Therapieansatz bei der akuten myeloischen Leukämie jüngerer Patienten. (Mod. nach [1, 3])

ELN-Risikogruppe	Induktionstherapie	Postremissionstherapie
Günstig	3+7-Schema	Konventionell
Intermediär I	3+7-Schema	Konventionell SCT bei sehr geringem Transplantationsrisiko oder nicht sicherer Remission
Intermediär II	3+7-Schema	SCT in Abwägung des Transplantationsrisikos (NRM)
Ungünstig	3+7-Schema oder experimentelle Therapie	SCT in Abwägung des Transplantationsrisikos (NRM)

ELN European Leukemia Network, *SCT* Stammzelltransplantation, *NRM* therapieassoziierte Letalität, „non relapse mortality"

dikation in jedem Einzelfall durch eine Abwägung über das individuelle Rezidivrisiko der Grunderkrankung mit den möglichen Komplikationen einer allogenen Blutstammzelltransplantation erfolgen (■ **Tab. 5, 6**). Hierbei müssen die Patienten darüber aufgeklärt werden, dass auch nach formeller Heilung der akuten Leukämie gemäß heutiger Datenlage nach der Durchführung einer allogenen Blutstammzelltransplantation von einer Einschränkung der Lebenserwartung bei etwa 30% der Patienten auszugehen ist. Dies ist vor allem der **transplantationsassoziierten Letalität** und Morbidität bei Entwicklung einer „Transplantat-gegen-Wirt-Reaktion" (GvHD) sowie der vermehrten Entwicklung von Sekundärmalignomen bei stammzelltransplantierten Patienten geschuldet. Die Einführung neuer Verfahren mit reduzierter Intensität der Konditionierungstherapie vor hämatopoetischer Stammzelltransplantation (RIC-HCT) eröffnet auch geeigneten älteren Patienten teilweise bis über das 70. Lebensjahr hinaus die Möglichkeit dieses Therapieverfahrens. Zwar scheint die Rezidivrate im Vergleich zur konventionellen myeloablativen Konditionierungstherapie erhöht, dies wird jedoch durch die geringere transplantationsassoziierte Letalität nivelliert [1, 3, 17].

Zusammenfassend wird die Durchführung einer Blutstammzelltransplantation in erster Remission für AML-Patienten der Intermediärrisikogruppe 2 und der Hochrisikogruppe empfohlen, wobei die Diskussion nicht abgeschlossen ist. Insbesondere für die Intermediärrisikogruppe I ist die Frage bisher unbeantwortet, ob eine Stammzelltransplantation der Rezidivsituation vorbehalten werden sollte [1]. Die Indikation zur Durchführung einer allogenen Blutstammzelltransplantation bleibt nach wie vor eine Individualentscheidung unter Abwägung patientenbezogener, krankheitsbezogener und möglicher transplantationsassoziierter Risiken. Durch moderne Transplantationsstrategien ist das Transplantationsrisiko für HLA-vollidente Fremdspender im Vergleich zur Transplantation eines voll passenden Geschwisterspenders nicht signifikant erhöht. Verschiedene Indizes wurden erst in jüngster Zeit entwickelt, um Risiken und Nutzen einer allogenen Blutstammzelltransplantation gegeneinander abwägen zu können (■ **Tab. 5, 6,** [15]).

Die Indikation zur Durchführung einer allogenen Blutstammzelltransplantation bleibt nach wie vor eine Individualentscheidung

Therapie des älteren Patienten

Die Entscheidung, ob ein Patient für eine intensive Induktionschemotherapie oder eine hämatopoetische Stammzelltransplantation infrage kommt, ist nicht am absoluten Lebensalter festzumachen. In früheren Studiengenerationen zur intensiven Induktionstherapie wurden meist nur Patienten bis zum 60. oder 65. Lebensjahr aufgenommen, während die Durchführung einer allogenen Blutstammzelltransplantation derzeit bei geeigneten Patienten bis zum 75. Lebensjahr möglich scheint. Die Prognose älterer Patienten ist allerdings generell auch unter Berücksichtigung zytogenetischer Risikostratifizierung schlechter als bei vergleichbaren jüngeren Patienten. Mit konventionell dosierten Induktionschemotherapien (sofern durchführbar) werden geringere Ansprechraten erreicht [6], und die Ergebnisse einer rein palliativen zytoreduktiven Therapie mit niedrig dosiertem Cytarabin führen quoad vitam im Vergleich zu einem reinen Best-supportive-care-Konzept kaum zu Verbesserungen [3]. Für Patienten, die nicht für eine intensive Induktions- und Konsolidierungschemotherapie infrage kommen, stehen seit Kurzem mit den demethylierenden Substanzen **Decitabin und 5-Azacytidin** (Letzteres bisher nur bei einer Blastenzahl von 20–30%) 2 gering toxische Präparate zur Verfügung, die zumindest moderate Verbesserungen des Gesamtüberlebens gezeigt haben [18]. In prospektiven Studien, bei denen alternativ auch eine 3+7-Induktionstherapie randomisiert werden konnte, zeigt sich ein um etwa 3 Monate verlängertes Gesamtüberleben, das allerdings im Median immer noch etwas weniger als 1 Jahr beträgt. Ein wesentlicher Vorteil von 5-Azacytidin und Decitabin ist die geringe substanzspezifische Toxizität, die auch eine ambulante Applikation erlaubt [18, 19]. In den

Die Prognose älterer Patienten ist auch unter Berücksichtigung zytogenetischer Risikostratifizierung schlechter als bei vergleichbaren jüngeren Patienten

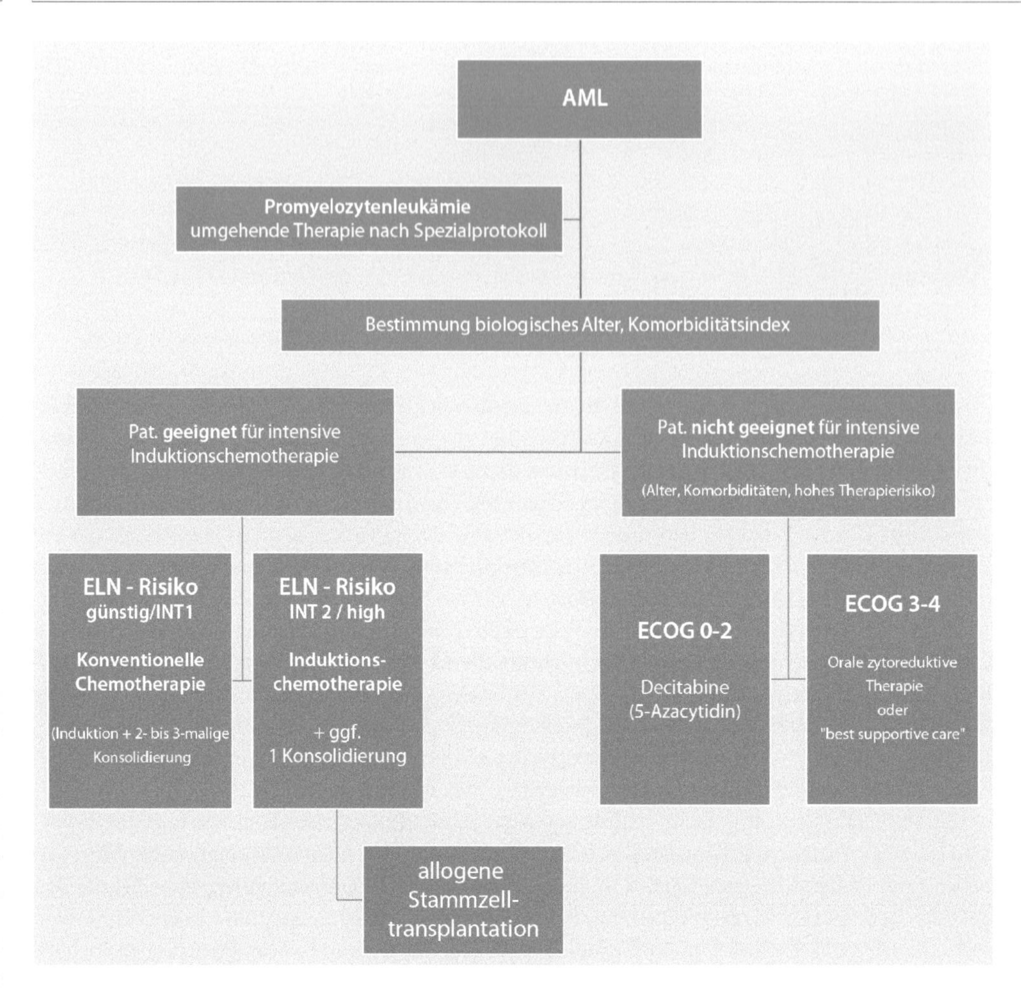

Abb. 1 ▲ Therapieansatz bei neu diagnostizierter akuter myeloischer Leukämie (*AML*). *ELN* European Leukemia Network, *ECOG* Eastern Cooperative Oncology Group Performance-Status

kommenden Jahren wird sich die Frage stellen, ob die Ergebnisse der demethylierenden Substanzen durch Kombination mit gezielten Therapiestrategien verbessert werden können.

Sonderfall Promyelozytenleukämie

Eine Sonderform der AML mit definierter zytogenetischer Aberration stellt die Promyelozytenleukämie (APL) dar, die anteilig etwa 5% aller AML ausmacht und unbehandelt häufig durch massive Blutungen sowie eine **disseminierte intravasale Koagulation** (DIC) mit Verbrauchskoagulopathie auffällt. Die Erkrankung hat keinen Altersgipfel, der Altersmedian scheint jedoch im Vergleich zu anderen AML-Subgruppen eher niedriger. Die Diagnose muss anhand des meist typischen zytologischen Bildes im Knochenmarkaspirat, der häufigen DIC sowie des zytogenetischen Nachweises einer balancierten Translokation t(15;17) mit konsekutiver Entstehung eines sog. PML/RARα-Fusionstranskriptes sehr rasch gestellt werden [20]. Die gefürchteten Gerinnungskomplikationen erfordern ein rasches Handeln mit umgehendem Ausgleich der Gerinnungssituation sowie sofortiger Einleitung einer Differenzierungstherapie mit All-Trans-Retinsäure (ATRA), einem oral zu applizierenden Vitamin-A-Derivat, bereits bei Verdachtsdiagnose. Überlebt der Patient die ersten 14 Tage der Therapie (immer noch versterben in diesem Zeitraum ca. 10% der Patienten an Blutungsfolgen), ergibt sich eine sehr gute Langzeitprognose. Die Kombination von ATRA und einer Anthracyclin-basierten Chemotherapie führt zu Remissionsraten über 90%. Noch besser sind die Ergebnisse für den Einsatz einer chemotherapiefreien Induktionstherapie, alleinig bestehend aus Arsentrioxyd in Kombination mit ATRA, durch die bereits bis zu 90% der Patienten geheilt werden [21]. Die Erkrankung hat somit unter allen akuten Leukämien die beste Prognose. Eine allogene Blutstammzelltransplantation ist daher für die allermeisten Patienten mit Promyelozytenleukämie nicht erforderlich und bleibt der seltenen Rezidivsituation vorbehalten.

Die gefürchteten Gerinnungskomplikationen erfordern ein rasches Handeln

Eine vereinfachte Übersicht über die Therapiewahl nach der Erstdiagnose einer AML ergibt sich aus ◻ **Abb. 1**.

Rezidivtherapie

Bei etwa 50% der Patienten tritt im weiteren Therapieverlauf ein Rezidiv der Erkrankung auf, insbesondere bei älteren Patienten und Patienten mit erhöhter Risikokonstellation. Die Auswahl der Rezidivtherapie richtet sich nach dem Performance-Status des Patienten, der jeweiligen Primärtherapie, der bisherigen Remissionsdauer und dem zu definierenden Therapieziel. Nur für den geringeren Teil der Patienten kommt in der Rezidivsituation ein kuratives Therapiekonzept infrage. Insbesondere für Patienten in der zytogenetisch definierten Gruppe mit nur geringem oder intermediärem Risiko, bei denen bisher keine Blutstammzelltransplantation durchgeführt worden ist, kann jedoch durch eine erneute intensive Chemotherapie und die nachfolgende Durchführung einer Blutstammzelltransplantation ein kuratives Therapiekonzept aufrechterhalten werden. Die bei letzterer Patientengruppe verwendeten Therapieschemata ähneln denen der klassischen Induktionschemotherapie, wobei größtenteils erneut Cytarabin (teilweise hoch dosiert) in Kombination mit Anthracyclinen, ggf. auch in Kombination mit Purinanaloga oder Topoisomeraseinhibitoren eingesetzt und möglichst nach erneutem Erreichen einer Remission eine allogene Blutstammzelltransplantation durchgeführt wird [1]. Für die Mehrzahl der Patienten, insbesondere in höherem Lebensalter oder nach bereits in der Primärtherapie erfolgter allogener Blutstammzelltransplantation zeigt sich im Rezidivfall eine schlechte Prognose mit einer 1-Jahres-Überlebenswahrscheinlichkeit von nur ca. 15–45%. Bei jungen Patienten und bereits erfolgter allogener Blutstammzelltransplantation kann neben der Gabe von Spenderlymphozyten im Einzelfall auch eine zweite Stammzelltransplantation durchgeführt werden [1, 3]. Bei absehbar palliativem Therapiekonzept werden zur Vermeidung zusätzlicher Toxizitäten häufig die bereits in der Primärtherapie älterer Patienten erwähnten demethylierenden Substanzen (Decitabin, 5-Azacytidine) verwendet, da diese auch bei Patienten mit deutlich eingeschränktem Allgemeinzustand ambulant oder mit nur kurzer Hospitalisierung appliziert werden können. Besteht kein wesentlicher Therapieanspruch, kann eine reine Zytoreduktion mit niedrig dosiertem Cytarabin (subkutan appliziert), alternativ eine orale zytoreduktive Therapie mit z. B. Hydroxyurea, Thioguanin oder Etoposid durchgeführt werden. Wesentlich sind jedoch eine optimierte supportive Therapie und eine intensive Begleitung der Patienten, deren Mehrzahl das erste Jahr nach Auftreten des Rezidivs aufgrund von Infektionen oder Blutungen nicht überlebt.

Nur für den geringeren Teil der Patienten kommt in der Rezidivsituation ein kuratives Therapiekonzept infrage

Wesentlich sind eine optimierte supportive Therapie und eine intensive Begleitung der Patienten

Molekulare Therapieverfahren/"targeted therapy"

Die AML gilt gemeinhin als eine polyklonale Erkrankung, deren Phänotyp sich durch multiple genetische bzw. epigenetische Alterationen manifestiert. Die gezielte Therapie einzelner durch Mutationen entstandener Proteinstrukturen hat daher in den meisten Fällen keine längerfristigen Remissionen erreichen lassen. Eine Zulassung besteht bisher für keine Substanz. Präliminäre positive Daten für gezielte Therapien mit **Tyrosinkinaseinhibitoren** (TKI) liegen zumindest für Patienten mit dem Nachweis einer FLT3-ITD-Längenmutation (diverse Substanzen; meist Phase-II-Studien) oder einer KIT-Mutation vor, ebenso für Patienten mit IDH-Mutationen (Phase-I-Studien) [1]. Eine längere Remission durch eine alleinige TKI-Behandlung wird bei der Mehrzahl der Patienten jedoch bisher nicht erreicht. Das Panel der zu untersuchenden Mutationen ist derzeit nicht definiert, eine kostenintensive Bestimmung molekularer Marker ohne gesicherte prognostische oder therapeutische Relevanz ist nicht zu empfehlen (Ausnahme: molekulare Prognosemarker bei AML mit normalem Karyotyp s. oben). Daten zu Kombinationstherapien von TKI mit klassischen Zytostatika sind bisher unzureichend, teilweise wird über erhöhte Toxizitäten berichtet [13].

Eine kostenintensive Bestimmung molekularer Marker ohne gesicherte prognostische oder therapeutische Relevanz ist nicht zu empfehlen

Akute lymphatische Leukämie

Klinisch unterscheidet sich die Symptomatik bei Erstdiagnose einer ALL nicht wesentlich von Patienten mit AML, allerdings ist der prozentuale Anteil von Patienten mit Lymphknotenschwellung oder Organvergrößerung (Leber, Milz, Mediastinaltumor) größer als bei der AML. Zudem zeigen etwa 5% der Patienten einen ZNS-Befall durch die Grunderkrankung, sodass eine ZNS-Prophylaxe sowie eine ZNS-wirksame Chemotherapie (± prophylaktische Radiatio) obligater Bestandteil der für die Er-

Eine ZNS-Prophylaxe sowie eine ZNS-wirksame Chemotherapie sind obligater Bestandteil der komplexen Systemtherapien

krankung meist verwendeten komplexen Systemtherapien sind [2]. Als prognostisch ungünstige Faktoren bei der ALL gelten ein höheres Lebensalter, eine hohe Gesamtleukozytenzahl (>30 gpt/l), eine unreifer Phänotyp (sowohl bei B-ALL als auch bei T-ALL), zudem der Nachweis bestimmter genetischer Aberrationen (insbesondere Philadelphia-Chromosom mit konsekutivem bcr-abl-Fusionsprotein) [9]. Weiterhin gelten das erst späte Erreichen einer Remission (mehr als 4 Wochen nach Therapiebeginn) und der Nachweis einer minimalen Resterkrankung als ungünstiger prognostischer Faktor, woraus sich bei geeigneten Patienten ggf. die Indikation zur Durchführung einer allogenen Blutstammzelltransplantation ableiten lässt (**Tab. 4**, [2]).

Akute lymphatische Leukämie jüngerer Erwachsener

Primärtherapie

Eine allgemeingültige Standardtherapie außerhalb von klinischen Studien existiert nicht, daher wird empfohlen, aufgrund der Komplexität der verwendeten Schemata alle Patienten in klinische Studien einzubringen bzw. die Behandlung nach den aktuellen Empfehlungen von Studiengruppen durchzuführen. Zur Vermeidung eines Tumorlysesyndroms wird in aller Regel eine steroidale Vorphasetherapie, ggf. in Kombination mit Vincaalkaloiden oder Alkylanzien empfohlen. Noch während der 5- bis 7-tägigen Vorphasetherapie sollte das Ergebnis der bcr-abl- und CD20-Bestimmung vorliegen, da sich die weitere Primärtherapie im Falle einer bcr-abl- bzw. CD20-positiven ALL teilweise deutlich von der Standardtherapie unterscheidet und sich überdies prognostische Gesichtspunkte ergeben. Für die intensive Induktion (Dauer etwa 4 bis 6 Wochen) werden meist komplexe Polychemotherapieschemata verwendet, wie sie zunächst zur Behandlung der kindlichen ALL sowie der ALL junger Erwachsener entwickelt worden sind, nachfolgend für erwachsene Patienten adaptiert wurden und nahezu immer ZNS-wirksame Bestandteile integrieren. Als primäre Substanzen kommen in aller Regel Anthracycline, Vincaalkaloide, Steroide, Cyclophosphamid, die Antimetabolite Methotrexat, Cytarabin und 6-Mercaptopurin zum Einsatz. Häufiger Bestandteil der Induktionschemotherapien ist das Enzym Asparaginase, das den Leukämiezellen Asparagin entzieht.

Zur Vermeidung eines Tumorlysesyndroms wird eine steroidale Vorphasetherapie empfohlen

Für die intensive Induktion werden meist komplexe Polychemotherapieschemata verwendet

Aufgrund der schlechten ZNS-Penetration klassischer Zytostatika und des hohen Risikos eines primären oder sekundären ZNS-Befalls werden bei der ALL bereits primär obligat prophylaktische, das ZNS adressierende Therapieformen eingesetzt. Hierzu zählen eine prophylaktische ZNS-Bestrahlung (obligater Bestandteil des deutschen GMALL-Studienprotokolls), eine intrathekale Prophylaxe und/oder eine sequenzielle hoch dosierte Chemotherapie mit ZNS-wirksamen Substanzen wie Methotrexat, Cytarabin sowie Asparaginase [2, 9].

Postremissionstherapie

Ziel der Konsolidationstherapie bei der ALL ist die möglichst vollständige Elimination des leukämischen Klons. Hierfür werden je nach Studiengruppe unterschiedliche Kombinationen eingesetzt, häufig werden ähnliche Zytostatika wie in der Induktionsphase verwendet.

Postremissionstherapie – Therapie von Standardrisikopatienten

Patienten mit primärem Standardrisiko werden mit einer konventionellen alternierenden Konsolidierungstherapie unter regelmäßigem Monitoring der MRD behandelt, deren Dauer (mit Pausen bis zu 1 Jahr) je nach Studiengruppe variiert. Die Bestimmung der MRD bei Patienten mit konventionell zytologisch kompletter Remission kann mithilfe durchflusszytometrischer Methoden oder noch besser mittels PCR-Analysen verschiedener Fusionsgene während der Konsolidierungs- und Erhaltungstherapie durchgeführt werden. Mittlerweile sind Techniken standardisiert, die den patientenspezifischen Nachweis von klonalen Gen-Rearrangements von Immunglobulinen oder T-Zell-Rezeptoren mittels Real-time-PCR erlauben. Wird früh im Therapieverlauf neben einer zytologischen Komplettremission (CR) auch eine molekulare CR erreicht, gilt dies nachvollziehbarerweise als prognostisch günstiger Faktor. Bei Patienten mit persistierender MRD über einem definierten quantitativen Niveau oder bei signifikantem Anstieg der MRD-Last trotz Fortsetzung der Konsolidierungstherapie ist mit sehr hoher Wahrscheinlichkeit später auch mit einem zytologischen Rezidiv der Grunderkrankung zu rechnen. Frühzeitig können mithilfe von MRD-Techniken Patienten identifiziert werden, die aufgrund hoher MRD-Last und des konsekutiv erhöhten Rezidivrisikos von der Durchführung einer allogenen Blutstammzelltransplantation profitieren [9, 22].

Mithilfe von MRD-Techniken können Patienten identifiziert werden, die von der Durchführung einer allogenen Blutstammzelltransplantation profitieren

Postremissionstherapie – Erhaltungstherapie bei Standardrisikopatienten

Nach Abschluss der meist 1-jährigen konventionellen sequenziellen Chemotherapie bei Standardrisikopatienten wird zusätzlich die Durchführung einer Erhaltungstherapie für weitere 1 bis 3 Jahre (je nach Studienprotokoll) empfohlen, wobei hier meist die Substanzen 6-Mercaptopurin und Methotrexat zum Einsatz kommen. Der prognostische Zugewinn durch die Erhaltungstherapie wird jedoch teilweise durch große Varianzen bei der Pharmakokinetik von 6-Mercatopurin kompromittiert [23].

Postremissionstherapie – Therapie von Patienten mit Hochrisiko-ALL

Bei Patienten mit negativ determinierten Prognosefaktoren (◘ **Tab. 4**) wird in aller Regel nach Erreichen einer Remission unter konventioneller Chemotherapie die Durchführung einer konsolidierenden allogenen Blutstammzelltransplantation empfohlen. Ähnlich wie bei der AML fehlen zu dieser Fragestellung prospektiv randomisierte kontrollierte Studien. Das individuelle Risiko einer Blutstammzelltransplantation sollte mit dem Patienten möglichst ausführlich vorbesprochen werden. Die Entwicklung hochauflösender Methoden zur HLA-Typisierung hat in den vergangenen Jahren dazu geführt, dass es unter prognostischen Gesichtspunkten kaum mehr Unterschiede zwischen der Transplantation mit einem HLA-identen Familienspender und einem HLA-identen unverwandten Spender gibt. Eine reduzierte Konditionierungstherapie vor allogener Blutstammzelltransplantation ist jedoch im Vergleich zur AML weniger etabliert, sodass die obere Altergrenze zur Durchführung einer Transplantation bei ALL-Patienten niedriger liegt [23, 24].

Die obere Altergrenze zur Durchführung einer Transplantation liegt bei ALL-Patienten niedriger

Therapie der Philadelphia-Chromosom-/bcr-abl-positiven akuten lymphatischen Leukämie

Die bislang sehr schlechte Prognose von Patienten dieser Subgruppe (Inzidenz etwa 3% bei der kindlichen ALL und etwa 25% erwachsener ALL-Patienten) hat sich in den vergangenen 15 Jahren durch den Einsatz von TKI deutlich verbessert, wobei im Rahmen der Studienprotokolle überwiegend die Substanz **Imatinib** verwendet wurde. In prospektiven Studien werden auch die neueren Substanzen Dasatinib, Nilotinib und Ponatinib untersucht. Für jüngere Patienten wird in der Regel eine TKI-Therapie mit einer modifizierten klassischen Induktionstherapie kombiniert, womit primäre Remissionen bei mittlerweile etwa 90% der Patienten erreicht werden und im Vergleich zur konventionellen Therapie signifikant mehr Patienten einer nachfolgenden allogenen Blutstammzelltransplantation zugeführt werden können. Bei älteren oder stark komorbiden Patienten kann teilweise auf eine klassische Chemotherapie ganz verzichtet und eine Induktionstherapie alleinig mit einer oralen Therapie mit TKIs der ersten oder zweiten Generation durchgeführt werden. Leider kommt es bisher bei der Mehrzahl der Patienten aufgrund von Resistenzen auch unter TKI-Dauertherapie zu Rezidiven der Grunderkrankung. In den kommenden Jahren ist jedoch bei dieser Substanzklasse mit Weiterentwicklungen zu rechnen. Hiervon könnten insbesondere ältere Patienten profitieren, die dann möglicherweise alleinig mit einer gut verträglichen oralen Therapie behandelt werden können. Weiterhin ist zu erwarten, dass für eine noch zu definierende Subgruppe jüngerer Patienten wahrscheinlich auf eine konsolidierende allogene Blutstammzelltransplantation in erster Remission verzichtet werden kann.

Bisher kommt es bei der Mehrzahl der Patienten aufgrund von Resistenzen auch unter TKI-Dauertherapie zu Rezidiven der Grunderkrankung

Bisher konnte durch den Einsatz von Kinaseinhibitoren die 5-Jahres-Überlebensrate bei Patienten mit Philadelphia-Chromosom (Ph)-positiver ALL von bisher 20–25 auf 55–65% bei erwachsenen Patienten verbessert werden. Die Durchführung einer Erhaltungstherapie mit Imatinib nach allogener Blutstammzelltransplantation oder eine bereits präemptive Therapie bei rein molekular nachweisbarer Persistenz oder Wiederauftreten einer minimalen Resterkrankung nach allogener Blutstammzelltransplantation hat in Phase-II-Studien eine weitere Verbesserung der Ergebnisse gezeigt [2, 7, 8, 9, 23].

Durch Einsatz von Kinaseinhibitoren konnte die 5-Jahres-Überlebensrate bei Ph-positiver ALL auf 55–65% bei erwachsenen Patienten verbessert werden

Therapie des älteren Patienten

Für bcr-abl-negative ältere Patienten (>55 Jahre) mit gutem Performance-Status wird eine modifizierte sequenzielle Chemotherapie analog des Vorgehens bei jüngeren Patienten empfohlen. In der Regel erfolgt hier eine Dosisreduktion einzelner Substanzen. Falls eine komplette Remission erreicht wird, kann je nach beobachteter Toxizität ebenfalls eine dosisreduzierte sequenzielle Konsolidierungs- oder Erhaltungstherapie durchgeführt und selektionierte Patienten können unter Umstän-

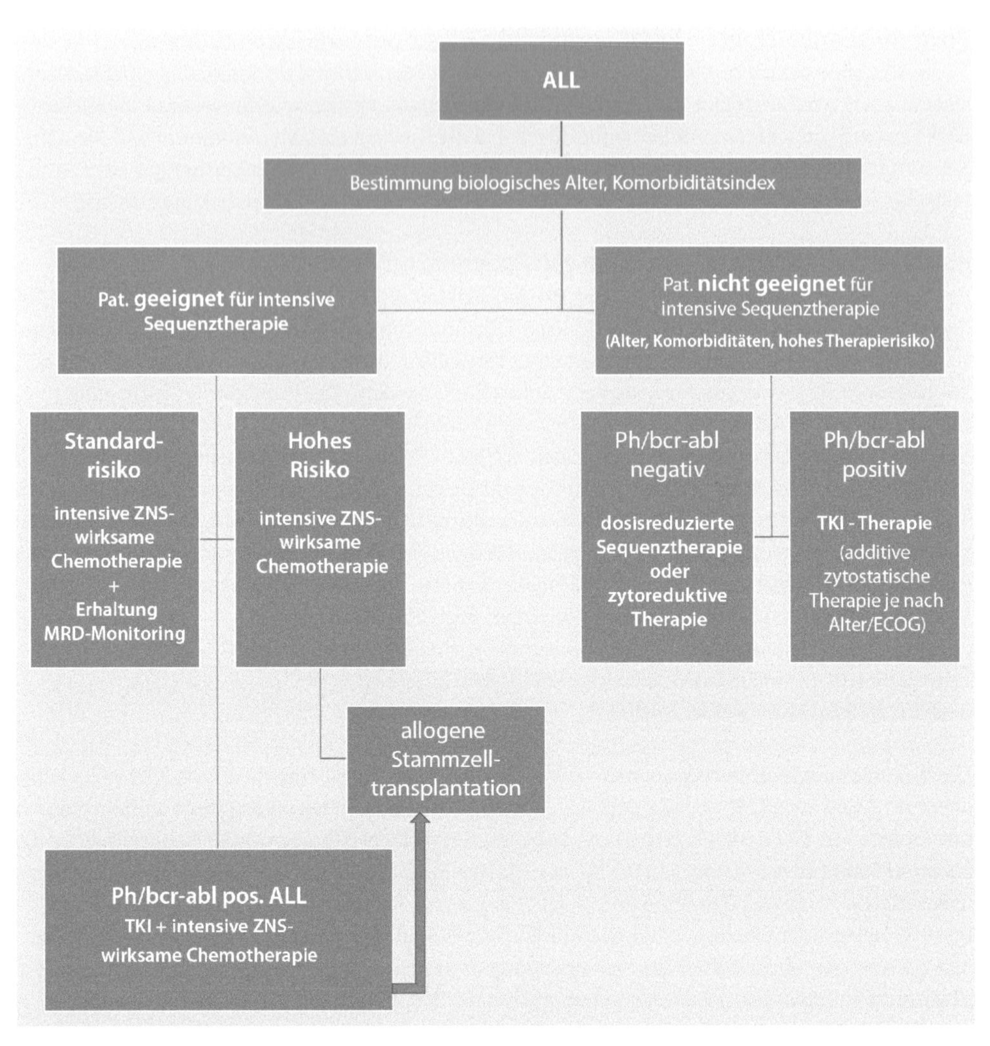

Abb. 2 ▲ Therapieansatz bei neu diagnostizierter akuter lymphatischer Leukämie (*ALL*). *Ph* Philadelphia-Chromosom, *TKI* Tyrosinkinaseinhibitor, *MRD* minimale Resterkrankung, *ECOG* Eastern Cooperative Oncology Group Performance-Status

den einer allogenen Blutstammzelltransplantation zugeführt werden. Im Falle fortgeschrittenen Alters oder bei Vorhandensein erheblicher Komorbiditäten kann auch eine alleinige Therapie mit Steroiden und Vincristin im Einzelfall zu länger anhaltenden hämatologischen Remissionen führen, die nachfolgend eine Erhaltungstherapie mit Methotrexat und Mercaptopurin erlauben. Bei der Mehrzahl der Patienten kommt es jedoch zu einem Rezidiv der Erkrankung mit bisher limitierten Therapiemöglichkeiten und kurzer Überlebenszeit ähnlich wie bei der rezidivierten AML. Bessere Ergebnisse lassen sich mittlerweile bei älteren Patienten mit bcr-abl-positiver ALL durch die Einführung von TKI in das Therapiemanagement erreichen. Als Induktionstherapie reicht häufig eine Kombination aus TKI-Therapie und Steroiden aus. Ob eine zusätzliche zytostatische Konsolidierungstherapie zusätzlich zur Fortsetzung der TKI-Therapie durchgeführt werden muss, hängt maßgeblich von Alter und Allgemeinzustand des Patienten ab. Häufig reicht eine monatliche Vincristin-Gabe bzw. eine orale Erhaltungstherapie mit Mercaptopurin und Methotrexat zusätzlich zur TKI-Therapie aus, um eine lang andauernde Remission bei Erhalt einer guten Lebensqualität zu erreichen [7, 8].

Bessere Ergebnisse lassen sich bei älteren Patienten mit bcr-abl-positiver ALL durch die Einführung von TKI erreichen

Eine vereinfachte Übersicht über die Therapiewahl nach der Erstdiagnose einer ALL findet sich in ◻ **Abb. 2**.

Neue Entwicklungen in der Therapie der akuten lymphatischen Leukämie

Im vergangenen Jahrzehnt wurden durch die Einführung molekular gezielter Therapien bei verschiedenen Subpopulationen von ALL-Patienten Fortschritte erzielt. Vorrangig ist hier – wie bereits ausgeführt – die Einführung der TKI-Therapie bei bcr-abl-positiver ALL zu nennen. Auch die Einführung monoklonaler CD20-Antikörper (**Rituximab**) zur Therapie von ALL-Subtypen mit CD20-Expression hat die Remissionsraten, Remissionstiefe sowie deren Dauer verbessert. Weiterhin wurde die zytotoxische Substanz Nelarabin zur Therapie der rezidivierten/refraktären T-ALL mittlerweile zugelassen. Im Dezember 2014 wurde durch die amerikanische Arzneimittelbehörde FDA der bispezifische CD19/CD3-Antikörper **Blinatumomab** zur Therapie der refraktären bzw. rezidivierten B-Vorläufer-ALL zugelassen, nachdem dieser in mehreren Phase-II-Studien sehr gute Ergebnisse bei der Therapie rezidivierter/refraktärer ALL-Patienten (CR-Rate 67%) bzw. zur Elimination einer minimalen Resterkrankung bei 80% der untersuchten Patienten gezeigt hatte [25]. Eine weitere vielversprechende Publikation aus jüngster Zeit berichtet über die Entwicklung von Methoden zur genetischen Modifikation autologer T-Lymphozyten, denen die Fähigkeit zur Expression eines anti-CD19-chimären Antigenrezeptors übertragen wird (sog „CAR-T-cells") und deren Re-Infusion bei Patienten mit rezidivierter oder refraktärer B-ALL teilweise lang anhaltende Remissionen zeigte [26]. Mit einer klinischen Verfügbarkeit ist jedoch kurzfristig noch nicht zu rechnen.

Supportive Therapie

Ein nicht zu unterschätzender Aspekt für die insgesamt verbesserte Prognose von Patienten mit akuten Leukämien sind die erreichten Fortschritte in Prävention und Therapie infektiöser Komplikationen. Konsensusempfehlungen zur antibiotischen Primärprophylaxe und zur empirischen antibiotischen Therapie im Fall von Fieber in Neutropenie wurden veröffentlicht und weitestgehend in die Praxis übernommen [27]. Von noch größerer Bedeutung ist die Entwicklung wirksamer Antimykotika, die in den vergangenen 15 Jahren insbesondere die Therapie von Aspergillusinfektionen revolutioniert und das bis dahin breit verwendete und hoch toxische Amphotericin B in den Industrieländern nahezu komplett abgelöst haben. Neben der Einführung einer gut verträglichen liposomalen Formulierung von Amphotericin B und der komplett neu entwickelten Substanzklasse der Echinocandine sind hier vor allem die Zweitgenerations-Azolantimykotika Voriconazol und Posaconazol zu nennen. Letztere sind auch in einer oral zu applizierenden Formulierung erhältlich, was eine längerfristige ambulante Therapie erlaubt. Zumindest für Posaconazol wurde für Patienten mit AML in der Phase der Induktion oder aktiver GvHD in der antimykotischen Prophylaxe sogar ein signifikanter Überlebensvorteil nachgewiesen [28]. Zwar sind zahlreiche Arzneimittelinteraktionen bei den modernen Azolantimykotika zu beachten, ebenso eine gewisse Varianz der Bioverfügbarkeit, was eine Diskussion um verschiedene Arten des „drug monitoring" zur Folge hatte, dennoch überwiegen die therapeutischen Vorteile. Ein Problem stellen die hohen Tagestherapiekosten von bis zu 500 EUR dar, sodass die Indikationsstellung und die Auswahl des jeweiligen Präparates sorgfältig abzuwägen sind [27].

Konsensusempfehlungen zur antibiotischen Primärprophylaxe und zur empirischen antibiotischen Therapie im Fall von Fieber in Neutropenie wurden veröffentlicht

Fazit für die Praxis

- **Die Erweiterung und Standardisierung verschiedener diagnostischer Verfahren hat die hämatologische Diagnostik von erwachsenen Patienten mit akuten Leukämien in den vergangenen Jahren erheblich beschleunigt und erlaubt eine bessere Prognoseabschätzung.**
- **Bei Patienten mit AML muss zunächst entschieden werden, ob eine intensive Induktionschemotherapie, die immer noch die höchste Rate an Primärremissionen bietet, infrage kommt. Nachfolgend muss die Frage der Indikation einer Blutstammzelltransplantation geklärt werden.**
- **Ältere Patienten sowie Patienten mit Komorbiditäten, die nicht für eine intensive Induktionstherapie infrage kommen, profitieren von neuen, besser verträglichen Chemotherapien. Eine Langzeitremission kann jedoch nach wie vor in der Mehrzahl der älteren oder komorbiden Patienten nicht erreicht werden. Der Stellenwert molekularer Therapieansätze bei bestimmten Patientensubgruppen wird derzeit geprüft.**
- **Als Sonderfall können bei der Therapie der Promyelozytenleukämie mittlerweile Heilungsraten bis zu 90% auch ohne eine klassische Chemotherapie erreicht werden.**
- **Bei Patienten mit ALL werden zur Primärtherapie sequenzielle Therapieschemata analog der Therapie der kindlichen/juvenilen ALL eingesetzt. Die Indikation zur allogenen Blutstammzelltransplantation wird anhand biologischer und genetisch determinierter Faktoren festgelegt, außerdem nach der Tiefe des erreichten Ansprechens, messbar anhand der minimalen Resterkrankung.**

- Für Patienten mit bcr-abl-positiver ALL hat sich die Prognose durch die Einführung von TKI deutlich verbessert. In den kommenden Jahren ist mit der Weiterentwicklung molekularer und immunologischer Therapieverfahren zur Therapie von Patienten mit rezidivierter B-Vorläufer-ALL zu rechnen.
- Neben der Verbesserung spezifischer Therapiemöglichkeiten profitieren alle Patienten mit akuten Leukämien von Verbesserungen im Bereich der supportiven Therapie, insbesondere durch die Entwicklung moderner Antimykotika.
- Durch die zunehmende Komplexität im Bereich von Diagnostik und Therapie akuter Leukämien ist die Behandlung der Erkrankungen in spezialisierten Zentren im Rahmen kontrollierter Therapiestudien anzustreben.

Korrespondenzadresse

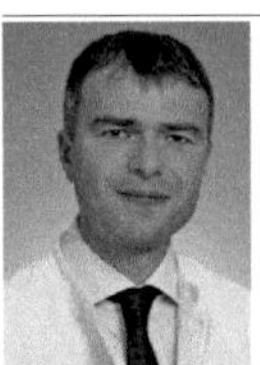

Dr. E. Eigendorff
Abteilung Hämatologie/Onkologie, Universitätsklinikum Jena
Erlanger Allee 101, 07740 Jena
ekkehard.eigendorff@med.uni-jena.de

Einhaltung ethischer Richtlinien

Interessenkonflikt. E. Eigendorff: Honorare und Reisekostenübernahme (Novartis, BMS, Celgene, Pfizer). A. Hochhaus: Forschungsunterstützung und Honorare (Novartis, BMS, Ariad, Pfizer, MSD).

Dieser Beitrag beinhaltet keine Studien an Menschen oder Tieren.

Literatur

1. Estey EH (2014) Acute myeloid leukemia: 2014 update on risk-stratification and management. Am J Hematol 89:1063–1081
2. Gökbuget N (2011) Akute lymphatische Leukämie des Erwachsenen. Dtsch Med Wochenschr 136:2466–2469
3. Döhner H, Estey EH, Amadori S et al (2010) Diagnosis and management of acute myeloid leukemia in adults: recommendations from an international expert panel, on behalf of the European LeukemiaNet. Blood 115:453–474
4. Guru Murthy GS, Venkitachalam R, Mehta P (2015) Trends in survival outcomes of B-lineage acute lymphoblastic leukemia in elderly patients: analysis of surveillance, epidemiology, and end results database. Leuk Lymphoma. DOI 10.3109/10428194.2014.991921
5. IARC (Hrsg) (2008) WHO classification of tumours af haematopoietic and lymphoid tissues. WHO, Genf
6. Krug U, Röllig C, Koschmieder A et al (2010) Complete remission and early death after intensive chemotherapy in patients aged 60 years or older with acute myeloid leukaemia: a web-based application for prediction of outcomes. Lancet 376:2000–2008
7. Ottmann OG, Wassmann B, Pfeifer H et al (2007) Imatinib compared with chemotherapy as front-line treatment of elderly patients with Philadelphia chromosome-positive acute lymphoblastic leukemia (Ph+ALL). Cancer 109:2068–2076
8. Vignetti M, Fazi P, Cimino G et al (2007) Imatinib plus steroids induces complete remissions and prolonged survival in elderly Philadelphia chromosome-positive patients with acute lymphoblastic leukemia without additional chemotherapy: results of the Gruppo Italiano Malattie Ematologiche dell'Adulto (GIMEMA) LAL0201-B protocol. Blood 109:3676–3678
9. Hoelzer D, Gökbuget N (2012) Chemoimmunotherapy in acute lymphoblastic leukemia. Blood Rev 26:25–32
10. Löwenberg B, Ossenkoppele GJ, Putten W van et al (2009) High-dose daunorubicin in older patients with acute myeloid leukemia. N Engl J Med 361:1235–1248
11. Ohtake S, Miyawaki S, Fujita H et al (2011) Randomized study of induction therapy comparing standard-dose idarubicin with high-dose daunorubicin in adult patients with previously untreated acute myeloid leukemia: the JALSG AML201 Study. Blood 117:2358–2365
12. Rölling C et al (2014) Sorafenib versus placebo in addition to standard therapy in younger patients with newly diagnosed acute myeloid leukemia: results from 267 patients treated in the randomized placebo-controlled SAL-Soraml trial. ASH Annual Meeting, Dezember 2014. Abstract 6
13. Serve H, Krug U, Wagner R et al (2013) Sorafenib in combination with intensive chemotherapy in elderly patients with acute myeloid leukemia: results from a randomized, placebo-controlled trial. J Clin Oncol 31:3110–3118
14. Byrd JC, Ruppert AS, Mrózek K et al (2004) Repetitive cycles of high-dose cytarabine benefit patients with acute myeloid leukemia and inv(16)(p13q22) or t(16;16)(p13;q22): results from CALGB 8461. J Clin Oncol 22:1087–1094
15. Pastore F, Dufour A, Benthaus T et al (2014) Combined molecular and clinical prognostic index for relapse and survival in cytogenetically normal acute myeloid leukemia. J Clin Oncol 32:1586–1594
16. Schlenk RF, Döhner K, Krauter J et al (2008) Mutations and treatment outcome in cytogenetically normal acute myeloid leukemia. N Engl J Med 358:1909–1918

17. Cornelissen JJ, Gratwohl A, Schlenk RF et al (2012) The European LeukemiaNet AML Working Party consensus statement on allogeneic HSCT for patients with AML in remission: an integrated-risk adapted approach. Nat Rev Clin Oncol 9:579–590
18. Kantarjian HM, Thomas XG, Dmoszynska A et al (2012) Multicenter, randomized, open-label, phase III trial of decitabine versus patient choice, with physician advice, of either supportive care or low-dose cytarabine for the treatment of older patients with newly diagnosed acute myeloid leukemia. J Clin Oncol 30:2670–2677
19. Montalban-Bravo G, Garcia-Manero G (2015) Novel drugs for older patients with acute myeloid leukemia. Leukemia 29:760–769
20. Lo-Coco F, Orlando SM, Platzbecker U (2013) Treatment of acute promyelocytic leukemia. N Engl J Med 369:1472
21. Efficace F, Mandelli F, Avvisati G et al (2014) Randomized phase III trial of retinoic acid and arsenic trioxide versus retinoic acid and chemotherapy in patients with acute promyelocytic leukemia: health-related quality-of-life outcomes. J Clin Oncol 32:3406–3412
22. Brüggemann M, Raff T, Flohr T et al (2006) Clinical significance of minimal residual disease quantification in adult patients with standard-risk acute lymphoblastic leukemia. Blood 107:1116–1123
23. Bassan R, Hoelzer D (2011) Modern therapy of acute lymphoblastic leukemia. J Clin Oncol 29:532–543
24. Lussana F, Rambaldi A (2014) Role of allogeneic hematopoietic stem cell transplantation in adult patients with acute lymphoblastic leukemia. Mediterr J Hematol Infect Dis 6:e2014065
25. Topp MS, Gökbuget N, Stein AS et al (2015) Safety and activity of blinatumomab for adult patients with relapsed or refractory B-precursor acute lymphoblastic leukaemia: a multicentre, single-arm, phase 2 study. Lancet Oncol 16:57–66
26. Kochenderfer JN, Dudley ME, Kassim SH et al (2015) Chemotherapy-refractory diffuse large B-cell lymphoma and indolent B-cell malignancies can be effectively treated with autologous T cells expressing an anti-CD19 chimeric antigen receptor. J Clin Oncol 33:540–549
27. Neumann S, Krause SW, Maschmeyer G et al (2013) Primary prophylaxis of bacterial infections and Pneumocystis jirovecii pneumonia in patients with hematological malignancies and solid tumors: Guidelines of the Infectious Diseases Working Party (AGIHO) of the German Society of Hematology and Oncology (DGHO). Ann Hematol 92:433–442
28. Cornely OA, Maertens J, Winston DJ et al (2007) Posaconazole vs. fluconazole or itraconazole prophylaxis in patients with neutropenia. N Engl J Med 356:348–359

Onkologe 2015 · 21:639–650
DOI 10.1007/s00761-015-2976-3
Online publiziert: [OnlineDate]

L.-O. Mügge[1] · R. Kruschel[2] · J. Walter[3]
[1] Klinik für Innere Medizin II, Universitätsklinikum Jena
[2] Klinik für Strahlentherapie und Radioonkologie, Universitätsklinikum Jena
[3] Klinik für Neurochirurgie, Universitätsklinikum Jena

Therapiestrategien beim multiplen Myelom im Rezidiv oder Progress nach Primärtherapie

Zusammenfassung
Das multiple Myelom ist eine in der Regel inkurable Erkrankung. Auch wenn es zunehmend gelingt, mit modernen Therapiestrategien lang anhaltende Remissionen zu erzielen, sind fast alle Patienten im weiteren Verlauf wieder progredient und benötigen dann eine erneute Therapie. Im Gegensatz zur primären Induktionstherapie ist in der Situation eines Rezidivs bzw. Progresses das therapeutische Vorgehen weniger klar standardisiert und von der Vorbehandlung sowie patientenspezifischen Faktoren abhängig. Die Grundlage der Therapie des multiplen Myeloms im Rezidiv bzw. Progress ist eine medikamentöse Therapie (Chemotherapie und/oder Targettherapie), bedarfsweise ergänzt durch chirurgische Verfahren bei Frakturen, sowie durch Strahlentherapie zur Konsolidierung frakturierter oder frakturgefährdeter Bereiche bzw. zur Schmerztherapie. Das Toxizitätsmanagement gewinnt vor dem Hintergrund eines zunehmend längeren Überlebens an Bedeutung. In dem vorliegenden Beitrag werden Kriterien zur Therapieauswahl aufgezeigt, die den Leser in die Lage versetzen sollen, eine optimierte Behandlungsstrategie zu entwickeln.

Schlüsselwörter
Plasmozytom · Chemotherapie · Zielgerichtete Substanzen · Strahlentherapie · Chirurgie

Lernziele

Nach der Lektüre dieses Beitrages
- **verstehen Sie den Unterschied zwischen laborchemischem und klinischem Progress bzw. Rezidiv und dessen Bedeutung für die Indikationsstellung zur Rezidivtherapie,**
- **können Sie Auswahlkriterien für die Therapiewahl in der Rezidivsituation anwenden,**
- **kennen Sie die Kriterien für die Anwendung von Stammzelltransplantationsstrategien im Rezidiv,**
- **wissen Sie um die Bedeutung einer konsequenten Supportivtherapie für den Therapieerfolg und die Lebensqualität bei Myelompatienten.**

Hintergrund

Auch unter Anwendung moderner Therapieprotokolle in der Primärtherapie erreichen Patienten mit multiplem Myelom in der Mehrheit der Fälle nur eine – graduell unterschiedlich gute – Teilremission ihrer Erkrankung. Aber auch nach Erreichen einer kompletten Remission ist diese in der Regel nicht dauerhaft. Fast alle Patienten mit multiplem Myelom erleiden nach Primärtherapie eine Progression (nach zuvor erreichter Teilremission) bzw. ein Rezidiv (bei zuvor erreichter kompletter Remission) ihrer Erkrankung. Die Zeit bis zum Progress oder Rezidiv ist dabei extrem variabel. Risikofaktoren für einen raschen Progress sind ein schlechtes Ansprechen auf die Primärtherapie sowie eine aggressive Tumorbiologie, die zumindest teilweise durch ungünstige chromosomale Aberrationen definiert werden kann (■ **Tab. 1**). Die Definition eines Progresses nach IMWG (International Myeloma Working Group)-Kriterien dient zunächst einmal der Vergleichbarkeit von Patientenpopulationen in klinischen Studien. Der reine Anstieg des Myelomproteins nach vorangegangener Remission ohne klinische Symptomatik oder nachweisbare Organschädigungen (wie z. B. neu aufgetretene Osteolysen) erfordert nicht automatisch eine therapeutische Intervention. Insbesondere bei langsamem Anstieg der Myelomparameter im Serum und/oder Urin beim asymptomatischen Patienten (**laborchemischer Progress**) kann zunächst abgewartet werden. Andererseits kann das erneute Auftreten bzw. die Verschlechterung von sog. CRAB-Kriterien (Hyperkalzämie, Niereninsuffizienz, Anämie, Knochenerkrankung) und weiteren, myelomassoziierten Krankheitszeichen (z. B. neue extramedulläre Myelomherde) einen Therapiebedarf definieren, ohne dass die Myelomparameter im Serum oder Urin zwingend eine signifikante Dynamik zeigen müssen (**klinischer Progress**).

Risikofaktoren für einen raschen Progress sind ein schlechtes Ansprechen auf die Primärtherapie sowie eine aggressive Tumorbiologie

Die Indikation zum Therapiebeginn in der Rezidivsituation wird weniger von der Dynamik der laborchemischen Myelomparameter bestimmt, sondern vielmehr von der klinischen Symptomatik und Zeichen der Organschädigung.

Indikation zum Therapiebeginn in der Rezidivsituation wird bestimmt durch klinische Symptomatik und Zeichen der Organschädigung

Therapeutic strategies for multiple myeloma in relapse or progession after primary therapy

Abstract
Multiple myeloma is as a rule an incurable disease. Even though it is increasingly possible to achieve long lasting remission nearly all patients eventually show relapse or progression and then need treatment again. Unlike in first-line therapy, treatment recommendations in relapse or progression are far less standardized and depend on the previous treatment as well as patient-specific factors. Myeloma therapy in relapse is based on drug therapy (e.g. antineoplastic chemotherapy and/or targeted therapy) and can be supplemented by surgery in the case of fractures, by radiotherapy of compromised bones or to treat skeletal pain. The management of side effects gains importance in the light of improved survival. In this article criteria for the selection of the appropriate drugs are presented in order to enable the reader to develop an optimized treatment strategy.

Keywords
Plasmocytoma · Chemotherapy · Targeted therapy · Radiotherapy · Surgery

Tab. 1 Ungünstige Prognosefaktoren beim multiplen Myelom. (Mod. nach [5])

	Hochrisikofaktor
Patientenbezogene Faktoren	Karnofsky-Index <70% Nierenversagen (eGFR <30%) Andere Organbeeinträchtigung Eingeschränktes geriatrisches Assessment Hohes Lebensalter
Tumorlast	Durie & Salmon Stadium III
Tumorbiologie (Aggressivität)	t(4;14), t(14;16), t(14;20), 17p-, amp1q/del1p Hohe LDH ISS (International staging system) III Hohe Plasmazellproliferationsrate Präsentation als Plasmazellleukämie Extramedulläre Erkrankung Hochrisikosignatur beim Genexpressionsprofiling

Zytostatische Chemotherapie

Die Empfehlungen zum therapeutischen Vorgehen in der Rezidivsituation sind im Vergleich zur Primärtherapie weniger gut definiert. Die Auswahl der Rezidivtherapie ist unter anderem abhängig von:

- der Vortherapie (bereits genutzte Medikamente, Dauer des Ansprechens, Nebenwirkungen; **Abb. 1**),
- der Krankheitscharakteristik (Dynamik des Rezidivs, Krankheitslast, extramedulläre Erkrankung, chromosomale Aberrationen),
- den Patientenmerkmalen (Performancestatus, Alter, Begleiterkrankungen, Knochenmarkreserve, noch vorhandenes autologes Stammzelltransplantat; **Abb. 2**),
- den Wünschen und Vorstellungen des Patienten hinsichtlich der Therapieführung (orale vs. parenterale Therapie, Häufigkeit der Vorstellung am Therapiezentrum zur Applikation etc.).

Hinsichtlich der Substanzauswahl stehen in der Rezidivtherapie mehr Möglichkeiten zur Verfügung als in der Primärtherapie, da einige neue Substanzen, wie z. B. Pomalidomid, bisher nur in der Rezidivsituation zugelassen sind (**Abb. 2**, **Tab. 2**).

Therapiewiederholung oder Sequenztherapie

Von Interesse ist besonders, ob es sinnvoll ist, eine bereits in der Primärtherapie angewandte Therapiekombination im Rezidiv erneut einzusetzen (Therapiewiederholung oder „Retreatment"), oder ob man besser eine alternative Substanz(kombination) verwenden sollte („Sequenztherapie").

Vorteil der Therapiewiederholung ist, dass der Patient auf die Therapie bereits einmal angesprochen hat und damit die Wahrscheinlichkeit sehr hoch ist, dass sie wieder wirksam sein wird [1, 2, 3]. Die individuelle Verträglichkeit und das Nebenwirkungsprofil sind gut abschätzbar. Außerdem werden die noch bestehenden, letztlich begrenzten Therapieoptionen nicht so schnell verbraucht. Sinn macht eine Therapiewiederholung dann, wenn die in der Primärtherapie erzielte Remission mindestens 6 bis 12 Monate angehalten hat. Ansonsten wird ein Wechsel des Therapieprotokolls („Sequenztherapie") empfohlen. Für eine **Sequenztherapie** spricht, dass der Wechsel des Wirkprinzips eine Änderung des Selektionsdrucks auf die Myelomzelle zur Folge hat und damit Resistenzentwicklungen verzögert bzw. durchbrochen werden können. Ein Wechsel des Therapieprotokolls wird daher vor allem bei ungenügendem Ansprechen auf die vorangegangene Therapie bzw. bei nur kurzzeitigem Ansprechen (weniger als 6 Monate Remissionsdauer) empfohlen, ebenso wie bei primärer Progression unter der vorangegangenen Behandlung (d. h. Resistenz) [4].

Eine Therapiewiederholung lohnt sich bei einer vorangegangenen Remissionsdauer von 6 Monaten oder länger

Stammzelltransplantation im Rezidiv

Bei geeigneten, jüngeren Patienten (<65. bis 70. Lebensjahr) ist insbesondere bei Vorhandensein eines autologen Stammzelltransplantates und nur einer autologen Stammzelltransplantation (autoSZT) während der Primärtherapie die Frage nach der Sinnhaftigkeit einer zweiten autoSZT zu stellen. Gegenwärtige Empfehlungen gehen dahin, nach remissionsinduzierender Rezidivtherapie eine

Eine autoSZT kann angeboten werden, wenn nach erster Transplantation eine Remission von mindestens 18 bis 24 Monaten erreicht wurde

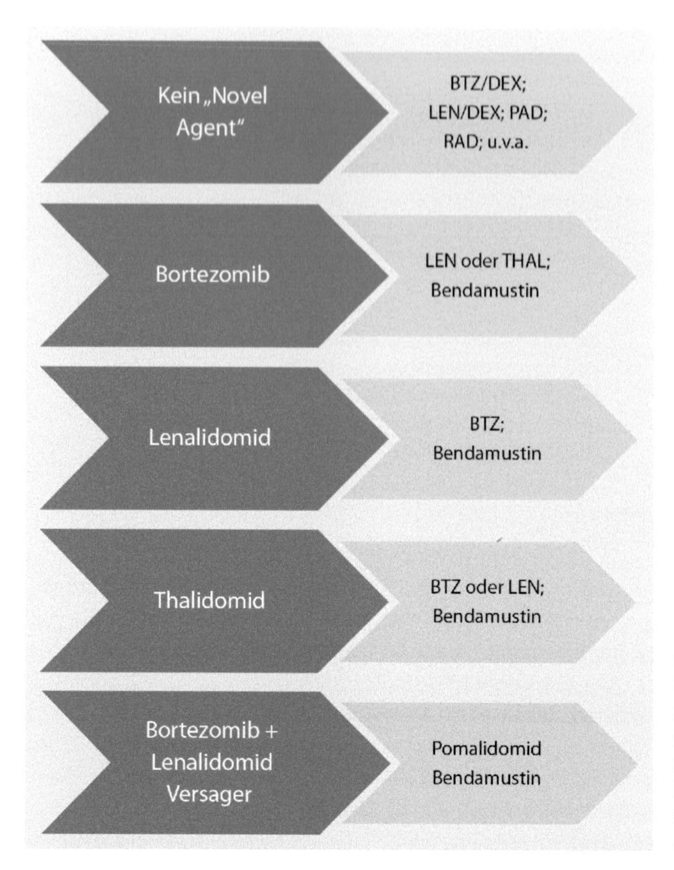

Abb. 1 ◀ Substanzauswahl in der Rezidivtherapie – Sequenz in Abhängigkeit von der Vortherapie. *BTZ* Bortezomib, *LEN* Lenalidomid, *DEX* Dexamethason, *THAL* Thalidomid, *PAD* Bortezomib/Adriamycin/Dexamethason, *RAD* Lenalidomid/Adriamycin/Dexamethason

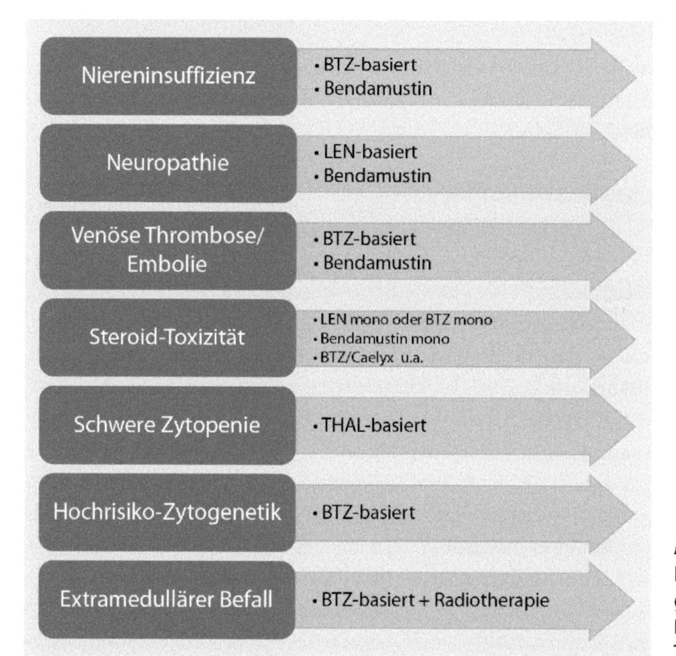

Abb. 2 ◀ Substanzauswahl in der Rezidivtherapie – Sequenz in Abhängigkeit von Patientenfaktoren. *BTZ* Bortezomib, *LEN* Lenalidomid, *THAL* Thalidomid

autoSZT dann anzubieten, wenn nach erster Transplantation eine Remission von mindestens 18 bis 24 Monaten erreicht werden konnte [5]. In dieser Situation konnten klinisch bedeutsame Verlängerungen des medianen progressionsfreien Überlebens ["progression free survival" (PFS); 12,3 bis 17,3 Monate] und des Gesamtüberlebens ["overall survival" (OS); 31,7 bis 71,3 Monate] in retrospektiven Analysen gezeigt werden [6, 7]. Sollte in der Primärtherapie bei transplantationsgeeigneten Patienten auf die Durchführung einer autoSZT verzichtet worden sein, dann muss die Indikationsstellung im ersten Rezidiv bzw. Progress der Erkrankung diskutiert werden [8]. Je später im Krankheits-

Tab. 2 Neue, zielgerichtete Substanzen für die Myelomtherapie und Zulassungsstatus in Deutschland (04/2015)

Substanz	Zulassungsstatus
Bortezomib (Velcade®)	– Im Rezidiv (Monotherapie oder Kombination mit pegyliertem, liposomalem Doxorubicin oder Dexamethason) – Primärtherapie nichttransplantabler Patienten (Kombination mit Melphalan und Prednison) – Primärtherapie transplantabler Patienten (Kombination mit Dexamethason oder mit Dexamethason und Thalidomid)
Thalidomid (Thalidomide Celgene®)	– Primärtherapie nichttransplantabler Patienten (Kombination mit Melphalan und Prednison)
Lenalidomid (Revlimid®)	– Im Rezidiv (Kombination mit Dexamethason) – Primärtherapie nichttransplantabler Patienten (Kombination mit Dexamethason)
Pomalidomid (Imnovid®)	– Rezidiviertes/refraktäres multiples Myelom nach mindestens 2 Vortherapien unter Einschluss von Lenalidomid und Bortezomib

verlauf die autoSZT durchgeführt wird, desto schwieriger gestaltet sich die Gewinnung eines autologen Stammzelltransplantates, und die erzielte Remissionsqualität verschlechtert sich.

Die **allogene Transplantation** im Rezidiv ist eine Einzelfallentscheidung für junge Patienten ohne wesentliche Begleiterkrankungen und raschem Rezidiv nach Primärtherapie bzw. Hochrisikozytogenetik. Aktuelle, retrospektive Analysen konnten in dieser Situation keinen Vorteil für progressionsfreies und Gesamtüberleben im Vergleich zu einer zweiten autoSZT nachweisen [9]. Ihr Stellenwert scheint bevorzugt in der Primärtherapie zu liegen [10]. Die allogene Stammzelltransplantation ist nicht geeignet als Salvage-Therapie bei unkontrollierter Erkrankung oder in späten Rezidiven, da hier kaum noch dauerhafte Remissionen erreicht werden und die Komplikationsrate und therapieassoziierte Mortalität hoch sind.

Die Auswahl der Rezidivtherapie richtet sich stark nach patientenindividuellen Merkmalen

Die Auswahl der Rezidivtherapie richtet sich stark nach patientenindividuellen Merkmalen.

Medikamentöse Supportivtherapie

Neben der systemischen und lokalen Therapie des Myeloms spielt die Supportivtherapie eine wichtige Rolle für die Beherrschung von Komplikationen und die Erhaltung der Lebensqualität.

Die Gabe von **Aminobisphosphonaten** hemmt die Aktivität der Osteoklasten und damit die weitere Entwicklung von Osteolysen und hat wahrscheinlich auch einen eigenen, antiproliferativen Effekt auf die Myelomzellen [11]. Sie trägt weiterhin zur Schmerzreduktion bei osteolytischer Knochenerkrankung und zur Kontrolle einer Hyperkalzämie bei. Zur Vermeidung von Kieferosteonekrosen wird derzeit empfohlen, nach einer Gesamttherapiedauer von 2 Jahren die Notwendigkeit der Bisphosphonat-Gabe erneut zu evaluieren und bei stabiler Remission des Myeloms dann die Bisphosphonat-Gaben auf jährliche Gaben zu spreizen (analog der Therapie bei Osteoporose) oder ganz auszusetzen, bis die Myelomerkrankung sich erneut progredient zeigt. Wichtig erscheinen in diesem Zusammenhang eine zahnärztliche Beurteilung vor Initiierung der Bisphosphonat-Therapie sowie die Vermeidung von invasiven kieferchirurgischen Eingriffen oder Zahnextraktionen unter laufender Bisphosphonat-Gabe [12].

Eine zahnärztliche Beurteilung vor Initiierung der Bisphosphonat-Therapie ist wichtig

Die bei Myelompatienten häufig auftretenden Knochenschmerzen sollten konsequent nach dem WHO-Stufenschema analgetisch behandelt werden. Wegen des Risikos des Auftretens oder der Verschlechterung einer Niereninsuffizienz sollte der Einsatz von nichtsteroidalen Antirheumatika (NSAR) vermieden werden. Stattdessen eignen sich Paracetamol und Metamizol (Novaminsulfon) als Nichtopiatalternative. Der Einsatz auch von hoch potenten Opiaten allein oder in Kombination mit **Nichtopiatanalgetika** ist öfter notwendig und sollte von einem primär prophylaktischen Einsatz von Laxanzien zur Verhütung einer Obstipation flankiert werden.

Neben der Transfusion stehen zur Behandlung einer Anämie auch **Erythropoetin-Derivate** zur subkutanen Applikation zur Verfügung, die vor allem längerfristig transfusionssparend wirksam sein können und damit das Risiko einer Eisenüberladung ebenso wie die Entwicklung von irregulären Antikörpern durch Polytransfusion senken helfen. Beachtenswert ist beim Einsatz von Erythropoetin allerdings ein leicht erhöhtes Thromboserisiko. Dieses sollte bei Applikation parallel zu „immu-

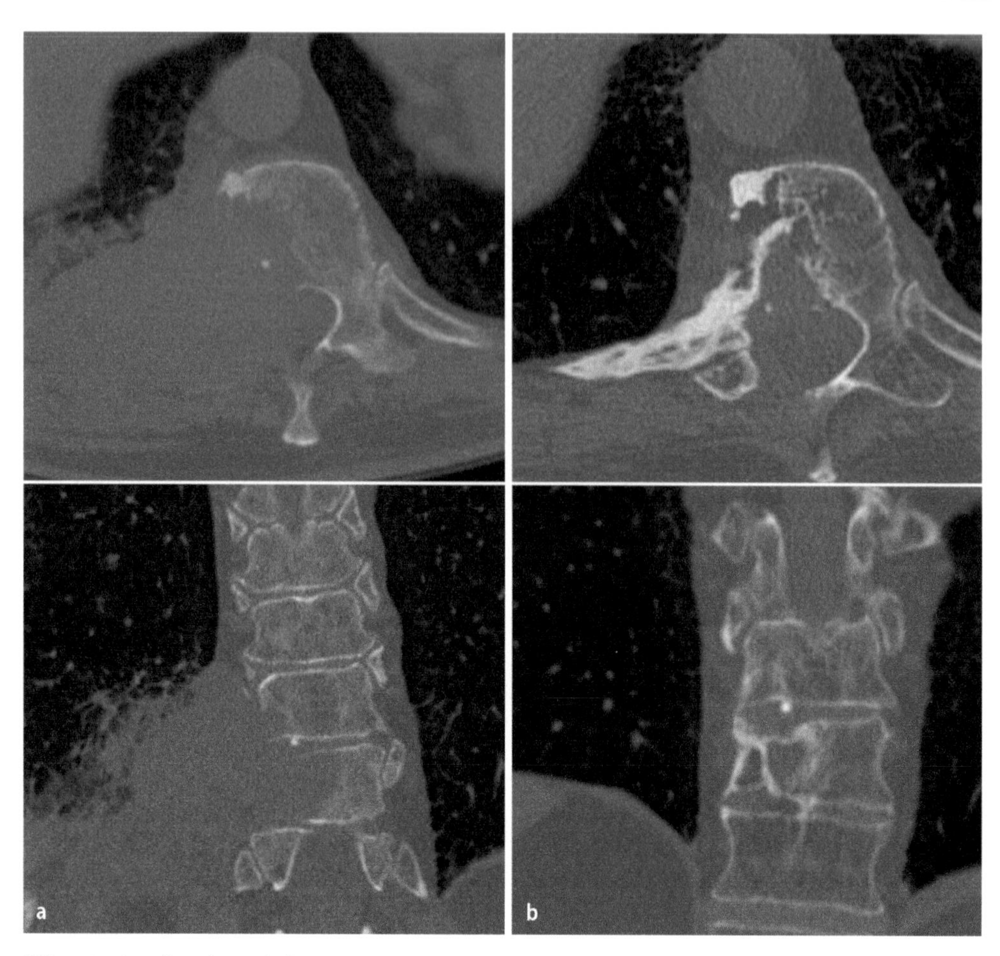

Abb. 3 ▲ **a** Osteolytischer Wirbelkörper mit großer extramedullärer Komponente vor Bestrahlung. **b** Rekalzifikation und Remission der Weichteilkomponente ein Jahr nach Strahlentherapie

nomodulatory drugs“ (IMiDs) beachtet und ggf. eine intensivere Thromboseprophylaxe (z. B. mit niedermolekularem Heparin) erwogen werden [13].

Infektionen komplizieren den klinischen Verlauf eines multiplen Myeloms häufig und bedürfen einer konsequenten Therapie. Insbesondere im Zusammenhang mit einer Bortezomib-haltigen Therapie treten sehr häufig Herpes-zoster-Reaktivierungen auf, sodass dann bereits primär eine antivirale Prophylaxe mit Aciclovir bzw. Valaciclovir erfolgen soll. Hinsichtlich einer antibiotischen und antimykotischen Prophylaxe bei Neutropenie oder entsprechenden Vorerkrankungen sollte man sich an die lokalen institutionellen Empfehlungen halten.

Eine konsequente Supportivtherapie ist beim multiplen Myelom bedeutend für Therapieerfolg und Lebensqualität

Eine konsequente Supportivtherapie ist beim multiplen Myelom bedeutend für den gesamten Therapieerfolg und die Lebensqualität.

Stellenwert der Strahlentherapie

Bei Vorliegen eines multiplen Myeloms im fortgeschrittenen Stadium kann die Strahlentherapie als palliative, symptomkontrollierende Therapiemaßnahme zum Einsatz kommen. Hierbei geht es im Wesentlichen um Analgesie, Reduktion neurologischer Symptome, aber auch um die Förderung der Knochenrekalzifizierung (◘ **Abb. 3a,b**) und so um eine Verbesserung der Lebensqualität [14].

Die Förderung der Rekalzifikation des Knochens mit dem Ziel der Wiederherstellung der Stabilität oder die Vermeidung einer Fraktur ist ein wesentliches Therapieziel der palliativen Strahlentherapie. Die Gesamtdosis, die appliziert werden kann, hängt im Wesentlichen von der Größe des Zielgebietes und der vorhandenen Knochenmarkreserve ab. Üblich sind Dosen von ≥30 Gy [14]. Etwa 50% der Patienten profitieren radiologisch bestätigt von einer Verbesserung der Rekalzifikation.

Etwa 50% der Patienten profitieren radiologisch bestätigt von einer Verbesserung der Rekalzifikation

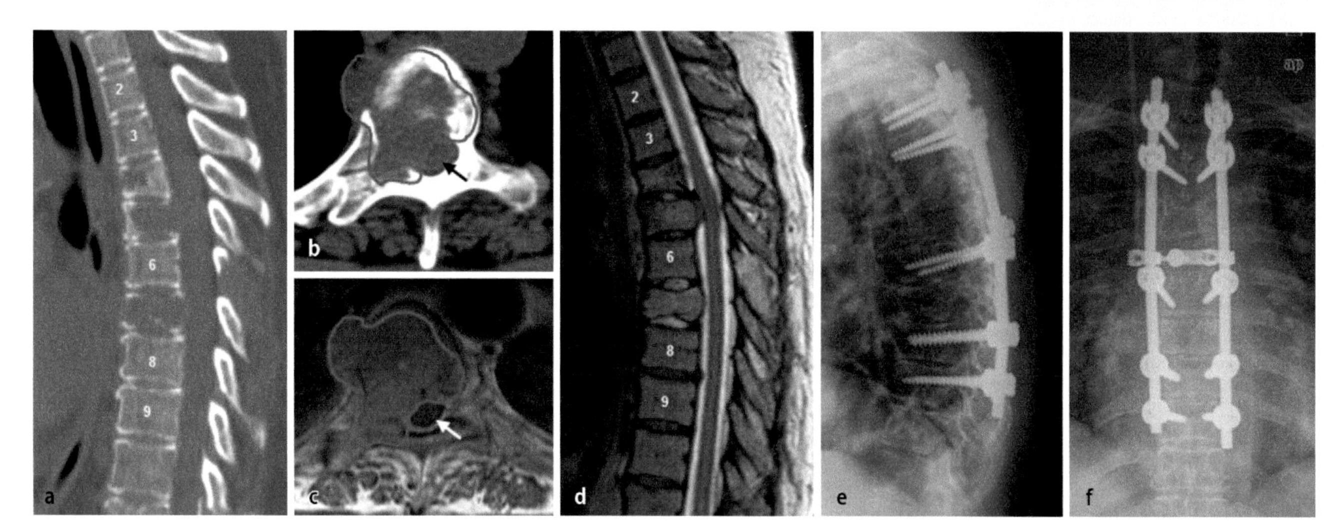

Abb. 4 ▲ Bei einer 56-jährigen Patientin mit seit 6 Monaten bestehenden thorakalen Schmerzen wurde ein multiples Myelom (Subtyp IgG κ, Stadium IIIA) diagnostiziert. Es bestanden ausgeprägte Wirbelkörperdestruktionen von BWK4, 5 und 7 mit intraspinaler Ausdehnung und hochgradiger Myelonkompression. Vor Einleitung der Radio- und Chemotherapie erfolgte zur Sicherung der Stabilität und Vermeidung eines drohenden Querschnittsyndroms die operative Stabilisierung mittels Implantation eines Fixateur interne BWK2,3–BWK6–BWK8,9 sowie eine Myelondekompression durch Laminektomie BWK5–7 verbunden mit einer Tumorteilresektion. **a** Sagittale CT der BWS mit Nachweis osteolytischer Destruktionen von BWK4,5 und BWK7 (*Sterne*). **b** In der axialen CT sowie **c** axialen und **d** sagittalen T2W-MRT bestätigt sich eine ausgedehnte korporale und intraspinale Tumorausdehnung (*Sterne*) mit daraus resultierender Myelonkompression (*Pfeile*) insbesondere in Höhe BWK5. **e**, **f** Postoperative konventionelle Röntgenaufnahmen der BWS zur Lagekontrolle der Instrumentation BWK2,3–BWK6–BWK8,9

Analgetische Strahlentherapie

Am meisten profitieren Patienten mit multiplem Myelom von der analgetischen Wirkung der Strahlentherapie. Balducci et al. [14] wiesen in ihrem Patientenkollektiv nach, dass bei etwa 91% der Patienten eine Schmerzlinderung und bei 51,2% sogar eine vollständige Schmerzfreiheit erreichbar war. Bei keinem Patienten kam es unter der Therapie zu einer Verschlechterung der Schmerzsymptomatik. Hierbei korreliert, wie bei Stölting et al. [15] beschrieben, der Zeitpunkt der (subjektiven) beginnenden Schmerzreduktion direkt mit der Höhe der Einzeldosis. Diese war für die Patienten bei einer Einzeldosis von 3 Gy im Median nach 5 Fraktionen, bei 2 Gy nach 9 Fraktionen und bei 1,5 bzw. 1,8 Gy nach 14 Fraktionen spürbar [15]. Außerdem ergab die Analyse, dass eine höhere Gesamtdosis auch mit einer besseren, oft vollständigen und lang andauernden Schmerzkontrolle verbunden ist. Bei einer begrenzten Lebenserwartung des Patienten und rein analgetischer Therapieindikation sollten kurze Therapieschemata mit z. B. 1-mal 8 Gy oder 4-mal 5 Gy bevorzugt werden. Dies führt in der Regel zu einer schnellen und effektiven Schmerzreduktion und verkürzt gleichzeitig die Hospitalisation.

Eine höhere Einzeldosis bedeutet in der Schmerztherapie eine schnellere Wirkung

Ebenfalls eine Indikation zur **palliativen Strahlentherapie** ist die Möglichkeit der Reduktion neurologischer Symptome, die z. B. durch eine Kompression des Myelons verursacht werden. Mose et al. [16] zeigten bei 53,8% ihrer Patienten eine Remission solcher Beschwerden.

Nebenwirkungen der Strahlentherapie

Insgesamt wird die Strahlentherapie des multiplen Myeloms relativ gut toleriert. Im Vordergrund stehen akute Grad-I- bis -II-Toxizitäten nach CTC (Common-Toxicity-Criteria) wie Haut- und Schleimhautreaktionen, Übelkeit, Erbrechen, Diarrhö, Blutbildveränderungen und Abgeschlagenheit. Grad-III- bis -IV-Toxizitäten wie eine ausgeprägte Mukositis, starke Blutbildveränderungen oder ein Kreatininanstieg treten nur in etwa 4% auf [16].

Die Strahlentherapie ist durch die nur lokal vorhandene Belastung nebenwirkungsarm

Chirurgische Therapieoptionen

Sind insbesondere im Bereich der Wirbelsäule stabilitäts- und frakturgefährdende strukturelle Läsionen bzw. relevante Kompressionen nervaler Strukturen mit daraus resultierenden oder drohenden neurologischen Komplikationen nachweisbar, müssen operative Verfahren in Betracht gezogen werden. Im Bereich der **spinalen Chirurgie** zählen hierzu in erster Linie dekomprimierende und/oder stabilisierende Eingriffe sowie perkutane Augmentationstechniken wie die Vertebroplastie oder Kyphoplastie.

Eine epidurale Kompression des Rückenmarks findet sich bei bis zu 20% der an einem multiplen Myelom erkrankten Patienten

Eine epidurale Kompression des Rückenmarks findet sich bei bis zu 20% der an einem multiplen Myelom erkrankten Patienten [17]. Dies kann sowohl durch eine direkte epidurale Ausbreitung des Myeloms als auch durch Knochenfragmente im Falle pathologischer Frakturen bedingt sein. Hochgradige Myelonkompressionen bzw. ein Conus-/Caudasyndrom können zu Blasen- und Mastdarmentleerungsstörungen bis hin zu Querschnittsyndromen führen. Diese Symptome machen eine umgehende Intervention notwendig, bei der eine Abwägung zwischen einem schnellstmöglichen operativen bzw. strahlentherapeutischen Vorgehen erfolgen sollte [18].

Bei instabilen Destruktionen der Wirbelkörper bzw. pathologischen Frakturen mit Beteiligung der Wirbelkörperhinterkante sind stabilisierende Osteosynthesen indiziert

Klare Indikationen für ein operatives Vorgehen sind instabile Wirbelkörperfrakturen bzw. hochgradig stabilitätsgefährdende Wirbelkörperdestruktionen, verbunden mit intraspinalen Tumormanifestationen. Die **vertebrale Augmentation** durch Vertebroplastie oder Kyphoplastie, bei der Polymethylmetacrilat (PMMA)-Zement in die intrakorporale Läsion appliziert wird, erreicht neben einer Stabilisierung des Wirbelkörpers vor allem eine direkte und lang anhaltende Schmerzreduktion [19]. Im Falle instabiler Destruktionen der Wirbelkörper bzw. pathologischer Frakturen mit Beteiligung der Wirbelkörperhinterkante müssen stabilisierende Osteosynthesen indiziert werden [20]. Hierfür stehen moderne minimalinvasive Verfahren zur Verfügung. Je nach Ausmaß des Wirbelsäulenbefalls und der jeweiligen Wirbelkörperdestruktion kann die Osteosynthese durch Instrumentation (Fixateur interne) oder auch durch 360°-Spondylodesen, bestehend aus Fixateur interne und Wirbelkörperersatzimplantaten, erfolgen. Je nach individuellem Befallsmuster bieten sich darüber hinaus kombinierte Eingriffe, wie Kyphoplastie + Fixateur interne oder die alleinige dorsale Myelondekompression mit Implantation eines Fixateur-interne-Systems an (■ **Abb. 4**, [21]). Im Rahmen eines multidisziplinären Therapiekonzeptes folgt auf die operative Versorgung eines Wirbelsäulenbefalls in der Regel eine entsprechende strahlentherapeutische und systemische Behandlung.

Der Einsatz von **Wirbelsäulenorthesen** bei spinaler Manifestation eines multiplen Myeloms muss aufgrund der schlechten Datenlage weiterhin kritisch diskutiert werden. Insbesondere bei ausgedehntem Befall der Wirbelsäule und fehlenden lokal chirurgischen Therapieoptionen kommt der Korsettbehandlung jedoch flankierend zur Chemo- und Radiotherapie vor allem eine symptombezogene Indikation zu. Inwiefern das Tragen eines Korsetts auch prophylaktisch in Bezug auf drohende Wirbelkörperfrakturen wirkt, muss aus Sicht der Autoren weiter diskutiert werden.

Fazit für die Praxis

- **Die Rezidivtherapie ist individualisiert festzulegen und richtet sich nach der Dauer des Ansprechens auf die Primärtherapie (Therapiewiederholung vs. Sequenztherapie) sowie der Krankheitsdynamik, patientenspezifischen Faktoren und den Wünschen des Patienten hinsichtlich der Therapieführung.**
- **Eine Therapiewiederholung ist sinnvoll, wenn nach Abschluss der vorangegangenen Therapie ein therapiefreies Intervall von wenigstens 6 Monaten erzielt werden konnte, ansonsten empfiehlt sich eine Therapieumstellung (Sequenztherapie).**
- **Eine zweite Hochdosistherapie mit autologer Stammzelltransplantation im Rezidiv ist sinnvoll, wenn sich nach erster Transplantation eine Remission von 18 bis 24 Monaten oder mehr erzielen ließ.**
- **Die Strahlentherapie ist eine wirksame und nebenwirkungsarme Therapiemöglichkeit zur Reduktion therapieresistenter ossärer Schmerzen und zur Verhütung von Frakturen.**
- **Klare Indikationen für ein operatives Vorgehen sind instabile Wirbelkörperfrakturen bzw. hochgradig stabilitätsgefährdende Wirbelkörperdestruktionen verbunden mit intraspinalen Tumormanifestationen.**

Korrespondenzadresse

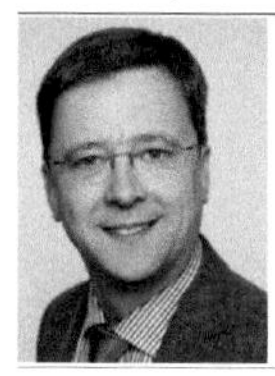

Dr. L.-O. Mügge
Klinik für Innere Medizin II, Universitätsklinikum Jena
Erlanger Allee 101, 07740 Jena
lars-olof.muegge@med.uni-jena.de

Einhaltung ethischer Richtlinien

Interessenkonflikt. L.-O. Mügge: Referentenhonorare von Celgene, Janssen-Cilag, Novartis; Forschungsfinanzierung: Celgene, Novartis. R. Kruschel und J. Walter: kein Interessenkonflikt.

Dieser Beitrag beinhaltet keine Studien an Menschen oder Tieren.

Literatur

1. Knopf KB, Duh MS, Lafeuille MH et al (2014) Meta-analysis of the efficacy and safety of bortezomib retreatment in patients with multiple myeloma. Clin Lymphoma Myeloma Leuk 14(5):380–388
2. Petrucci MT, Giraldo P, Corradini P et al (2013) A prospective, international phase 2 study of bortezomib retreatment in patients with relapsed multiple myeloma. Br J Haematol 160(5):649–659
3. Madan S, Lacy MQ, Dispenzieri A et al (2011) Efficacy of retreatment with immunomodulatory drugs (IMiDs) in patients receiving IMiDs for initial therapy of newly diagnosed multiple myeloma. Blood 118(7):1763–1765
4. Mohty B, El-Cheikh J, Yakoub-Agha I et al (2012) Treatment strategies in relapsed and refractory multiple myeloma: a focus on drug sequencing and ‚retreatment' approaches in the era of novel agents. Leukemia 26(1):73–85
5. Donk NW van de, Lokhorst HM, Dimopoulos M et al (2011) Treatment of relapsed and refractory multiple myeloma in the era of novel agents. Cancer Treat Rev 37(4):266–283
6. Jimenez-Zepeda VH, Mikhael J, Winter A et al (2012) Second autologous stem cell transplantation as salvage therapy for multiple myeloma: impact on progression-free and overall survival. Biol Blood Marrow Transplant 18(5):773–779
7. Shah N, Ahmed F, Bashir Q et al (2012) Durable remission with salvage second autotransplants in patients with multiple myeloma. Cancer 118(14):3549–3555
8. Cook G, Williams C, Brown JM et al (2014) High-dose chemotherapy plus autologous stem-cell transplantation as consolidation therapy in patients with relapsed multiple myeloma after previous autologous stem-cell transplantation (NCRI Myeloma X Relapse [Intensive trial]): a randomised, open-label, phase 3 trial. Lancet Oncol 15(8):874–885
9. Freytes CO, Vesole DH, LeRademacher J et al (2014) Second transplants for multiple myeloma relapsing after a previous autotransplant-reduced-intensity allogeneic vs autologous transplantation. Bone Marrow Transplant 49(3):416–421
10. Gahrton G, Iacobelli S, Björkstrand B (2013) Autologous/reduced-intensity allogeneic stem cell transplantation vs autologous transplantation in multiple myeloma: long-term results of the EBMT-NMAM2000 study. Blood 121(25):5055–5063
11. Morgan GJ, Davies FE, Gregory WM et al (2013) Long-term follow-up of MRC Myeloma IX trial: survival outcomes with bisphosphonate and thalidomide treatment. Clin Cancer Res 19(21):6030–6038
12. Terpos E, Morgan G, Dimopoulos MA et al (2013) International Myeloma Working Group recommendations for the treatment of multiple myeloma-related bone disease. J Clin Oncol 31(18):2347–2357
13. Anaissie EJ, Coleman EA, Goodwin JA et al (2012) Prophylactic recombinant erythropoietin therapy and thalidomide are predictors of venous thromboembolism in patients with multiple myeloma: limited effectiveness of thromboprophylaxis. Cancer 118(2):549–557
14. Balducci M, Chiesa S, Manfrida S et al (2011) Impact of radiotherapy on pain relief and recalcification in plasma cell neoplasms: long-term experience. Strahlenther Onkol 187:114–119
15. Stölting T, Knauerhase H, Klautke G et al (2008) Total and single doses influence the effectivness of radiotherapy in palliative treatment of plasmocytoma. Strahlenther Onkol 184:465–472
16. Mose S, Pfitzner D, Rahn A et al (2000) Role of radiotherapy in the treatment of multiple myeloma. Strahlenther Onkol 176:506–512
17. Dimopoulos MA, Moulopoulos LA, Maniatis A, Alexanian R (2000) Solitary plasmacytoma of bone and asymptomatic multiple myeloma. Blood 96(6):2037–2044
18. Flouzat-Lachaniette CH, Allain J, Roudot-Thoraval F, Poignard A (2013) Treatment of spinal epidural compression due to hematological malignancies: a single institution's retrospective experience. Eur Spine J 22:548–555
19. Anselmetti GC, Manca A, Montemurro F (2012) Percutaneous vertebroplasty in multiple myeloma: prospective long term follow-up in 106 consecutive patients. Cardiovasc Intervent Radiol 35(1):139–145
20. Cai W, Yan W, Huang Q et al (2014) Surgery for plasma cell neoplasia patients with spinal instability or neurological impairment caused by spinal lesions as the first clinical manifestation. Eur Spine J [Epub ahead of print]
21. Walter J, Reichart R, Waschke A et al (2012) Palliative considerations in the surgical treatment of spinal metastases: evaluation of posterolateral decompression combined with posterior instrumentation. J Cancer Res Clin Oncol 138(2):301–310

Onkologe 2015 · 21:739–748
DOI 10.1007/s00761-015-3014-1
Online publiziert: 15. Mai 2015

S.E.K. Fink[1] · S. Pahernik[2] · P. Hallscheidt[3] · M. Zeier[1]
[1] Nierenzentrum Heidelberg, Abteilung für Nephrologie , Universität Heidelberg
[2] Abteilung für Urologie, Universität Heidelberg
[3] Radiologie Darmstadt

Urothelkarzinom

Zusammenfassung
Urotheliale Karzinome der Harnblase zählen zu den häufigsten urothelialen Neoplasien des harnableitenden Systems. Ihr Auftreten ist geschlechts- und altersspezifisch, der typische Patient männlich und älter als 45 Jahre. Zu den Hauptrisikofaktoren zählen Rauchen und die Exposition gegenüber aromatischen Aminen. Makrohämaturie, Harnstau und -verhalt können ebenso wie die Mikrohämaturie Symptom des Urothelkarzinoms sein. Bei Auftreten letzterer sollte, nach Ausschluss einer Glomerulonephritis, eines Harnwegsinfekts oder Steinleidens, die urologische Abklärung erfolgen. Das Therapieregime ist abhängig von der Tumorinvasivität, nicht-invasive Tumoren werden durch transurethrale Resektion und lokale Instillation mit Immunmodulatoren wie BCG therapiert, invasive Tumoren hingegen durch eine radikale Zystektomie entfernt und mit einer adjuvanten cisplatinhaltigen Polychemotherapie behandelt. Nicht-invasive Tumoren sind mit einer deutlich höheren 5-Jahres-Überlebensrate als invasive Tumoren assoziiert (88% vs. 58%).

Schlüsselwörter
Harnblasenkarzinom · Mikrohämaturie · Diagnostik · Therapie · Risikofaktoren

Dieser Beitrag erschien ursprünglich in der Zeitschrift Der Nephrologe 2015 3:239-247, DOI 10.1007/s11560-014-0975-9.

Lernziele

Nach Lektüre dieser Fortbildungseinheit können Sie...
- **Risikofaktoren für die Entstehung des Urothelkarzinoms benennen und das häufig betroffene Patientenkollektiv abgrenzen.**
- **einschätzen, welche diagnostischen Maßnahmen zur Diagnosestellung des Urothelkarzinoms sinnvoll sind.**
- **die histologische Klassifikation, pathophysiologische Aspekte und den Stellenwert von Biomarkern einordnen.**
- **den aktuellen Stand zur Therapie des Urothelkarzinoms und des Überlebens einzelner Patientengruppen nach Therapie benennen.**

Einleitung

Die meisten Urothelkarzinome sind in der Harnblase zu finden

Die malignen Tumoren der ableitenden Harnwege sind die häufigsten und bedeutendsten Tumoren des Harnwegssystems. Weltweit gesehen, ist das Urothelkarzinom der siebthäufigste Tumor bei Männern und der 17.-häufigste bei Frauen. In Deutschland erkranken etwa 25.000 Menschen pro Jahr an einem malignen Tumor der ableitenden Harnwege, Männer doppelt so häufig wie Frauen [1]. Vor dem 45. Lebensjahr ist das Karzinom der ableitenden Harnwege selten, ab dem 8. Lebensjahrzehnt liegt die Erkrankungshäufigkeit bei 200 pro 100.000 Einwohner [2]. Die Häufigkeit der Urothelkarzinome korreliert mit der uroepithelialen Oberfläche, sodass die allermeisten Urothelkarzinome in der Harnblase zu finden sind. ◘ **Tab. 1** verdeutlicht die Verteilung der uroepithelialen Karzinome.

Leitsymptom

Sind nephrologische Blutungsursachen ausgeschlossen, sollte unbedingt an einen Tumor der ableitenden Harnwege gedacht werden

Das Leitsymptom ist in vielen Fällen die Mikro- und/oder Makrohämaturie. Sind nephrologische Blutungsursachen, wie eine glomeruläre Hämaturie, ausgeschlossen, sollte unbedingt an einen Tumor der ableitenden Harnwege gedacht werden. Eine Mikrohämaturie beim älteren Menschen, der unter Antikoagulation steht, kann ebenfalls ein Hinweis auf ein Karzinom der ableitenden Harnwege oder der Harnblase sein. Weitere Symptome können eine **Dysurie** oder eine **Pollakisurie** sein [3]. Die urologische Diagnostik umfasst neben der Zystoskopie auch die Darstellung der ableitenden Harnwege und des Nierenbeckens. Daneben ist die bildgebende Diagnostik mittels Computer- (CT) oder Magnetresonanztomographie (MRT) sinnvoll [4].

Urothelial carcinoma

Abstract
Urothelial carcinomas of the bladder are one of the most frequent neoplasms of the urinary tract. The occurrence is gender and age-specific and they are typically encountered in males over 45 years old. Major risk factors include smoking and exposure to aromatic amines. Macrohematuria, urinary obstruction and retention are evocative of urothelial carcinoma but this diagnosis also needs to be considered in patients with microhematuria when glomerulonephritis, urinary tract infections and urinary stones have been excluded by urine sediment analysis and ultrasound scanning. The diagnosis of urothelial carcinoma requires histological examination of biopsies obtained during cystoscopy. The therapy depends on the level of invasiveness of the tumor and comprises transurethral resection of the bladder, local instillation of immunomodulators, e. g. BCG for non-invasive tumors and radical cystectomy with adjuvant polychemotherapy containing cisplatin for invasive tumors. Non-invasive tumors are associated with a much higher 5-year survival rate (88%) than invasive tumors (58%).

Keywords
Urinary bladder neoplasm · Microscopic hematuria · Diagnosis · Therapy · Risk factors

Tab. 1 Häufigkeit der Urothelkarzinome nach ihrer Lokalisation in den ableitenden Harnwegen. (Nach [2])

Lokalisation	Anteil an der uroepithelialen Oberfläche (%)	Häufigkeit des uroepithelialen Karzinoms (%)
Nierenbecken	4	4,6
Harnleiter	3	2,9
Harnblase	93	92,5

Risikofaktoren und Noxen für Tumoren der ableitenden Harnwege

Für die Tumoren der ableitenden Harnwege und vor allem für das Harnblasenkarzinom sind das Rauchen und berufliche Belastungen mit bestimmten aromatischen Aminen als Risikofaktoren identifiziert worden. Starke Raucher haben ein höheres Risiko, an einem Harnblasenkarzinom zu erkranken. Dauerhafte Nikotinkarenz führt zu einer Reduktion des Harnblasenkarzinomrisikos. Nach etwa 20 Jahren haben Ex-Raucher ein ähnliches Risiko wie Nichtraucher [5]. Berufsbedingte Expositionen von krebsauslösenden Substanzen sind in etwa 5–10% der Fälle die Ursache für Harnblasenkarzinome [6]. Interessanterweise führen einige dieser Noxen auch zu anderen malignen Tumoren. Sie können im Darm nach einer Harnleiterdarmimplantation in einem hohen Prozentsatz (43%) zu Adenokarzinomen führen [7]. Berufsbedingte Harnblasenkarzinome sind darüber hinaus versicherungsrechtlich anerkannt. ■ **Tab. 2** stellt die dafür verantwortlichen Substanzen und spezifischen Berufe zusammen.

Starke Raucher haben ein höheres Risiko, an einem Harnblasenkarzinom zu erkranken

Neben den aromatischen Aminen kommen Fremdkörper und Infekte und inzwischen seltenere Ursachen wie Phenacetin als Risikofaktoren in Frage [9]. Durch eine Harntransportstörung kann sich die Lokalisation der Tumoren im ableitenden Harnsystem verändern. Der Einfluss einer Harnstauung verändert zum Beispiel die Häufigkeitsverteilung der Urothelkarzinome im Harntrakt. Weitere auslösende Ursache für maligne Tumoren der Harnblase kann eine chronische Zystitis, die Bilharziose oder die Therapie mit Cyclophosphamid sein [10, 11].

Pathologische Anatomie

Uroepitheliale Tumoren entstehen durch die Entartung des die Harnblase und die ableitenden Harnwege auskleidenden mehrschichtigen Übergangsepithels, dem Epithelium transitionale [12]. Entsprechend der histologischen WHO-Klassifikation von 2004 werden zwei Hauptgruppen urothelialer Tumoren unterschieden, zum einen **nicht-invasive urotheliale Neoplasien**, z. B. urotheliale Dysplasie, urotheliales Carcinoma in situ (Tumor in situ, Tis), nicht-invasive papilläre urotheliale „Low"- und „High-grade"-Karzinome, und zum anderen die infiltrierend wachsenden **urothelialen Karzinome**, die charakteristischerweise zumindest in der Lamina propria (pT1) zu finden sind und entsprechend ihren histologischen Merkmalen in weitere Untergruppen (mikrozystisch, mikropapillär, glandulär, sarkomatoid u. a.) differenziert werden (■ **Tab. 3**; [13]).

Neuere pathophysiologische Erkenntnisse

Das Urothelkarzinom scheint keine genetisch und damit klassisch familiär vererbbare Erkrankung zu sein, in Ausnahmefällen jedoch fanden sich in betroffenen Familien über mehrere Generationen Mutationen, wie eine balancierte Translokation t(5;20)(p15;q11) [14]. Durch komparative genomische Hybridisierung (CGH) konnten in urothelialen Harnblasenkarzinomen chromosomale Abnormalitäten gefunden werden, zumeist handelt es sich um chromosomale Verluste (2q, 5q, 8p, 9p, 9q, u. a.), seltener um Zugewinne (1q, 5p, 8q, u. a.; [15]). Die Amplifikation und/oder Überexpression von Onkogenen wie *HER2*, *H-RAS*, cyclinabhängigen Kinasen (CDK) oder *MDM2* finden sich bei bis zu 50% aller Harnblasenkarzinome [16, 17]. Die beeinflussten Signalwege können das Wachstum z. B. durch *HER2* als Mitglied der epithelialen Wachtstumsfaktorenrezeptoren fördern, aber auch die Zellteilung begünstigen, z. B. durch *H-RAS* und CDK. Für das Wachstum und die Tumorprogression des Urothelkarzinoms scheint andererseits auch die Minderexpression von Tumorsuppressoren wie *TP53*, *PTEN*, *RB1*, p15 und p16 verantwortlich zu sein, maßgeblich werden hierdurch Mechanismen der Apoptose, des Zellzyklusarrests und der Seneszenz gestört [18].

Das Urothelkarzinom scheint keine genetisch vererbbare Erkrankung zu sein

Tab. 2 Berufe und Expositionen mit erhöhtem Harnblasenrisiko. (Nach [8])		
Stark erhöhtes Risiko	**Deutlich erhöhtes Risiko**	**Erhöhtes Risiko**
Benzidin	Benzidinfarbstoffe	Teerexposition
β-Naphtylamin	Gummiindustrie	Friseure
4-Aminobiphenyl	Kokereiarbeiter	Steinkohlebergleute unter Tage
4-Chlor-o-toluidin	Maler (vor 1960)	Chemische Reinigung
	Aluminiumelektrolyse nach Söderberg	Dinitrotoluolhaltige Sprengstoffe
	Massive Exposition gegenüber Verbrennungsprodukten	
	o-Toluidin	

Tab. 3 Histologische Einteilung und Grading urothelialer Neoplasien
Nicht-invasive urotheliale Neoplasien
Hyperplasie (flach und papillär)
Reaktive Atypie
Atypie unbekannter Signifikanz
Urotheliale Dysplasie (intraurotheliale „Low-grade"-Neoplasie)
Urotheliales Carcinoma in situ
Urotheliales Papillom
Urotheliales Papillom vom invertierten Typ
Papilläre urotheliale Neoplasie geringem maligenen Potenzial (PUNMLP)
Nicht-invasives papilläres urotheliales „Low-grade"-Karzinom
Nichtinvasives papilläres urotheliales „High-grade"-Karzinom
Invasive urotheliale Neoplasien
Lamina-propria-Invasion
Muscularis-propria (M. detrusor)-Invasion

Bildgebende Diagnostik

Die bildgebende Diagnostik umfasst zunächst die Sonographie, mit der größere Tumoren und ein Harnaufstau diagnostiziert werden können. Weiter kann radiologisch/urologisch durch ein Ausscheidungsurogramm oder die retrograde Darstellung des Harntrakts ein Tumor in den ableitenden Harnwegen gesehen werden. Heutzutage werden jedoch zumeist die schnittbildgebenden Verfahren wie CT oder MRT eingesetzt. Nach den Guidelines der ESUR wird die CT als erstes Verfahren bei der Abklärung der Hämaturie bei über 45-Jährigen eingesetzt; hier hat sich insbesondere die CT in der Ausscheidungsphase als Standardverfahren etabliert [19]. Durch dieses Verfahren kann eine sehr hohe Nachweisrate der Karzinomdetektion erreicht werden, diese liegt sogar über der der Ausscheidungsurographie [20, 21]. Die MRT wird derzeit noch nicht als Routineverfahren eingesetzt und bleibt das Alternativverfahren für Schwangere, Kinder und Patienten mit Allergien gegen jodhaltige Kontrastmittel. Die Kontrastmittelsonograhie gehört noch nicht zu den Standardverfahren der Diagnostik des Urothelkarzinoms, ermöglicht aber, insbesondere im Bereich des oberen Harntrakts, die Darstellung zuvor ungesehener Läsionen [22]. ◘ **Abb. 1, 2 und 3** zeigen verschiedene Urothelkarzinome unterschiedlicher Lokalisation.

Nach den Guidelines der ESUR wird die CT als erstes Verfahren bei der Abklärung der Hämaturie bei über 45-Jährigen eingesetzt

Zytologie und Biomarker

Neben den oben genannten radiologischen Möglichen der Diagnostik des Urothelkarzinoms steht auch die zytologische Untersuchung des Urins bzw. des Harnblasenspülwassers zur Verfügung. Insbesondere bei urothelialen Tis und „High-grade" (G3)-Tumoren weist diese Methode eine hohe Sensitivität von 30–100% (Tis) auf und ist daher insbesondere zur Diagnostik dieser Tumoren geeignet, ungeeignet hingegen zur Diagnostik von „Low-grade"-Tumoren (G1; [23]). Erschwert wird die zytologische Diagnostik bei simultaner Zystitis oder Steinleiden, zudem ist ihre Interpretation stark untersucherabhängig, kann jedoch eine Spezifität von über 90% in den Händen erfahrener Untersucher aufzeigen, weshalb ihre Durchführung zur Diagnostik in geeigneten Zentren empfohlen wird [24]. Un-

Erschwert wird die zytologische Diagnostik bei simultaner Zystitis oder Steinleiden

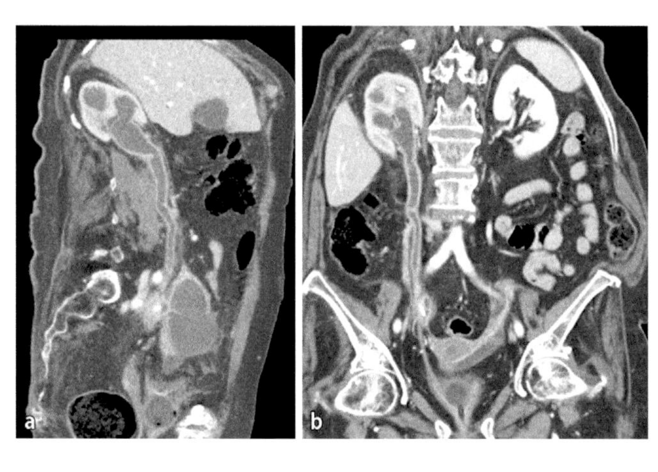

Abb. 1 ◄ Distales Harnleiterkarzinom, **b** mit Harnaufstau rechts in der koronaren „Curved"-Reformattierung

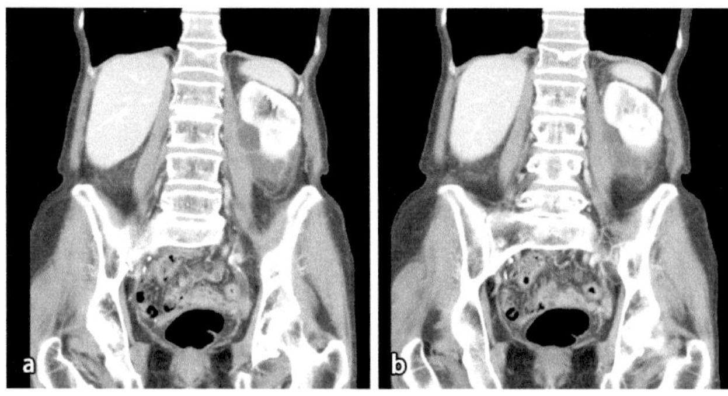

Abb. 2 ◄ **a,b** Distales Harnleiterkarzinom links

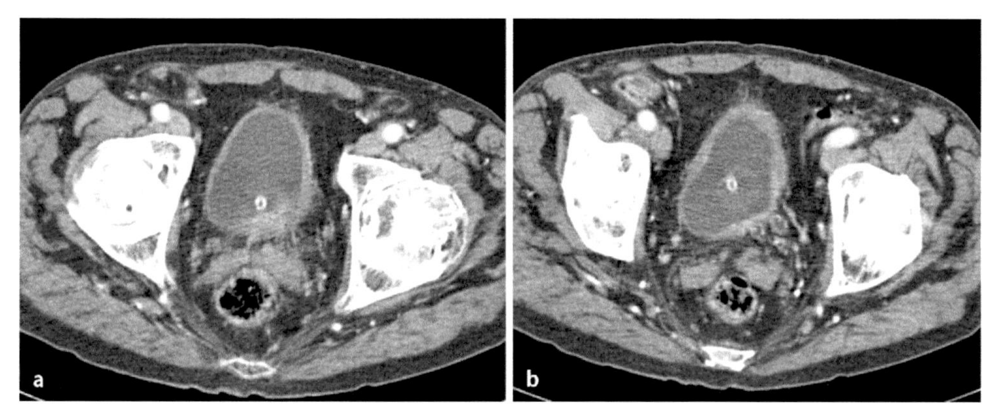

Abb. 3 ▲ **a,b** Harnblasenkarzinom links mit Wandverdickung

geachtet dessen bleibt die Zystoskopie mit Probenentnahme und histopathologischer Untersuchung des gewonnen Materials die Methode der Wahl zur endgültigen Diagnostik eines Urothelkarzinoms.

Eine Reihe von **Biomarkern** zur Diagnostik und Progroseabschätzung von Patienten mit Urothelkarzinom sind untersucht worden, keiner dieser wird bislang jedoch in Leitlinien berücksichtigt. Einige wenige urinbasierte Testsysteme zur Diagnostik des Urothelkarzinoms sind kommerziell erhältlich, der BTA („bladder tumor antigen")-Test (detektiert Komplementfaktor-H-verwandtes Protein), der NMP22-Test (weist das „nuclear matrix protein 22" nach), UroVysion (Fluoreszenz-in-situ-Hybridisierung für Chromosomen 3, 7, and 17 und den Locus 9p21, kombiniert mit konventioneller Zytologie) und der Immunocyttest (Immunfluoreszenz verschiedener Antigene der Karzinomzelle in Kombination mit konventioneller Zytologie; [25, 26, 27, 28]).

Therapie

Nicht-invasive Urothelkarzinome der Harnblase des Stadiums Ta-T1 und Tis werden durch eine **transurethrale Resektion (TUR)** der betroffenen Areale entfernt. In Abhängigkeit vom histologischen Grading des Tumors schließt sich eine **lokal-adjuvante Chemotherapie** mit Zystostatika wie Mitomycin C und Doxorubicin oder Immunmodulatoren wie Bacillus Calmette-Guérin (BCG) an [30]. Niedrig differenzierte Tumoren (G3) und Rezidivtumoren werden mit BCG behandelt, ebenso wie Karzinome des Stadiums pT1 (und G3) und Tis. Die Applikation erfolgt zunächst wöchentlich über 6 Wochen, hiernach kann eine Erhaltungstherapie über bis zu 36 Monate durchgeführt werden, bei Versagen der Therapie ist die radikale Zystektomie indiziert. Die 5-Jahres-Überlebensrate von Patienten mit pT1G3- und BCG-Therapie liegt bei etwa 88% und ähnelt damit jener, die durch eine frühe Zystektomie erzielt werden kann. Das Rezidivrisiko kann durch eine BCG-Behandlung um 56% gesenkt werden [31, 32]. Muskelinvasive Urothelkarzinome der Harnblase (T2–T4) werden operativ durch eine radikale Zystektomie mit Lymphadenektomie therapiert, in Ausnahmefällen kann die alleinige transurethrale Harnblasentumorresektion oder Harnblasenteilresektion erfolgen [33]. Durch die Anlage einer Neoblase (natürliche Harnableitung durch ein Darmreservoir aus Ileum oder Kolon), eines Pouch (supravesikale Harnableitung durch Einmalkatheterismus eines Ileum-/Kolonstomas der Bauchdecke) oder eine Harnleiterdarmimplantation kann die Kontinenz nach radikaler Zystektomie wiederhegestellt werden. Nach Zystektomie beträgt die 10-Jahres-Überlebensrate ohne Lymphknotenbefall etwa 50–60% und rund 20% im Falle einer Lymphknotenbeteiligung [34, 35].

Das Rezidivrisiko kann durch eine BCG-Behandlung um 56% gesenkt werden

Die Europäische Gesellschaft für Urologie empfiehlt, Patienten mit nichtmetastasiertem Harnblasenkarzinom eine neoadjuvante cisplatinhaltige Chemotherapie anzubieten, da diese einen Überlebensvorteil von 6–8% gegenüber der alleinigen Zystektomie verspricht [36]. Insbesondere Patienten mit metastasierten Urothelkarzinomen profitieren von einer Polychemotherapie, bestehend aus Methotrexat, Vinblastin, Adriamycin und Cisplatin (MVAC) oder Gemcitabine und Carboplatin (GC), die Ansprechraten liegen bei 66–77%, und eine Verlängerung der Überlebenszeit um bis zu 14 Monate wird erreicht [37]. Zur Therapie von progressiven Tumoren oder Tumorrezidiven wird das Vincaalkaloid Vinflunin eingesetzt.

Die Radiotherapie nimmt bei der Behandlung des Harnblasenkarzinoms eine untergeordnete Stellung ein und wird insbesondere für Patienten empfohlen, die für eine operative Therapie nicht geeignet sind. Urotheliale Karzinome des oberen Harntrakts werden primär operativ durch eine radikale Nephroureterektomie entfernt, nur bei Tumoren eines histologischen „Low-grade"-Stadiums einer Größe unter 1 cm und fehlendem invasiven Aspekt in der CT kann eine segmentale Resektion erfolgen. Die neoadjuvante Polychemotherapie (MVAC) hat keinen Vorteil gezeigt, die adjuvante Chemotherapie führt zwar in 50% der Fälle zu einer Rezidivfreiheit, jedoch nicht zu einem Überlebensvorteil [38, 39].

Urotheliale Karzinome des oberen Harntrakts werden primär operativ durch eine radikale Nephroureterektomie entfernt

Fazit für die Praxis

- **Die Symptome des Urothelkarzinoms sind vielfältig, häufig jedoch nicht offensichtlich.**
- **Bei zufällig entdeckter Mikrohämaturie sollte die weitere Diagnostik erfolgen, ein Urinsediment zum Ausschluss einer Glomerulonephritis angefertigt und eine Sonographie der Nieren und ableitenden Harnwege sowie der Harnblase durchgeführt werden.**
- **Ergeben sich hier keine wegweisenden Befunde und bestätigt sich die Mikrohämaturie in der Folgeuntersuchung, sollte, insbesondere bei Männern, die älter als 45 Jahre und Raucher sind, an das Vorhandensein eines Harnblasenkarzinoms gedacht werden.**
- **Eine urologische Untersuchung mit Zystoskopie, Zytologie sowie ggf. eine CT mit Ausscheidungsphase ermöglichen dann die sichere Diagnosestellung.**

Korrespondenzadresse

Dr. S.E.K. Fink
Nierenzentrum Heidelberg, Abteilung für Nephrologie , Universität Heidelberg
Im Neuenheimer Feld 162, 69120 Heidelberg
susanne.fink@med.uni-heidelberg.de

Einhaltung ethischer Richtlinien

Interessenkonflikt. S.E.K. Fink, S. Pahernik, P. Hallscheidt und M. Zeier geben an, dass kein Interessenkonflikt besteht.

Dieser Beitrag beinhaltet keine Studien an Menschen oder Tieren.

Literatur

1. Fajkovic H, Halpern JA, Cha EK et al (2011) Impact of gender on bladder cancer incidence, staging, and prognosis. World J Urol 29(4):457–463
2. Dorp F vom, Kausch I, Jocham D (2007) Diagnostik und Therapie des nichtinvasiven Harnblasenkarzinoms. Dtsch Ärztebl 104:A797–A802
3. Pashos CL, Botteman MF, Laskin BL, Redaelli A (2002) Bladder cancer: epidemiology, diagnosis, and management. Cancer Pract 10(6):311–322
4. Lawrentschuk N, Lee ST, Scott AM (2013) Current role of PET, CT, MR for invasive bladder cancer. Curr Urol Rep 14(2):84–89
5. Vineis P, Marinelli D, Autrup H et al (2001) Current smoking, occupation, N-acetyltransferase-2 and bladder cancer: a pooled analysis of genotype-based studies. Cancer Epidemiol Biomarkers Prev 10(12):1249–1252
6. Hauptverband der gewerblichen berufsgenossenschaften (HVBG) (2005) Dokumentation des Berufskrankheiten-Geschehens in Deutschland: Beruflich verursachte Krebserkrankungen, 8. Aufl. Sankt Augustin. http://www.dguv.de/medien/inhalt/zahlen/documents/krebs2003.pdf
7. Rübben HH (2014) Uroonkologie. Springer, Berlin, S 883
8. Golka K, Goebell PJ, Rettenmeier AW (2007) Ätiologie und Prävention des Harnblasenkarzinoms. Dtsch Ärztebl 104:A719–A723
9. Stewart JH, Hobbs JB, McCredie MR (1999) Morphologic evidence that analgesic-induced kidney pathology contributes to the progression of tumors of the renal pelvis. Cancer 86(8):1576–1582
10. McDougal WS, Cramer SF, Miller R (1981) Invasive carcinoma of the renal pelvis following cyclophosphamide therapy for nonmalignant disease. Cancer 48(3):691–695
11. Badawi AF (1996) Molecular and genetic events in schistosomiasis-associated human bladder cancer: role of oncogenes and tumor suppressor genes. Cancer Lett 105(2):123–138
12. Montironi R, Mazzucchelli R, Scarpelli M et al (2008) Morphological diagnosis of urothelial neoplasms. J Clin Pathol 61(1):3–10
13. Montironi R, Lopez-Beltran A (2005) The 2004 WHO classification of bladder tumors: a summary and commentary. Int J Surg Pathol 13(2):143–153
14. Schoenberg M, Kiemeney L, Walsh PC et al (1996) Germline translocation t(5;20)(p15;q11) and familial transitional cell carcinoma. J Urol 155(3):1035–1036
15. Hoglund M (2012) The bladder cancer genome; chromosomal changes as prognostic makers, opportunities, and obstacles. Urol Oncol 30(4):533–540
16. Lae M, Couturier J, Oudard S et al (2010) Assessing HER2 gene amplification as a potential target for therapy in invasive urothelial bladder cancer with a standardized methodology: results in 1005 patients. Ann Oncol 21(4):815–819
17. Lindgren D, Sjodahl G, Lauss M et al (2012) Integrated genomic and gene expression profiling identifies two major genomic circuits in urothelial carcinoma. PLoS One 7(6):e38863
18. Schulz WA (2006) Understanding urothelial carcinoma through cancer pathways. Int J Cancer 119(7):1513–1518
19. Molen AJ van der, Hovius MC (2012) Hematuria: a problem-based imaging algorithm illustrating the recent Dutch guidelines on hematuria. AJR Am J Roentgenol 198(6):1256–1265
20. Fritz GA, Schoellnast H, Deutschmann HA et al (2006) Multiphasic multidetector-row CT (MDCT) in detection and staging of transitional cell carcinomas of the upper urinary tract. Eur Radiol 16(6):1244–1252
21. Cowan NC, Turney BW, Taylor NJ et al (2007) Multidetector computed tomography urography for diagnosing upper urinary tract urothelial tumour. BJU Int 99(6):1363–1370
22. Xue LY, Lu Q, Huang BJ et al (2013) Evaluation of renal urothelial carcinoma by contrast-enhanced ultrasonography. Eur J Radiol 82(4):e151–e157
23. Tetu B (2009) Diagnosis of urothelial carcinoma from urine. Mod Pathol 22(Suppl 2):S53–S59
24. Lokeshwar VB, Habuchi T, Grossman HB et al (2005) Bladder tumor markers beyond cytology: International Consensus Panel on bladder tumor markers. Urology 66(6 Suppl 1):35–63
25. Hosseini J, Golshan AR, Mazloomfard MM et al (2012) Detection of recurrent bladder cancer: NMP22 test or urine cytology? Urol J 9(1):367–372
26. Guo A, Wang X, Gao L et al (2014) Bladder tumour antigen (BTA stat) test compared to the urine cytology in the diagnosis of bladder cancer: a meta-analysis. Can Urol Assoc J 8(5–6):E347–E352
27. Bonberg N, Pesch B, Behrens T et al (2014) Chromosomal alterations in exfoliated urothelial cells from bladder cancer cases and healthy men: a prospective screening study. BMC Cancer 14:854
28. Fradet Y, Lockhard C (1997) Performance characteristics of a new monoclonal antibody test for bladder cancer: ImmunoCyt trade mark. Can J Urol 4(3):400–405
29. Cheng L, Davison DD, Adams J et al (2014) Biomarkers in bladder cancer: translational and clinical implications. Crit Rev Oncol Hematol 89(1):73–111
30. Babjuk M, Burger M, Zigeuner R et al (2013) EAU guidelines on non-muscle-invasive urothelial carcinoma of the bladder: update 2013. Eur Urol 64(4):639–653
31. Shelley MD, Kynaston H, Court J et al (2001) A systematic review of intravesical bacillus Calmette-Guerin plus transurethral resection vs transurethral resection alone in Ta and T1 bladder cancer. BJU Int 88(3):209–216
32. Otto W, Denzinger S, Fritsche HM et al (2011) The WHO classification of 1973 is more suitable than the WHO classification of 2004 for predicting survival in pT1 urothelial bladder cancer. BJU Int 107(3):404–408
33. Stenzl A, Cowan NC, De Santis M et al (2011) Treatment of muscle-invasive and metastatic bladder cancer: update of the EAU guidelines. Eur Urol 59(6):1009–1018
34. Gschwend JE, Dahm P, Fair WR (2002) Disease specific survival as endpoint of outcome for bladder cancer patients following radical cystectomy. Eur Urol 41(4):440–448
35. Herr HW, Bajorin DF, Scher HI (1998) Neoadjuvant chemotherapy and bladder-sparing surgery for invasive bladder cancer: ten-year outcome. J Clin Oncol 16(4):1298–1301
36. Sherif A, Holmberg L, Rintala E et al (2004) Neoadjuvant cisplatinum based combination chemotherapy in patients with invasive bladder cancer: a combined analysis of two Nordic studies. Eur Urol 45(3):297–303
37. Maase H von der, Sengelov L, Roberts JT et al (2005) Long-term survival results of a randomized trial comparing gemcitabine plus cisplatin, with methotrexate, vinblastine, doxorubicin, plus cisplatin in patients with bladder cancer. J Clin Oncol 23(21):4602–4608
38. Hellenthal NJ, Shariat SF, Margulis V et al (2009) Adjuvant chemotherapy for high risk upper tract urothelial carcinoma: results from the Upper Tract Urothelial Carcinoma Collaboration. J Urol 182(3):900–906
39. Matin SF, Margulis V, Kamat A et al (2010) Incidence of downstaging and complete remission after neoadjuvant chemotherapy for high-risk upper tract transitional cell carcinoma. Cancer 116(13):3127–3134

Onkologe 2015 · 21:859–874
DOI 10.1007/s00761-015-3025-y
Online publiziert: 9. August 2015

H. Grosch[1] · H. Hoffmann[2] · C.-A. Weis[3] · M. Thomas[1]
[1] Abteilung Onkologie, Thoraxklinik Heidelberg
[2] Abteilung Chirurgie, Thoraxklinik Heidelberg
[3] Abteilung Pathologie, Universitätsklinikum Mannheim

Thymustumoren

Zusammenfassung

Hintergrund. Thymustumoren, d. h. Thymome, Thymuskarzinome und -karzinoide, sind mit einer Inzidenz von 0,13/100.000 Einwohnern eine sehr seltene Entität.

Material und Methoden. Anhand einer Literaturrecherche wurden neuere Erkenntnisse zur Epidemiologie, Klassifikationen und verschiedenen Therapieansätzen recherchiert.

Ergebnisse. Die sehr verschiedenen Tumoren können lange klinisch inapparent bleiben, die eigentlichen Thymome (A, AB, B1, B2, B3) können Paraneoplasien verursachen, und Thymuskarzinome wachsen sehr aggressiv. Die chirurgische Resektion wird als der Goldstandard bei den limitierten Tumorstadien I und II angesehen und sollte im lokal fortgeschrittenen Stadium III sowie auch bei bereits pleural metastasierter Situation im Rahmen eines multimodalen Konzepts diskutiert werden. Thymustumoren sind chemotherapiesensibel. Neuere zielgerichtete Therapien haben noch einen geringen Stellenwert und sollten nur in der palliativen Situation nach Versagen mindestens einer Therapielinie eingesetzt werden.

Schlussfolgerung. Insbesondere die neue TNM-Klassifikation (T: Tumor, N: „node", M: Metastase) der Thymustumoren wird helfen, die Indikationen für die vielfältigen Therapiemöglichkeiten besser zu begründen.

Schlüsselwörter

Thymome · Thymuskarzinome · Thymuskarzinoide · Paraneoplastische Syndrome · Myasthenia gravis

Lernziele

Nach Lektüre dieses Beitrags ...
- **haben Sie einen Überblick über die biologische Vielfalt der Thymustumoren,**
- **kennen Sie wichtige paraneoplastische Syndrome,**
- **wissen Sie, dass fortgeschrittene Thymustumoren einer interdisziplinären Diskussion bedürfen,**
- **kennen Sie neuere Therapieansätze bei dieser Erkrankung.**

Hintergrund

Thymustumoren sind mit einer Inzidenz von etwa 0,13/100.000 seltene Tumorerkrankungen [1], jedoch mit 20% der Tumoren des **vorderen Mediastinums** nach Lymphomen und extragonadalen Keimzelltumoren die dritthäufigste Tumorentität und der häufigste Primärtumor des vorderen Mediastinums. Mit ihrer histologischen Differenzierung und der unterschiedlichen anatomischen Ausbreitung (Tumorstadium) stellen sie eine inhomogene Gruppe unterschiedlicher Malignität und mit sehr verschiedener Prognose dar.

Thymustumoren stellen eine inhomogene Gruppe mit unterschiedlicher Malignität und sehr verschiedener Prognose dar

Die Erkrankung tritt selten bei Kindern und jungen Erwachsenen auf, hat eine steigende Inzidenz im mittleren Alter und wird am häufigsten in der **7. Lebensdekade** beobachtet [1]. Es gibt keine Häufigkeitsunterschiede zwischen Männern und Frauen, die Ätiologie ist unklar. Der gehäufte Nachweis des Epstein-Barr-Virus in einer Untergruppe der Thymustumoren (lymphoepitheliale Architektur) ist möglicherweise ein Hinweis auf eine virale Genese dieser Entität.

Die Tatsache, dass Thymustumoren bei Asiaten, Bewohnern der Pazifikregion und Menschen mit schwarzer Hautfarbe häufiger sind als bei Menschen mit weißer Hautfarbe, deutet auf genetische Faktoren hin [1]. Bei von einem Thymom betroffenen Patienten scheint das Risiko für ein Zweitmalignom 3- bis 4-mal höher als in einer Kontrollgruppe (vergleichbare gesunde Personen) zu sein. Dies kann auf die durch das Thymom verursachte **Immundysregulation** zurückzuführen sein, aber auch als Sekundäreffekt nach Thymektomie (führt zur Immunsuppression) oder Bestrahlung (Sekundärtumoren im Bestrahlungsfeld) interpretiert werden [1]. Thymome sind nicht selten mit paraneoplastischen Syndromen assoziiert, insbesondere mit **Autoimmunerkrankungen**, am häufigsten mit der **Myasthenia gravis**. Bei dem eigentlichen Thymuskarzinom sind diese Phänomene eher die Ausnahme.

Thymome sind – im Gegensatz zum eigentlichen Thymuskarzinom – nicht selten mit paraneoplastischen Syndromen assoziiert

Die Therapie des Thymoms stellt eine interdisziplinäre Herausforderung dar: Während frühe Tumorstadien mit niedrigem Malignitätsgrad in die Domäne des Thoraxchirurgen fallen, ist die Be-

Die Behandlung fortgeschrittener Stadien mit höherem Malignitätsgrad erfordert eine interdisziplinäre Besprechung und Entscheidung

Thymus cancers

Abstract

Introduction. Thymic tumors including thymomas, thymic carcinomas, and thymic carcinoid tumors are rare tumors with an incidence of 0.13/100,000.

Materials and methods. A literature search was performed to identify recent findings on epidemiology, classification, and various therapeutic approaches.

Results. These tumors with a wide spectrum of histologic and biologic features may be clinically unapparent for a long time or show a very aggressive behavior with local invasion and distant metastases. Surgical resection is the mainstay in stage I and II thymomas, whereas in stage III thymomas and in thymomas with pleural dissemination surgery in context of a multimodal treatment should be discussed. Thymic tumors are chemoreactive. Targeted therapies show poor results and should only be considered in the palliative situation after failure of chemotherapy.

Conclusion. The new TNM (T: tumor, N: node, M: metastasis) classification of thymic tumors will help to identify the best treatment options.

Keywords

Thymoma · Carcinoma, thymic · Thymic carcinoid tumor · Paraneoplastic syndromes · Myasthenia gravis

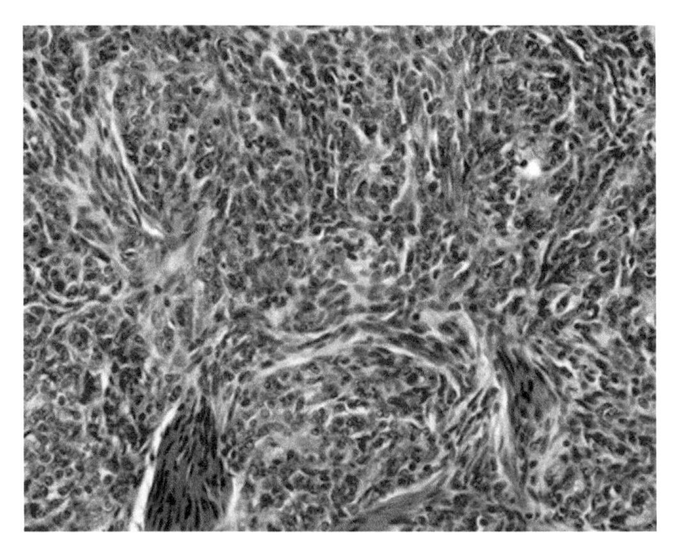

Abb. 1 ▲ Thymom Typ A (Prof. Ralf Rieker, Abteilung Pathologie, Universitätsklinikum Erlangen)

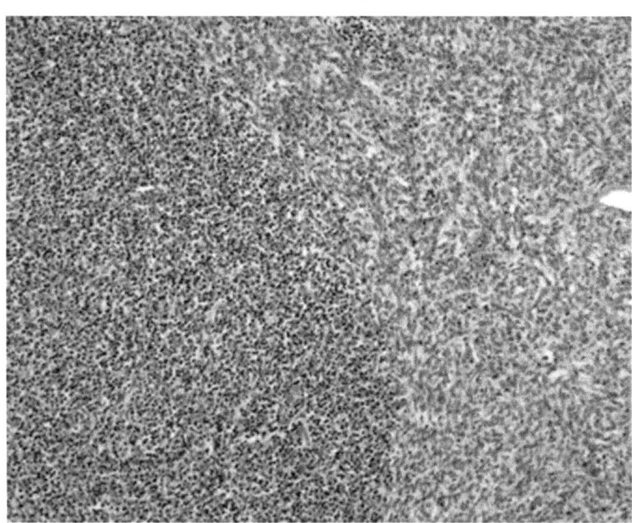

Abb. 2 ▲ Thymom Typ AB (Prof. Ralf Rieker, Abteilung Pathologie, Universitätsklinikum Erlangen)

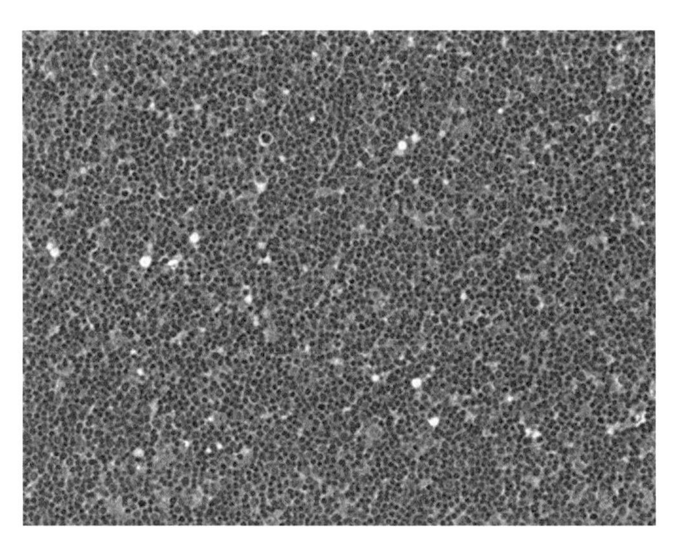

Abb. 3 ▲ Thymom Typ B1 (Prof. Ralf Rieker, Abteilung Pathologie, Universitätsklinikum Erlangen)

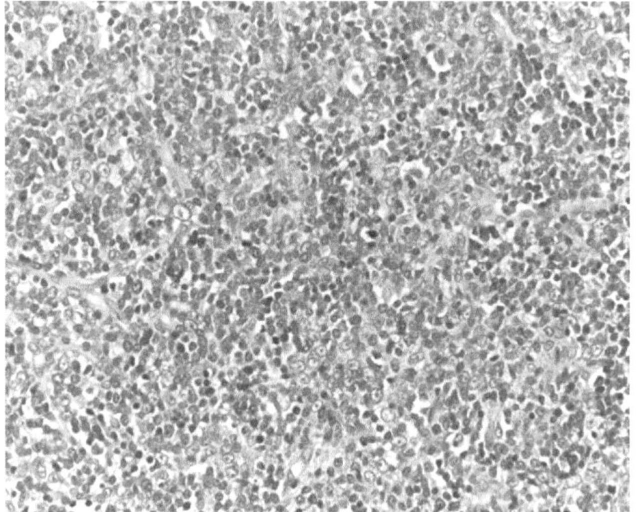

Abb. 4 ▲ Thymom Typ B2 (Prof. Ralf Rieker, Abteilung Pathologie, Universitätsklinikum Erlangen)

handlung fortgeschrittener Stadien mit höherem Malignitätsgrad interdisziplinär mit Pathologen, Chirurgen, Strahlentherapeuten und Onkologen zu besprechen und zu entscheiden.

Da es sich um eine **seltene Tumorentität** handelt und unterschiedliche Stagingsysteme nebeneinander verwendet werden, gibt es keine prospektiven multizentrischen Studien mit großen Fallzahlen, anhand derer therapeutische Standards, Prognosedaten oder Nachsorgeleitlinien definiert werden können. Dies führte 2009 zur „First international conference on thymic malignancies" im Campus der „National Institutes of Health" in Bethesda, MD, und dann 2010 zur Gründung der ITMIG („International Thymic Malignancy Interest Group") in New York City. Diese Arbeitsgruppe von Experten aus aller Welt machte es sich zur Aufgabe, Standards in Diagnostik und Therapie dieser inhomogenen Erkrankung zu erarbeiten.

Histopathologie

Thymome sind biologisch stets als **maligne Tumoren** zu betrachten, jedoch mit unterschiedlicher Ausprägung des Wachstumsverhaltens und der Metastasierungstendenz. Histopathologisch werden sie nach dem WHO-System [2] in 6 Gruppen eingeteilt, die Typen A (◘ **Abb. 1**), AB (◘ **Abb. 2**), B1 (◘ **Abb. 3**), B2 (◘ **Abb. 4**), B3 (◘ **Abb. 5**) und das Thymuskarzinom (◘ **Abb. 6**, früher Thymom

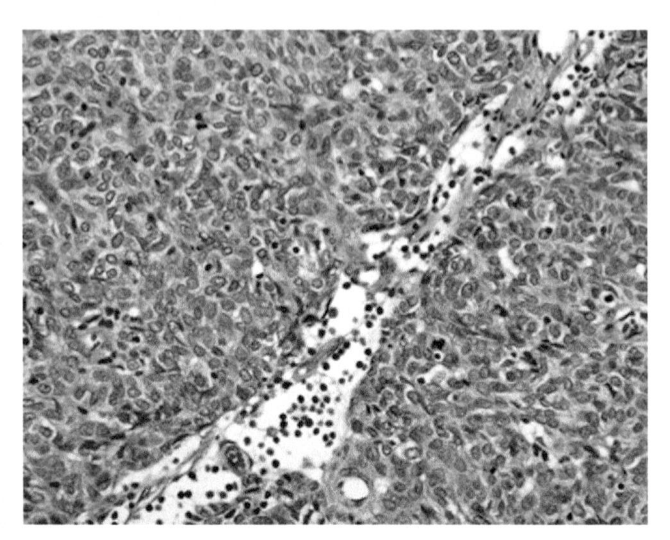

Abb. 5 ▲ Thymom Typ B3 (Prof. Ralf Rieker, Abteilung Pathologie, Universitätsklinikum Erlangen)

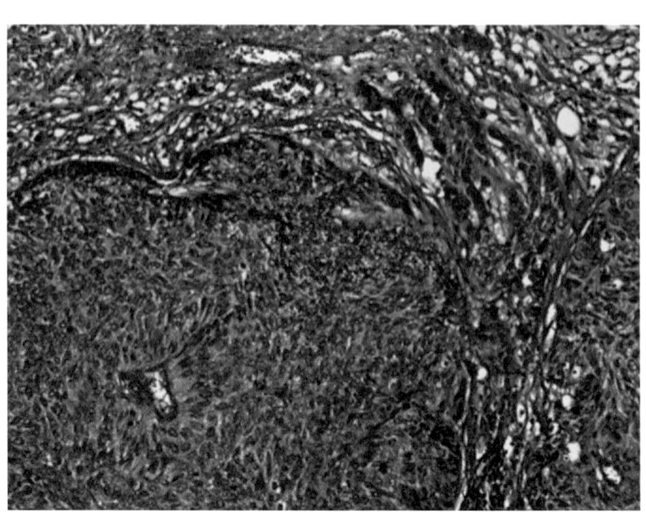

Abb. 6 ▲ Thymuskarzinom (Dr. Cleo-Aron Weis, Abteilung Pathologie, Universitätsklinikum Mannheim)

Typ C). Das System basiert auf der Morphologie der Epithelzellen, deren Mengenverhältnis zu Lymphozyten sowie der Architektur ihrer Anordnung im Tumor. Thymome des Typs A und AB metastasieren fast nie, wohingegen die langsam wachsenden Typ-B2- und -B3-Thymome lokal und in die Pleura invadieren können, wenngleich hämatogene Metastasen sehr selten sind. Das Thymuskarzinom ist sehr selten und bei der Erstdiagnose meist bereits lokal fortgeschritten oder metastasiert.

Tumorstadien

Bei den Thymustumoren gab es bislang keine einheitliche Stadienklassifikation. Verwendet wurden u. a. die Masaoka- (basierend auf 91 Patienten), die Koga- (basierend auf 76 Patienten), die Masaoka-Koga- sowie die WHO-Klassifikation. Bisher galt die **Masaoka-Klassifikation** als Prädiktor für erkrankungsfreies Überleben und Gesamtüberleben den histologischen Subtypisierungen überlegen.

Mit der 2014 veröffentlichten Klassifikation gibt es erstmalig eine einheitliche Stadieneinteilung auf der Basis retrospektiver Analysen an sehr großen Fallzahlen

Im Jahr 2014 wurde im „Journal of Thoracic Oncology" ein von der ITMIG und der IASLC („International Association for the Study of Lung Cancer") erarbeiteter Vorschlag für die in 2016 erscheinende achte TNM-Klassifikation maligner Tumoren (◘ **Tab. 1**) erarbeitet [3]. Grundlage waren umfangreiche retrospektive Analysen weltweiter Datenbanken von 10.808 Patienten. Mit dieser Klassifikation gibt es erstmalig eine einheitliche Stadieneinteilung auf der Basis retrospektiver Analysen an sehr großen Fallzahlen.

Die neue Stadieneinteilung zielt zunächst auf die Beschreibung der **anatomischen Erkrankungsausdehnung**, die Ausarbeitung therapeutischer Standards und prognostischer Indizes wird ein weiterer Schritt sein. In der vorgeschlagenen Tumorklassifikation (◘ **Tab. 2**) geht es primär um befallene Level unterschiedlicher Ausdehnung. Die Qualität der Kapselinfiltration spielt prognostisch und somit für die neue T-Klassifikation keine Rolle mehr. Die Infiltration des Perikards wurde als T2, die Infiltration verschiedener weiterer Strukturen als T3 klassifiziert, da sie ähnliche Outcomes zeigen. T4 repräsentiert mehrere Strukturen, die eine extensivere lokale Invasion zeigen.

Lymphknotenbefall ist beim Thymom selten, beim Thymuskarzinom jedoch die Regel

Lymphknotenbefall ist beim Thymom selten, beim Thymuskarzinom jedoch die Regel. Die regionären Lymphknoten wurden abhängig von ihrer Nähe zum Thymus als N1 (anteriore perithymische) und N2 (tief intrathorakale oder zervikale) bezeichnet (◘ **Abb. 7**). Befallene Lymphknoten außerhalb dieser Regionen wurden als Fernmetastasen gewertet (◘ **Tab. 2**).

Bei der Metastasierung wurde zwischen M1a und M1b unterschieden: Als M1a wurden pleurale und perikardiale Knoten klassifiziert, wohingegen intrapulmonale Herde oder Fernmetastasen als M1b gewertet wurden (◘ **Tab. 2**). Insbesondere diese Differenzierung ist spekulativ, da es bezüglich der Outcomes dieser unterschiedlichen Gruppen keine hinreichenden Daten gibt.

Tab. 1 Tumorstadien. (Mod. nach [3])

Stadium			
I	T1	N0	M0
II	T2	N0	M0
IIIA	T3	N0	M0
IIIB	T4	N0	M0
IVA	Jedes T	N1	M0
		N0/1	M1a
IVB	Jedes T	N2	M0/1a
		Jedes N	M1b

T Tumorausdehnung, *N* Lymphknotenbefall, *M* Metastasierung (s. auch ◘ **Tab. 2**)

Tab. 2 TNM-Klassifikation der Thymustumoren. (Mod. nach [3])

T1a	Tumor innerhalb der Kapsel oder mit Kapselüberschreitung, mit oder ohne Ausdehnung in das mediastinale Fettgewebe
T1b	Ausdehnung bis in die mediastinale Pleura
T2	Infiltration des Perikards
T3	Infiltration von Lunge, V. brachiocephalica, V. cava superior, Thoraxwand, N. phrenicus, hiläre (extraperikardiale) Gefäße
T4	Infiltration von Aorta, vom Aortenbogen abgehender Gefäße, Pulmonalarterienhauptstamm, Myokard, Trachea oder Ösophagus
N0	Keine regionären Lymphknotenmetastasen
N1	Anteriore (perithymische) Lymphknoten befallen
N2	Tiefe intrathorakale und zervikale Lymphknoten befallen
M0	Keine pleuralen, perikardialen oder Fernmetastasen
M1a	Pleurale oder perikardiale Knoten
M1b	Pulmonale intraparenchymatöse Metastasen oder Fernmetastasen

T Tumorausdehnung, *N* Lymphknotenbefall, *M* Metastasierung

Bildgebung

In der Regel wird die radiologische Diagnostik wegen lokaler Symptome oder paraneoplastischer Syndrome initiiert. Es gibt jedoch auch zahlreiche Patienten mit Thymustumoren, die als Zufallsbefund bei einer aus anderen Gründen durchgeführten Röntgenaufnahme des Thorax oder CT auffallen.

Nach der röntgenologischen Diagnose einer Raumforderung im vorderen Mediastinum muss diese computertomografisch untersucht werden

Zwischen 45 und 80% der Thymustumoren sind in der Röntgenübersichtsaufnahme des Thorax zu sehen [4]: als verbreitertes Mediastinum in der p.-a.-Aufnahme (◘ **Abb. 8**) und/oder als Raumforderung im vorderen Mediastinum in der Seitaufnahme (◘ **Abb. 9**). Als weiterer Schritt muss eine CT-Untersuchung des Thorax erfolgen (◘ **Abb. 10**). Ihre wichtigste Aufgabe ist es, Tumoren, die einer neoadjuvanten Therapie zugeführt werden müssen, von solchen zu unterscheiden, die direkt operativ angegangen werden können. In einigen Fällen ist zur Klärung einer Infiltration in umgebende Strukturen eine ergänzende MRT erforderlich.

Prognose

Der **histologische Subtyp** (◘ **Abb. 11**) sowie der **Resektionsstatus** (◘ **Abb. 12**) sind die wichtigsten prognostischen Faktoren für Thymustumoren. Rieker u. Muley [5] publizierten 2008 eine retrospektive Analyse von 77 Patienten, die zwischen 1983 und 2000 in der Thoraxklinik Heidelberg operiert wurden. Hierbei zeigte sich bei 63 Thymomen (2 vom Typ A, 7 vom Typ AB, 3 vom Typ B1, 5 vom Typ B2, 1 vom Typ B3) sowie 14 Thymuskarzinomen ein Gesamt-5-Jahresüberleben von 71,4%. Die Faktoren Histologie und Resektionsstatus hatten den größten Einfluss auf die Überlebensrate. Aus diesem Grunde sollte, wann immer möglich, die komplette Resektion angestrebt werden, wenn erforderlich nach **neoadjuvanter Therapie**.

Es sollte immer die komplette Resektion angestrebt werden

Unter den Patienten mit erreichter kompletter Resektion (R0) erlitten 12 ein Rezidiv. In dieser Situation spielten die Faktoren Histologie und Tumorstadium die wichtigste prognostische Rolle.

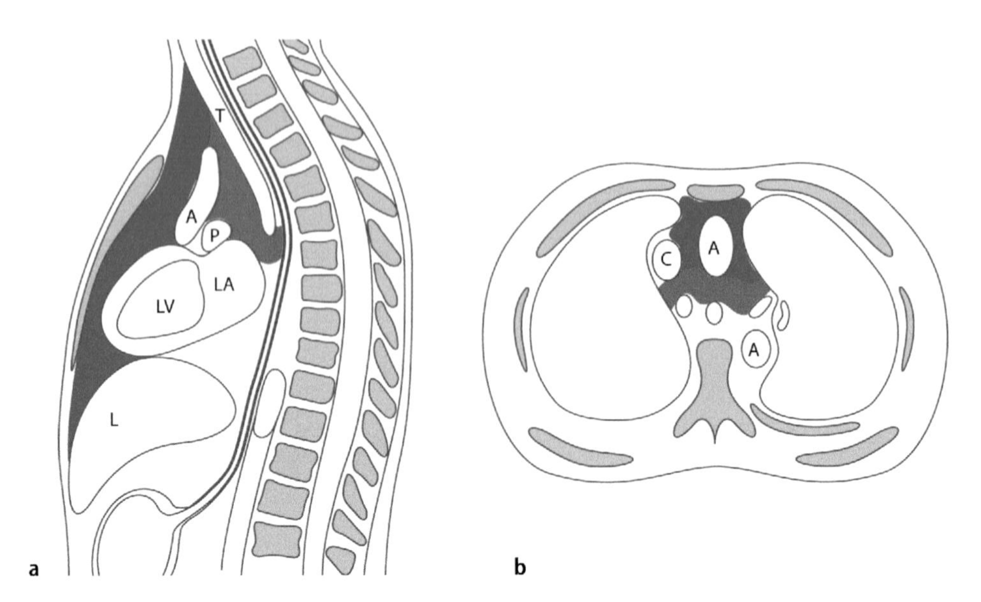

Abb. 7 ▲ Lymphknotenstationen bei Thymustumoren (**a** Sagittalschnitt, **b** Transversalschnitt), *blau* anteriore Lymphknotenregion (N1), *rot* tiefe Lymphknotenregion (N2), *A* Aorta, *P* A. pulmonalis, *T* Trachea, *LA* linker Vorhof, *LV* linker Ventrikel, *L* Leber, *C* V. cava superior. (Mod. nach [3])

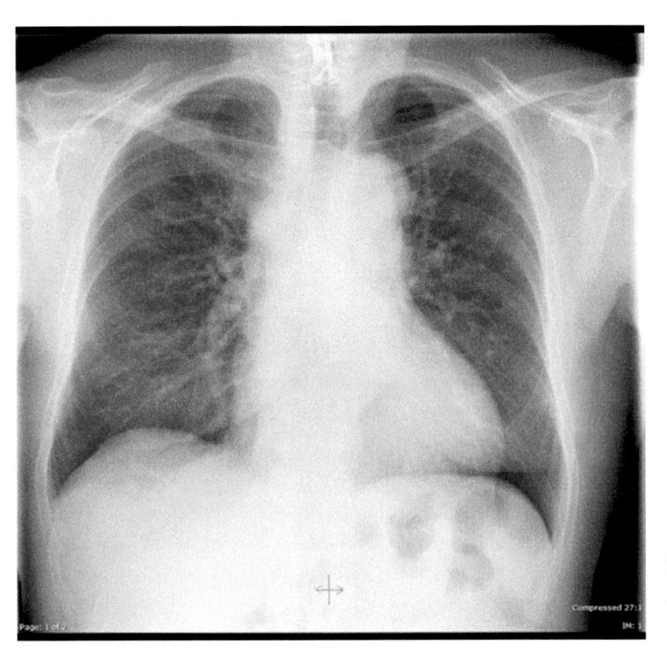

Abb. 8 ◀ Röntgenaufnahme des Thorax p.-a.: Mediastinum verbreitert als Hinweis auf eine mediastinale oder hiläre Raumforderung

Paraneoplastische Syndrome

Ätiopathogenese

Im Thymus werden aus Progenitorzellen aus dem Knochenmark reifende T-Lymphozyten generiert und auf Autoreaktivität geprüft

Der Thymus ist ein zentrales Organ für die Entwicklung des Immunsystems. Im normalen Thymus werden aus Progenitorzellen aus dem Knochenmark reifende T-Lymphozyten generiert und auf Autoreaktivität geprüft. Potenziell autoaggressive Zellen werden in der Medulla des Thymus zerstört. Ein kleiner Anteil jedoch entgeht dieser Zerstörung und reift zu sog. „tregs" (früher Suppressorzellen), die die Infektabwehr und die Eigentoleranz regulieren. Dieser Vorgang wird durch den AIRE („auto immune regulator") gesteuert [6].

Bei den Thymomen sind die Architektur des Thymus verändert und seine Funktion durch eine fehlende oder defekte AIRE-Expression gestört.

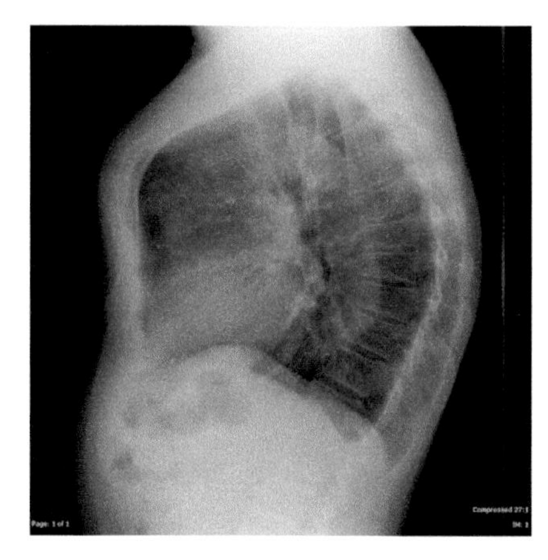

Abb. 9 ▲ Röntgenseitaufnahme: Raumforderung im vorderen Mediastinum

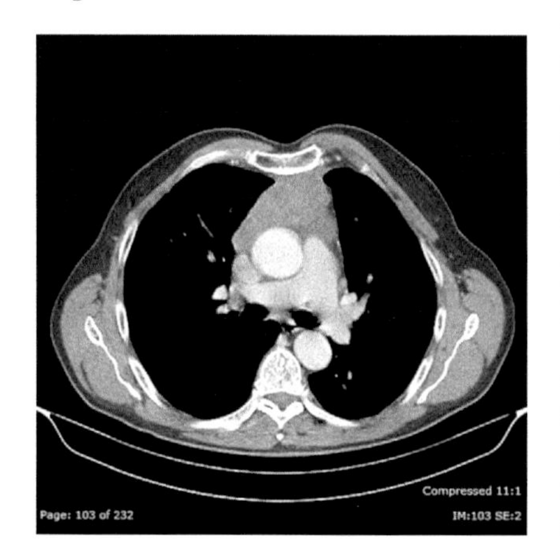

Abb. 10 ▲ Im Computertomogramm dem Herz und den großen Gefäßen anliegende Raumforderung

Thymustumoren sind häufiger als alle anderen Tumoren mit verschiedenen Autoimmunerkrankungen vergesellschaftet; die häufigste ist die Myasthenia gravis (bei 10–50% der Thymompatienten, abhängig vom histologischen Subtyp, [6]). Weitere häufige Immunphänomene sind die „pure red cell aplasia" (**Erythrozytopenie**) sowie die **Hypogammaglobulinämie**, es gibt jedoch zahlreiche andere (deutlich seltener auftretende) mit Thymomen vergesellschaftete Autoimmunphänomene (z. B. limbische Enzephalitis, Neuromyotonie). Bei Patienten mit diesen Syndromen sollte stets an einen Thymustumor gedacht werden.

Die Myasthenia gravis findet sich, abhängig vom histologischen Subtyp, bei 10–50% der Thymompatienten

Myasthenia gravis

Die Häufigkeit einer thymomassoziierten Myasthenia gravis steigt vom Typ A (etwa 20%) über die Typen AB, B1 und B2 bis zu B3 (etwa 60%). Bei Patienten mit thymomassoziierter Myasthenia gravis lassen sich fast immer Anti-Ach-Autoantikörper (Ach: Azetylcholin) nachweisen, die in der Regel außerhalb des Thymoms im benachbarten Thymusgewebe oder hypothetisch in Lymphknoten und Knochenmark produziert werden. Weitere relevante Antikörper sind Titinantikörper und Anti-MuSK-Antikörper (Antikörper gegen muskelspezifische Rezeptorkinase).

Bei Patienten mit thymomassoziierter Myasthenia gravis lassen sich fast immer Antiazetylcholinautoantikörper nachweisen

Außer den Typ-A-Thymomen enthalten alle myasthenieassoziierten Thymome erheblich mehr CD4+- und CD45RA+-Zellen als Thymome ohne Myasthenia gravis. Reife CD4+- und CD8+-Zellen werden ins periphere Blut und ins periphere Immunsystem exportiert und sind dort für die thymomassoziierten Autoimmunphänomene verantwortlich.

Die Myasthenia gravis ist eine autoimmune Störung der neuromuskulären Übertragung. Erste Symptome sind **Sehstörungen**, insbesondere Doppelbilder, sowie eine **Lidheberschwäche**. Im weiteren Verlauf kann es zu Schwäche der Sprech-, Schluck- und mimischen Muskulatur sowie aller anderen willkürlichen (quergestreiften) Muskeln bis hin zur Atemmuskulatur kommen. Dies kann zur Atempumpenschwäche mit Erfordernis einer nichtinvasiven Beatmung führen.

Die Myasthenia gravis ist eine autoimmune Störung der neuromuskulären Übertragung

Bei jüngeren Patienten mit Myasthenie ist in der Regel die erweiterte Thymektomie (mit Entfernung des präkardialen Fetts) indiziert. Die Patienten werden dazu meist vom Neurologen zugewiesen, der vorab erhöhte Antikörperkonzentrationen gemessen hat. Die Symptomatik bessert sich häufig im Verlauf von Monaten nach Thymektomie. Nach CT-Befund resektable Thymome werden primär komplett (ohne vorherige Probenentnahme) reseziert. Bei primär nicht resektablen Tumoren erfolgen die Probenentnahme und ggf. sekundär nach Chemotherapie die Operation.

Bei jüngeren Patienten mit Myasthenie ist in der Regel die erweiterte Thymektomie indiziert

Bei Verschlechterung einer primär nach Thymektomie gebesserten Myasthenie muss an ein Rezidiv des Thymustumors gedacht werden.

Chirurgisches Vorgehen

Es herrscht Einigkeit darüber, dass der relevanteste Prognosefaktor beim Thymom neben der histologischen Klassifikation und dem Tumorstadium das Erreichen einer **kompletten Resektion** (R0-Situation) ist. Bei Stadium-I- und -II-Tumoren ist dies in der Regel gut möglich [7]. Schwieriger ist es bei Tumoren im Stadium III, die das Perikard, die Lunge oder große Gefäße infiltrieren können (**■ Abb. 13, 14, 15**). Die Infiltration der großen Venen, insbesondere der V. anonyma, ist oft der erste Hinweis auf ein über die Organgrenze hinausgehendes lokal invasives Wachstum und ein schlechter prognostischer Faktor. Dies führt häufiger zu inkompletten Resektionen und höheren Rezidivraten.

Die Infiltration der großen Venen ist oft der erste Hinweis auf ein über die Organgrenze hinausgehendes lokal invasives Wachstum

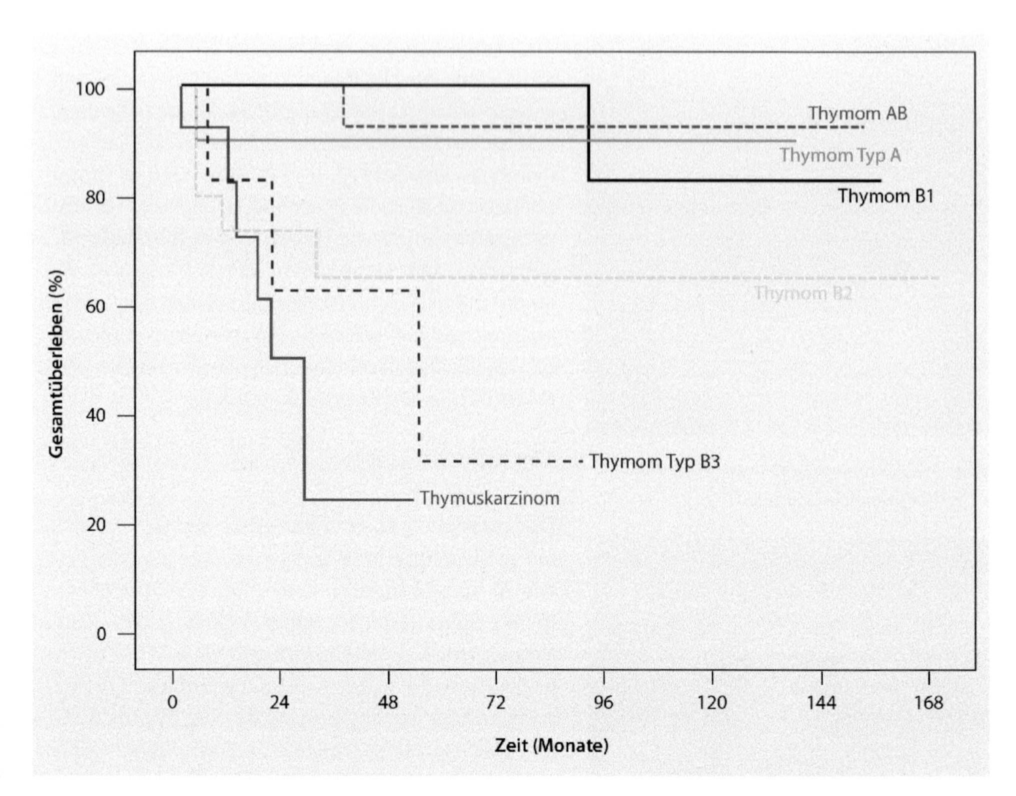

Abb. 11 ▲ Gesamtüberleben in Abhängigkeit vom histologischen Subtyp nach WHO. (Mod. nach [5])

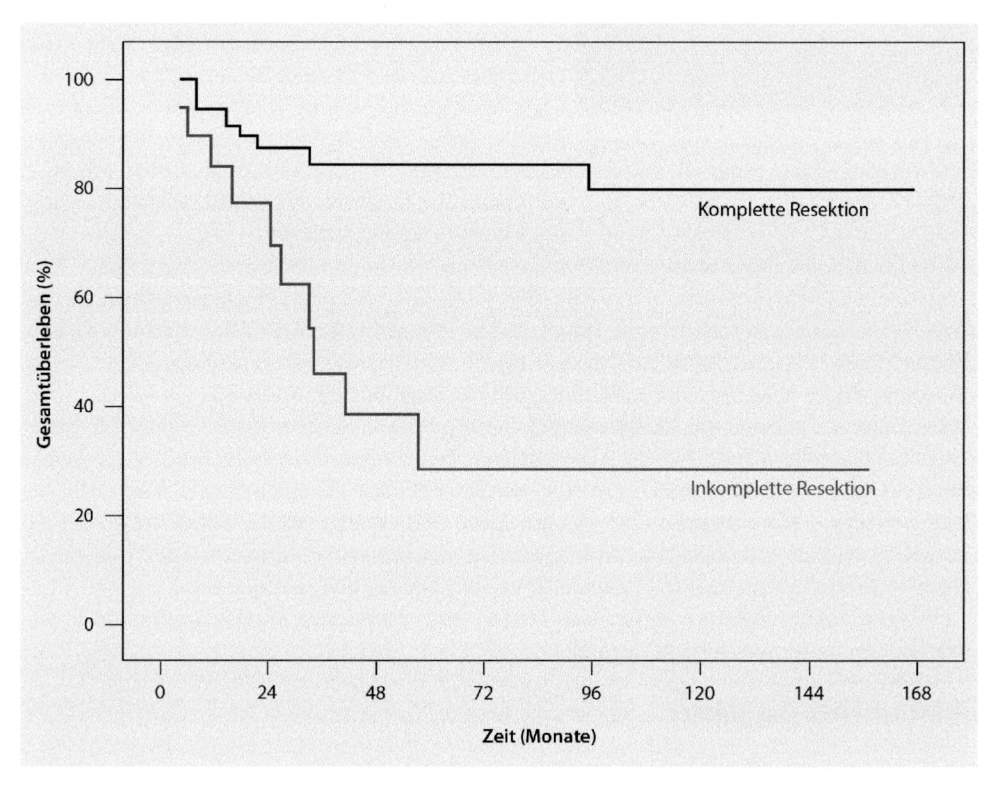

Abb. 12 ▲ Gesamtüberleben in Abhängigkeit vom Resektionsstatus (R-Klassifikation). (Mod. nach [5])

Perikard- und Lungenteilresektion sind als thoraxchirurgische Routinetechniken anzusehen, wohingegen eine Resektion der großen Venen eine größere technische Herausforderung darstellt. Dies betrifft insbesondere Resektionen der oberen Hohlvene mit Erfordernis der Gefäßrekonstruktion bzw. des Gefäßersatzes. In erfahrenen Zentren sind die perioperative Morbidität und Mortalität auch solcher ausgedehnten Eingriffe (analog zu pulmonalen T4-Tumoren) gering, die Rezidivraten sind niedrig, wenn durch den Eingriff eine komplette Resektion erreicht wird [8]. In dieser Situation sollte eine induktive Therapie erwogen werden, da dies die Chance auf eine R0-Resektion verbessern kann. Nach diesem ausgedehnten Eingriff an der oberen Hohlvene werden eine dauerhafte **Plättchenaggregationshemmung** mit Azetylsalizylsäure oder eine **kurzfristige Antikoagulation** mit einem Vitamin-K-Antagonisten zur Reduktion des Thrombosierungsrisikos der V. cava superior empfohlen.

Thymustumoren zeigen häufig eine pleurale Metastasierung, sowohl bei der Erstdiagnose als auch in der Rezidivsituation. Eine geringe pleurale Aussaat wird in der Regel mittels partieller oder kompletter **parietaler Pleurektomie** entfernt, eine ausgedehnte pleurale Metastasierung geht meist mit einem invasiven Lungenbefall einher und erfordert eine **Pleuropneumonektomie** zur kompletten Resektion. Diese Therapieentscheidungen sind jedoch immer individuell und sollten interdisziplinär in einem multimodalen Kontext getroffen werden. Da bei sehr ausgedehnten Tumoren eine komplette Resektion stets nur makroskopisch zu erreichen ist, sollte eine induktive Chemotherapie zum Downstaging diskutiert werden. Eine **Bestrahlung** kann postoperativ adjuvant bzw. additiv in Arealen, die der Operateur für kritisch bezüglich einer kompletten Tumorresektion hält, erfolgen [9].

Bei Thymustumoren finden sich häufig pleurale Metastasen

In 3 größeren Serien ist das 5-Jahres-Überleben mit annähernd 75% nach Pleuropneumonektomie beschrieben [9]. Auch nach 5 Jahren können noch Rezidive auftreten, dann jedoch ist das Intervall zwischen dem Auftreten des Rezidivs und dem Versterben meist länger.

Auch im Fall eines Tumorrezidivs sollte eine chirurgische Resektion als einzige kurative Option in Betracht gezogen werden, wenn eine (makroskopisch) komplette Resektion möglich erscheint, wohingegen operative Maßnahmen im Rahmen eines „debulking" stets im Rahmen eines multidisziplinären Konzepts zu planen sind.

Auch im Fall eines Tumorrezidivs sollte eine chirurgische Resektion als einzige kurative Option in Betracht gezogen werden

Der klassische chirurgische Zugangsweg ist die **Sternotomie**. Je nach Lokalisation und Ausdehnung des Tumors bietet sich in vielen Fällen auch die weniger traumatisierende **anterolaterale Thorakotomie** (**■ Abb. 13**) als offener Zugang an. Bei kleineren Thymustumoren (<3 cm) etablierte sich zunehmend die **minimalinvasive videothorakoskopische Operationstechnik** (VATS). Hinsichtlich der zu erreichenden Radikalität der Resektion sind die Verfahren als gleichwertig anzusehen.

Auch bei der Thymuschirurgie gelten die Grundsätze der onkologischen Chirurgie. In jedem Fall wird man intraoperativ eine Tumoreröffnung und intrapleurale Tumoraussaat vermeiden wollen und eine radikale (komplette) Resektion im Gesunden anstreben.

Strahlentherapie

Ihre Rolle bei Thymustumoren ist umstritten. Es gibt diesbezüglich überwiegend retrospektive Studien mit kleinen Kohorten in Beobachtungszeiträumen über z. T. mehrere Dekaden, die die rasche technische Entwicklung der Strahlentherapie zur 3-D-Bestrahlung, intensitätsmodulierten Bestrahlungsplanung, 4-D-Bestrahlung sowie Protonenbestrahlung mit deutlich verringerten Kollateralschäden nicht ausreichend gewichten können. Ebenso wenig herrscht Einigkeit über die zu applizierende Dosis. Es gibt neuere Ansätze bezüglich einer Nutzung der Vorteile einer IMRT (intensitätsmodulierte Radiotherapie) in Kombination mit Protonenstrahlung (Punktgenauigkeit; [10]).

Die Entscheidung über eine adjuvante Strahlentherapie sollte in erster Linie abhängig vom Tumorstadium, aber auch vom histologischen Typ und dem Resektionsstatus gefällt werden. So gibt es zahlreiche Analysen, dass Thymome im Stadium I und II, die komplett reseziert wurden, nicht von einer adjuvanten Bestrahlung profitieren, ebensowenig die histologischen Subklassen A, AB und B1.

Die Entscheidung zur adjuvanten Strahlentherapie sollte abhängig vom Tumorstadium, dem histologischen Typ und dem Resektionsstatus gefällt werden

Beim Stadium III und IV, die hohe Rezidivraten zeigen, scheint die Bestrahlung im Rahmen einer multimodalen Therapie eine Rolle zu spielen, wenn auch einzelne Berichte dem widersprechen. Ob die neoadjuvante Bestrahlung im Rahmen einer Radiochemotherapie, die alleinige neoadjuvante Bestrahlung, die postoperative Bestrahlung oder eine Radiochemotherapie besser sind, sollte im Rahmen von prospektiven Studien abschließend geklärt werden.

Ohne Zweifel sollte die Bestrahlung bei R2-Resektionen (Zurücklassen eines makroskopisch erkennbaren Tumorrests) zum Einsatz kommen, teilweise auch bei Thymomen, die vom N. phrenicus oder großen Gefäßen abgelöst wurden, sowie nach Biopsien durch Mediastinotomie [9, 11].

Bei R2-Resektionen ist die Bestrahlung indiziert

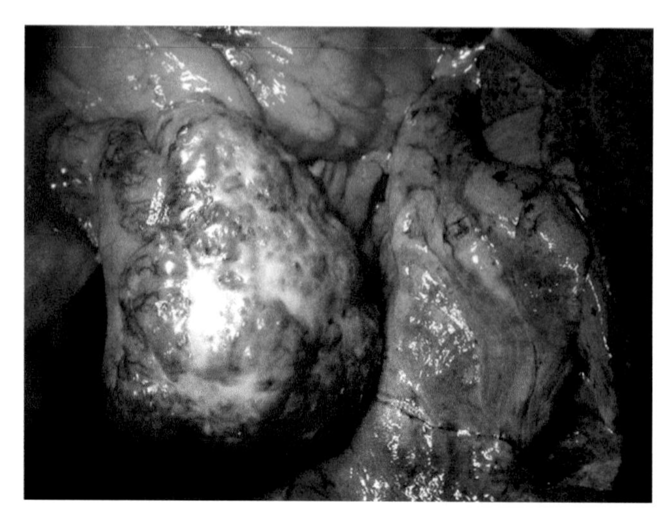

Abb. 13 ◄ Thymom, dem Perikard aufsitzend, Blick in den rechten Hemithorax über eine rechtsanterolaterale Thorakotomie, Lunge (rechts im Bild) nicht betroffen (Prof. Hans Hoffmann, Abteilung Chirurgie, Thoraxklinik Heidelberg)

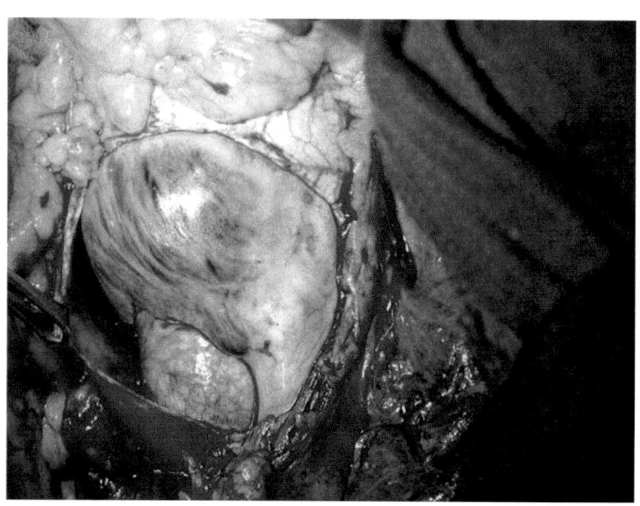

Abb. 14 ◄ Zustand nach erweiterter Thymektomie mit Perikardteilresektion vor alloplastischer Perikardrekonstruktion, N. phrenicus (rechts im Bild) konnte erhalten werden (Prof. Hans Hoffmann, Abteilung Chirurgie, Thoraxklinik Heidelberg)

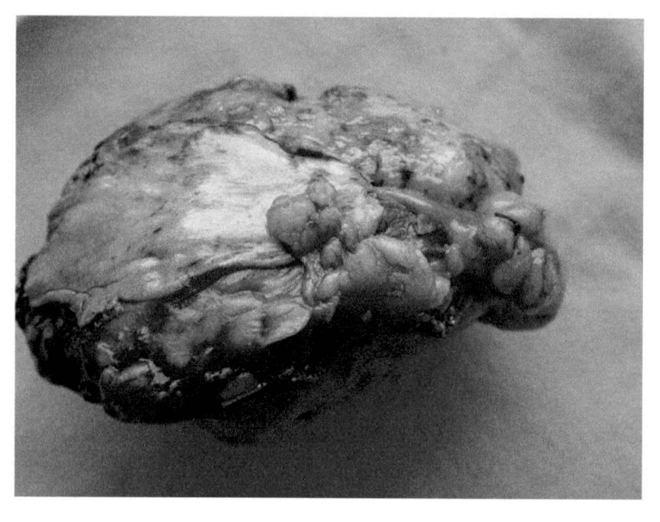

Abb. 15 ◄ Operationspräparat: Thymuskarzinom mit anhängendem Perikardteilresektat, makroskopisch kein Anhalt für transmurales Tumorwachstum (Prof. Hans Hoffmann, Abteilung Chirurgie, Thoraxklinik Heidelberg)

Systemtherapie

Thymustumoren gelten als chemotherapiesensibel (■ **Tab. 3**), insbesondere auf platin- und anthracyclinhaltige Kombinationen [Ansprechrate („response") 70–80%]. Bezüglich zielgerichteter Therapien gibt es einige Hinweise auf die Wirksamkeit, jedoch nicht so überzeugend, dass diese in der ersten Linie in Frage kämen.

Tab. 3 Wichtigste Chemotherapieregimes, übliche Dosierung der gebräuchlichsten Schemata. (Aus [12, 13])

Regime	Substanzen	Dosis
ADOC	Doxorubicin	40 mg/m²/3 w
	Cisplatin	50 mg/m²/3 w
	Vincristin	0,6 mg/m²/3 w
	Cyclophosphamid	700 mg/m²/3 w
CAP	Cisplatin	50 mg/m²/3 w
	Doxorubicin	40 mg/m²/3 w
	Cyclophosphamid	500 mg/m²/3 w
PE	Cisplatin	60 mg/m²/3 w
	Etoposid	120 mg/m² d 1–3/3 w
Carbo-Px	Carboplatin	AUC5/3 w
	Paclitaxel	225 mg/m²/3 w
CEE	Cisplatin	75 mg/m²/3 w
	Etoposid	120 mg/m² $d_{1,3,5}$/3 w
	Epirubicin	100 mg/m²/3 w

AUC5 „area under the curve", 5 definiert Zieldosis in Abhängigkeit von der Kreatininclearance, *d* Tag, */3w* alle 3 Wochen

Tab. 4 Induktionstherapie. (Mod. nach [12])

Zitat	Anzahl Patienten	Substanzen	Ansprechen (CR und PR; Anzahl Patienten)	CR (Anzahl Patienten)	Pathologische CR (Anzahl Patienten)
Bretti u. Berrutti [15]	25	PE oder ADOC	18/25	11/25	2/25
Lucchi u. Ambrogi [16]	25	CEE		20	
Kim u. Putnam [17]	22	CAP + Prednison	17/22	16/21	6/16[a]
Rea u. Sartory [18]	16	ADOC	16/16	11	5/16
Wright u. Choi [14]	10	PE + Radiatio	4/10	8/10	4/10[b]

CR komplette Remission, *PR* partielle Remission, Erläuterung der Chemotherapieregimes s. ◘ **Tab. 3**[a]>80% Nekrose[b]>90% Nekrose

Um das Ziel einer kompletten Tumorfreiheit zu erreichen, kommen neben **neoadjuvanten Konzepten** auch **lokale Therapieansätze** (intrapleurale hypertherme Chemoperfusion) im Rahmen von Studien zum Einsatz.

Induktionstherapie bei lokal fortgeschrittenen Thymustumoren

Da Thymustumoren als chemotherapiesensibel gelten, wurde in Studien mit kleinen Fallzahlen (z. T. über 20 Jahre) die Rolle neoadjuvanter Therapiekonzepte geprüft. Bei z. T. sehr guten Ansprechraten (80–100%) wurde in einer beachtenswerten Zahl von Fällen eine komplette Resektion erreicht.

Neoadjuvante Therapiekonzepte zeigen z. T. sehr gute Ansprechraten von 80–100%

In einer kleinen retrospektiven Studie zeigten Wright u. Choi [14], dass einige Patienten von einer kombinierten neoadjuvanten Chemoradiotherapie zu profitieren scheinen (◘ **Tab. 4**).

HITHOC („hyperthermic intrathoracic chemotherapy perfusion") im Stadium IVa

Ein chirurgischer Eingriff mit maximalem Debulking in Kombination mit einem aggressiven lokalen chemotherapeutischen Behandlungsansatz bietet möglicherweise die Chance einer dauerhaften Heilung auch bei fortgeschrittener Erkrankung, d. h. im Stadium IVa mit pleuraler Aussaat. Die Existenz einer Pleurakarzinose verbietet nicht automatisch die chirurgische Resektion.

In einer kleinen Studie mit insgesamt 15 Patienten (10 Thymome, 4 Thymuskarzinome, 1 Karzinom in einer Thymuszyste; [19]) wurde in den Jahren von 1995–2000 (bei 6 der Patienten mit Thymom handelte es sich um Rezidive) eine radikale chirurgische Tumorentfernung mit anschließender hyperthermer Chemoperfusion mit mindestens 150 mg **Cisplatin** und einer intrapleuralen Temperatur von 40,3–43°C durchgeführt (9 Resektionen ohne Pleurektomie, 5 Resektionen mit Pleurek-

Tab. 5 Palliative Chemotherapie. (Mod. nach [13])

Zitat	Anzahl Patienten	Substanzen	CR (Anzahl Patienten)	PR (Anzahl Patienten)	% RR (CR + PR; Anzahl Patienten)	Mediane Überlebenszeit (Jahre)
Loehrer u. Kim [21]	30	PAC	3	12	50	3,2
Fornasiero u. Danielle [22]	32	ADOC	15	14	90	1,25
Giaccone u. Ardizzoni [23]	16	PE	5	4	56	4,3
Lemma u. Loehrer [24]	44	Carbo-PX	3	11	35	

CR komplette Remission, *PR* partielle Remission, *RR* Remissionsrate (%), Erläuterung der Chemotherapieregimes s. ◘ **Tab. 3**

Vorteil einer aggressiven lokalen Chemotherapie ist die hohe lokale Konzentration im Vergleich zu deutlich abgeschwächten systemischen Effekten

tomie sowie eine extrapleurale Pneumonektomie). Bei 10 Patienten wurde eine R0-, bei 3 Patienten eine R1- und bei 2 Patienten eine R2-Resektion erreicht. Der Vorteil dieser Methode ist die hohe lokale Konzentration im Vergleich zu deutlich abgeschwächten systemischen Effekten. Es fanden sich in dieser inhomogenen (auch unterschiedlich vorbehandelten) Gruppe relativ hohe 3- und 5-Jahres-Überlebenszeiten von 70 und 55%, bei den Thymomen von 90 und 70%. In der Summe konnte bei 11 Patienten (79%) eine lokale Kontrolle von 10–70 Monaten erreicht werden.

Eine kleine Patientenzahl mit Thymomen (5 Patienten mit Typ B2, 3 Patienten mit Typ B3) im Stadium IVa wurde von Ried u. Potzger [20] nach radikaler Resektion mit Pleurektomie/Dekortikation mit einer intrapleuralen Chemoperfusion (Cisplatin) behandelt. Auch hier wurde zum Zeitpunkt der Publikation ein medianes Überleben von 23 Monaten beschrieben, 7 der 8 Patienten (88%) lebten ohne Hinweise auf ein Rezidiv.

Palliative Chemotherapie

Als palliative Chemotherapieregimes kommen weitgehend ähnliche Kombinationen wie im neoadjuvanten Setting zum Einsatz, die überwiegend cisplatinhaltig sind ([13], ◘ **Tab. 5**).

Zielgerichtete Therapie (erste Hinweise)

Bei den meisten Thymuskarzinomen, jedoch nicht bei Thymomen, findet sich eine c-KIT-Überexpression

Es gibt einige Einzelfallberichte und kleine Fallstudien über zielgerichtete Therapien bei Thymustumoren. Obwohl EGFR („epidermal growth factor receptor“) und c-KIT (Tyrosinkinase KIT) bei Thymustumoren (häufig) überexprimiert sind (Cave: c-KIT-Überexpression bei den meisten Thymuskarzinomen, jedoch nicht bei Thymomen), lassen sich äußerst selten responsive Mutationen nachweisen, was die geringe Wirksamkeit dieser Substanzen erklärt.

Octreotid

Die ECOG („Eastern Cooperative Oncology Group“) initiierte eine Phase-II-Studie mit Octreotid als Einzelsubstanz oder in Kombination mit **Prednison** bei Patienten mit nichtresezierbaren, Octreotid-Scan-positiven Thymustumoren (32 Thymome, 5 Thymuskarzinome, 1 Thymuskarzinoid, 2 im Stadium III, 34 im Stadium IV, bei 2 Patienten war die Stadiumsbeurteilung inkomplett). Die Patienten wurden mit Octreotid, 0,5 mg, 3-mal täglich s.c. über einen Zeitraum von maximal 1 Jahr behandelt. Ein erstes Tumor-Assessment wurde nach 2 Monaten durchgeführt. Patienten, die ein Tumoransprechen zeigten, wurden weiter mit Octreotid behandelt. Bei Patienten mit Stabilisierung unter Octreotid wurde die Therapie im weiteren Verlauf durch Prednison, 0,6 mg/kg, ergänzt. Unter alleiniger Therapie mit Octreotid zeigten sich bei 4 Patienten eine partielle Remission (11%). 21 Patienten erhielten im weiteren Verlauf zusätzlich Prednison, unter der Kombinationstherapie zeigten sich 2 komplette sowie 6 partielle Remissionen [25]. Zusammenfassend ist von einer mäßigen Wirksamkeit von Octreotid allein oder in Kombination mit Prednison bei ausgewählten Patienten mit vorbehandelten Thymustumoren auszugehen.

Es ist von einer mäßigen Wirksamkeit von Octreotid bei ausgewählten Patienten mit vorbehandelten Thymustumoren auszugehen

EGFR-Inhibitoren

Kurup u. Burns [26] behandelten in einer Phase-II-Studie 26 Patienten (19 Thymome/7 Thymuskarzinome) mit 250 mg **Gefitinib** täglich. Es wurden keine partiellen oder kompletten Remissionen beobachtet, jedoch zeigten 14 Patienten eine SD („stable disease“), 4 davon länger als 4 Monate.

Tab. 6 Neue Therapieansätze. (Mod. nach [31, 32, 33])

Substanz	CR (%)	PR (%)	SD (%)	PD (%)	mPFS	mOS
Sunitinib 50 mg, Tage 1–28, qd43 [31]						
T (n=16)		6 (n=1)	75 (n=12)	19 (n=3)	8,5 Monate	nr
TC (n=24)		26 (n=6)	65 (n=15)	9 (n=2)	6,7 Monate	16,3 Monate
Everolimus 10 mg/Tag [32]						
T (n=23)		4 (n=1)	70 (n=16)	2 (n=6)		
					12,1 Monate	24 Monate
TC (n=12)	8 (n=1)	17 (n=2)	42 (n=5)	3 (n=3)		
Gemcitabine 1000mg/m², Tage 1, 8, qd22 plus Capecitabine 650mg bid, Tage 1–14, qd22 [33]						
T (n=22)	14 (n=3)	23 (n=5)	?	?	11 mo	

bid „bis in die", also 2-mal täglich, *CR* komplette Remission, *mOS* medianes Gesamtüberleben, *mPFS* medianes progressionsfreies Überleben, *nr* „not reached", *PR* partielle Remission, *qd* Wiederholung an Tag, *SD* stabile Erkrankungssituation, *T* Thymom, *TC* Thymuskarzinom

In einer Phase-II-Studie wurden vorbehandelte Patienten mit nach Remission wiederaufgetretenen („recurrent") fortgeschrittenen Thymustumoren mit **Erlotinib** in Kombination mit **Bevacizumab** behandelt [27]. Keiner der Patienten zeigte ein Therapieansprechen, jedoch konnte bei 11 Personen (60%) eine Stabilisierung erreicht werden.

c-KIT-Inhibition

Prospektive Studien mit **Imatinib** bei fortgeschrittenen Thymustumoren zeigen bislang enttäuschende Ergebnisse. Von 11 Patienten mit vorbehandelten fortgeschrittenen Thymustumoren und immunhistochemisch nachgewiesener c-KIT- oder PDGFR-Expression (PDGFR: „platelet derived growth factor receptor") erreichten 3 (27%) unter 600 mg Imatinib täglich eine SD, es kam zu keiner partiellen oder kompletten Remission. Die mediane Dauer der Stabilisierung betrug 6 Wochen [28].

In einer weiteren Phase-II-Studie [29] wurden 7 Patienten mit Thymustumoren (2 davon mit B3-Thymom, 5 mit Thymuskarzinom) behandelt. Hierbei erreichten 2 Patienten eine Stabilisierung (mediane Zeit bis zur Progression 2 Monate).

Multikinaseinhibition

Sorafenib. Sorafenib hemmt RAF („rapidly accelerated fibrosarcoma"; RAF-Kinasen sind eine Familie von 3 serin-/threoninspezifischen Proteinkinasen, die mit retroviralen Onkogenen verwandt sind), VEGFR, PDGFR, c-KIT und p38. Es gibt einzelne Fallbeschreibungen über ein anhaltendes Ansprechen auf Sorafenib bei vorbehandelten Patienten mit Thymustumoren. In einem dieser Fälle ließ sich eine Missense-Mutation in Exon 17 (D820E) von c-KIT nachweisen.

Es gibt einzelne Fallbeschreibungen über ein anhaltendes Ansprechen auf Sorafenib bei vorbehandelten Patienten mit Thymustumoren

Sunitinib. Sunitinib greift am VEGFR1–2, PDGFR, c-KIT, FLT3 („Fms-like tyrosine kinase 3"), CSF1 („colony stimulating factor 1") und dem RET-Rezeptor (Rezeptortyrosinkinase, RET: „rearranged during transfection") an. Strobel u. Bargou [30] behandelten 4 Patienten mit Thymuskarzinomen mit Dosierungen zwischen 25 und 50 mg täglich von Tag 1–28 mit einer Pause von Tag 29–42. Eine partielle Remission mit einer Dauer zwischen 2 und mehr als 18 Monaten erreichten 3 Patienten, bei dem 4. Patienten kam es zu einer Stabilisierung über 22 Monate. Das Gesamtüberleben dieser Patienten lag zwischen 4 und mehr als 40 Monaten. Bei 3 der 4 Patienten wurden Tumorproben analysiert: Es zeigte sich eine Aktivierung verschiedener Rezeptortyrosinkinasen, u. a. VEGFR3 und PDGFR-β.

Die Entwicklung der zielgerichteten Therapie wird in starkem Maß von der Entdeckung neuer Zielstrukturen („target") und Stoffwechselwege („pathway") abhängen, für die Wirksubstanzen existieren oder entwickelt werden.

Die Entwicklung zielgerichteter Therapien hängt v. a. von der Entdeckung neuer Zielstrukturen und der entsprechenden Wirksubstanzen ab

Auf dem „ASCO Annual Meeting" (ASCO: „American Society of Clinical Oncology") 2014 wurden einige neue Therapieansätze mit beachtenswerten Resultaten präsentiert (■ **Tab. 6**).

Ausblick

Thymustumoren gelten als seltene Krebserkrankung. Bei einem Großteil der Patienten ist mit alleiniger Operation eine dauerhafte Heilung zu erreichen, insbesondere wenn eine R0-Resektion erfolgen kann. Während es für die histopathologische Klassifikation ein einheitliches System zur Malignitätseinstufung gibt, ist dies bezüglich des Tumorstadiums bislang nicht gelungen. Mit dem Vorschlag zur TNM-Klassifikation für die 8. Ausgabe des TNM-Systems, die auf retrospektiven Analysen großer Fallzahlen beruht, kann erstmals ein einheitliches Staging durchgeführt werden. Damit würde es möglich, große multizentrische Studien aufzulegen, mit welchen Standards in dieser sehr seltenen und inhomogenen Erkrankung definiert werden können.

Bei fortgeschrittenen Tumorstadien sind stets ein multidisziplinärer Therapieansatz und die interdisziplinäre Diskussion erforderlich

Bei fortgeschrittenen Tumorstadien sind stets ein multidisziplinärer Therapieansatz und die interdisziplinäre Diskussion erforderlich. Bezüglich der Systemtherapie gibt es keine wegweisenden neuen Ansätze, zielgerichtete Therapien sollten jedoch in fortgeschrittenen Erkrankungssituationen mit in Betracht gezogen werden.

Fazit für die Praxis

- **Thymustumoren sind sehr seltene Tumoren.**
- **Paraneoplastische Syndrome wie Myasthenia gravis oder Hypogammaglobulinämie können erste Hinweise auf einen Thymustumor sein.**
- **Als Goldstandard der Behandlung ist, wenn immer möglich, die komplette Resektion anzustreben.**
- **Thymustumoren sind chemotherapiesensibel.**
- **Thymustumoren sollten in erfahrenen thoraxchirurgischen/thoraxonkologischen Zentren behandelt werden.**

Korrespondenzadresse

Dr. H. Grosch
Abteilung Onkologie, Thoraxklinik Heidelberg
Amalienstraße 5, 69126 Heidelberg
heidrun.grosch@med.uni-heidelberg.de

Einhaltung ethischer Richtlinien

Interessenkonflikt. H. Grosch, H. Hoffmann, C.-A. Weis und M. Thomas geben an, dass kein Interessenkonflikt besteht.

Dieser Beitrag beinhaltet keine Studien an Menschen oder Tieren.

Literatur

1. Engels EA (2010) Epidemiology of thymoma and associated malignancies. J Thorac Oncol [Suppl 4] 10:260–265
2. Travis WD, Brambilla E, Muller-Hermelink HK (Hrsg) (2004) World Health Organization classification of tumours. Pathology and genetics of tumours of the lung, pleura, thymus and heart. IARC, Lyon
3. Detterbeck F, Stratton K (2014) The IASLC/ITMIG thymic epithelial tumors staging project: proposal for an evidence-based stage classification system for the forthcoming (8th) edition of the TNM classification of malignant tumors. J Thorac Oncol [Suppl 2] 9:65–72
4. Marom EM (2010) Imaging thymoma. J Thorac Oncol [Suppl 4] 10:296–303
5. Rieker RJ, Muley T (2008) An institutional study on thymomas and thymic carcinomas: experience in 77 patients. Thorac Cardiovasc Surg 56:143–147
6. Marx A, Hohenberger P (2010) The autoimmune regulator AIRE in thymoma biology autoimmunity and beyond. J Thorac Oncol [Suppl 4] 10:266–272
7. Detterbeck FC (2010) Evaluation and treatment of stage I and II thymoma. J Thorac Oncol [Suppl 4] 10:318–322
8. Wright CD (2010) Extended resections of thymic malignancies. J Thorac Oncol [Suppl 4] 10:344–347
9. Lucchi M, Mussi AD (2010) Surgical treatment of recurrent thymomas. J Thorac Oncol [Suppl 4] 10:348–351
10. Gomez D, Komaki R (2010) Technical advances of radiation therapy for thymic malignancies. J Thorac Oncol [Suppl 4] 10:336–343
11. Fuller CD, Ramahi EH (2010) Radiotherapy for thymic neoplasms. J Thorac Oncol [Suppl 4] 10:327–335
12. Riely GJ, Huang J (2010) Induction therapy for locally advanced thymoma. J Thorac Oncol [Suppl 4] 10:323–326
13. Schmitt J (2010) The role of chemotherapy in advanced thymoma. J Thorac Oncol [Suppl 4] 10:357–360
14. Wright CD, Choi NC (2008) Induction chemoradiotherapy followed by resection for locally advanced Massaoka stage III and IVa thymic tumors. Ann Thorac Surg 85:385–389
15. Bretti S, Berrutti A (2004) Multimodal management of stages III and IVa malignant thymoma. Lung Cancer 44:69–77
16. Lucchi M, Ambrogi MC (2005) Advanced stage thymomas and thymic carciomas: results of multimodality treatments. Ann Thorac Surg 79:1840–1844
17. Kim ES, Putnam JB (2004) Phase II study of a multidisciplinary approach with induction chemotherapy, followed by surgical resection, radiation therapy, and consolidation chemotherapy for unresectable malignant thymomas: final report. Lung Cancer 44:369–379

18. Rea F, Sartory F (1993) Chemotherapy and operation for invasive thymoma. J Thorac Cardiovasc Surg 106:543–549
19. Refaley Y, Simansky DA (2001) Resection and perfusion thermochemotherapy: a new approach for the treatment of thymic malignancies with pleural spread. Ann Thorac Surg 72:366–370
20. Ried M, Potzger T (2013) Cytoreductive surgery and hyperthermic intrathoracic chemotherapy perfusion for malignant pleural tumours. Perioperative management and clinical experience. Eur J Cardiothorac Surg 43:801–807
21. Loehrer PJ, Kim K (1994) Cisplatin plus doxorubicin plus cyclophosphamide in metastatic or recurrent thymoma: final results from an intergroup trial. The Eastern Cooperative Oncology Group, Southwest Oncology Group, and Southeastern Cancer Study Group. J Clin Oncol 12:1164–1168
22. Fornasiero A, Danielle O (1991) Chemotherapy for invasive thymoma: a 13 year experience. Cancer 68:30–33
23. Giaccone GA, Ardizzoni A (1996) Cisplatin and etoposide combination chemotherapy for locally advanced or metastatic thymoma: a phase II study of the European Organization for Research and Treatment of Cancer Lung Cancer Cooperative Groups. J Clin Oncol 14:814–820
24. Lemma GL, Loehrer PJ (2008) A phase II study of carboplatin plus paclitaxel in advanced thymoma or thymic carcinoma. E1C99. Proc Ann Soc Clin Oncol 26:8018
25. Loehrer PJ, Wang W (2004) Octreotide alone or with prednisone in patients with advanced thymoma and thymic carcinoma. J Clin Oncol 22:293–299
26. Kurup A, Burns M (2005) Phase II study of gefitinib in advanced thymic malignancies (abstract). J Clin Oncol [Suppl 16] 23:7068
27. Bedano P, Perkins S (2008) A phase II trial of erlotinib plus bevacizumab in patients with recurrent thymoma or thymic carcinoma (abstract). J Clin Oncol [Suppl] 26:19087
28. Salter JT, Lewis D (2008) Imatinib for the treatment of thymic carcinoma (meeting abstracts). J Clin Oncol 26:8116
29. Giaccone G, Rajan A (2009) Imatinib mesylate in patients with WHO B3 thymomas and thymic carcinomas. J Thorac Oncol 4:1270–1273
30. Strobel P, Bargou R (2010) Sunitinib in metastatic thymic carcinomas: laboratory findings and initial clinical experience. Br J Cancer 103:196–200
31. Thomas A, Rajan A (2014) A phase II trial of sunitinib in patients with thymic epithelial tumors (TET). Poster highlight session (Poster 7525). ASCO, Chicago
32. Zucali PA, De Pas TM (2014) Phase II study with everolimus in patients with thymoma and thymic carcinoma previously treated with cisplatin-based chemotherapy. Poster 7527. ASCO, Chicago
33. Buonerba C, Ottaviano M (2014) Capecitabine plus gemcitabine in thymic epithelial tumors: final analysis of a phase II trial. Poster 7528. ASCO, Chicago

Onkologe 2015 · 21:965–976
DOI 10.1007/s00761-015-3032-z
Online publiziert: 6. September 2015

D. Schadendorf · E. Livingstone · B. Schilling · A. Roesch · L. Zimmer
Hauttumorzentrum am Westdeutschen Tumorzentrum (WTZ) & Klinik für Dermatologie, Venerologie & Allergologie, Universitätsklinikum Essen, Essen

Therapie des malignen Melanoms

Zusammenfassung

Hintergrund. Das Melanom ist ein maligner Tumor mit weiter zunehmender Inzidenz, bei dem die Exposition zu ultravioletten Strahlen als wesentlicher Risikofaktor anerkannt ist. Die Prognose von Patienten mit metastasiertem Melanom war über lange Zeit infaust. Die Identifikation definierter genetischer Alterationen – bei den kutanen Melanomen in der Mehrzahl Genmutationen von Kinasen, die im Signalweg der MAPK („mitogen-activated protein kinase") eine Rolle spielen [*BRAF*-Mutation (*BRAF* kodiert die Serin-Threonin-Kinase B-Raf) etwa 40%, *NRAS*-Mutation etwa 15% (*NRAS*: „neuroblastoma RAS viral [v-ras] oncogene homolog")] – zeigte sowohl onkogene als auch therapeutische Relevanz. Darüber hinaus erwies sich die Interferenz mit der immunologischen Checkpointkontrolle als therapeutisch wirksam, wie die erfolgreiche Entwicklung der Anti-PD1-Antikörper [(PD: „programmed death"), u. a. Nivolumab, Pembrolizumab] zeigt.
Therapie. Während die adjuvante Therapiesituation nach wie vor unbefriedigend ist und Interferon-α in Deutschland als einzige zugelassene Substanz zur Verfügung steht, wurden für die palliative Situation aufgrund der signifikanten Überlebenszeitverlängerungen zwischenzeitlich sowohl die oralen, zielgerichteten BRAF-Inhibitoren Vemurafenib und Dabrafenib als auch die checkpointinhibierenden Antikörper Ipilimumab, Nivolumab und Pembrolizumab zugelassen. Die Kombinationstherapie von BRAF- plus MEK-Inhibitor [MEK, synonym MAPKK: Kinase der MAP-Kinase (MAP: „mitogen-activated protein")] ist dabei der Monotherapie deutlich überlegen, eine entsprechende Zulassung wird in Kürze erwartet. Auch die Kombination von Anti-CTLA4- (CTLA4: zytotoxisches T-Lymphozyten-Antigen 4) und Anti-PD1-Antikörpern erwies sich als klinisch aktiver, geht jedoch mit einer gegenüber der Monotherapie deutlich höheren Toxizität einher.
Schlussfolgerung. In Zukunft muss insbesondere die Frage der optimalen Sequenz der bisher zur Verfügung stehenden Therapeutika geklärt werden.

Schlüsselwörter

BRAF-Kinasen · PD1 · Ipilimumab · Medikamentöse Therapie · Checkpointinhibitor

Lernziele

Nach Lektüre dieses Beitrags ...
- **sind Ihnen die grundliegenden epidemiologischen Erkenntnisse bezüglich des malignen Melanoms bekannt,**
- **kennen Sie die aktuell wesentlichen molekularen Veränderungen des Melanoms,**
- **haben Sie einen Überblick über aktuelle Entwicklungen der medikamentösen Therapie des fortgeschrittenen Melanoms der letzten Jahre,**
- **kennen Sie aktuelle Therapieempfehlungen sowie die für das metastasierte Melanom zugelassenen Substanzen.**

Hintergrund und Inzidenzen

Das maligne Melanom ist der aggressivste Tumor unter den kutanen Neoplasien

Trotz der starken Inzidenzzunahme des Melanoms bleibt die Mortalität stabil

Das Melanom (▪ **Abb. 1, 2**) ist ein neuroektodermaler maligner Tumor, der sich aus Melanozyten ableitet, die nicht nur in der Haut, sondern auch in Schleimhäuten, der Iris, der Aderhaut, dem Innenohr oder der Substantia nigra zu finden sind. Das maligne Melanom ist der aggressivste Tumor unter den kutanen Neoplasien und, obwohl es nur etwa 4% aller soliden Tumoren ausmacht, ist es weltweit der Tumor mit der höchsten Inzidenzzunahme [1, 2]. Nach neuesten Schätzungen der WHO wird angenommen, dass weltweit jährlich 132.000 Melanomfälle diagnostiziert werden [3]. Das kutane Melanom ist mit einer Inzidenz von 20 Neuerkrankungen pro 100.000 Einwohner in Deutschland die häufigste Variante, die für 75% der hautkrebsbedingten Todesfälle verantwortlich ist [1, 2].

Trotz dieser starken Inzidenzzunahme bleibt die Mortalität stabil. Da der bislang erhoffte therapeutische Durchbruch im Sinne von gestiegenen Heilungsraten in der Behandlung von Patienten mit Fernmetastasen ausblieb, ist von einer Verbesserung in der Frühdiagnostik auszugehen. Durch seine in der Regel exponierte Lage an der Haut besteht eine hervorragende Möglichkeit zur

Therapy of malignant melanoma

Abstract

Background. Melanomas are common malignant tumors with an increasing incidence whereby exposure to ultraviolet light (sunlight) is still considered to be the major risk factor. The prognosis of patients with (advanced stage) metastasized melanoma was dismal for decades. The identification of distinct genetic alterations in cutaneous melanoma, the vast majority of which occur as gene mutations in kinases, which play a role in the mitogen-activated protein kinase cascade pathway, e.g. *BRAF* (BRAF encodes the serine-threonine kinase B-Raf) mutations account for approximately 40 % and neuroblastoma RAS viral (v-ras) oncogene homolog (NRAS) mutations approximately 15 %, have oncogenic as well as therapeutic relevance. Furthermore, the interference with the immunological check point control has proven to be therapeutically effective, as shown by the successful development of the programmed cell death 1 ligand (PD-L1) anti-PD-1 antibodies, e.g., nivolumab and pembrolizumab.
Therapy. While the adjuvant therapeutic situation is still unsatisfactory with interferon alpha as the only approved substance in Germany, the significant overall survival benefits that were seen with the oral, targeted BRAF inhibitors vemurafenib and dabrafenib as well as with the check point inhibiting antibodies ipilimumab, nivolumab and pembrolizumab, led to the approval of these drugs for the palliative situation. The combination of BRAF and MEK (synonymous with mitogen-activated protein kinase kinases, MAPKK) inhibitors is superior to monotherapy and approval for the combination therapy is expected shortly. Concomitant treatment with antibodies against cytotoxic T-lymphocyte-associated protein 4 (anti-CTLA4) and an anti-PD1 antibody was also associated with increased clinical activity but at the cost of clearly increased toxicity compared to monotherapy.
Conclusion. In the future the question of the optimal sequence of the currently available drugs will have to be elucidated.

Keywords

BRAF kinases · Programmed cell death 1 receptor · Ipilimumab · Drug therapy · Check point inhibitor

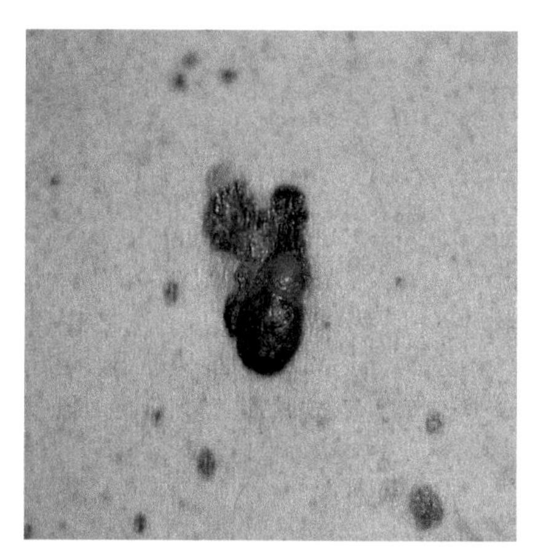

Abb. 1 ▲ Superfiziell spreitendes, sekundär knotiges, ulzeriertes malignes Melanom mit Regressionszone (Tumordicke 6,2 mm) des Rückens bei einem 60-jährigen Mann

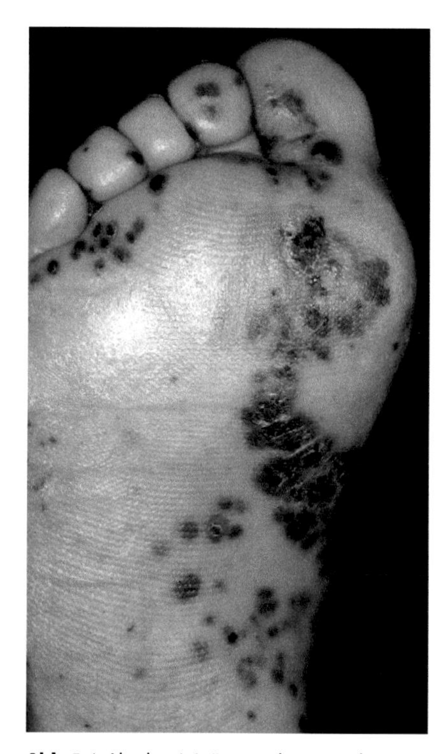

Abb. 2 ▲ Akrolentiginöses malignes Melanom im Bereich des linken Fußballens mit ausgeprägter Satelliten- und In-transit-Metastasierung

Früherkennung, weshalb **dermatologische Screeninguntersuchungen** inzwischen zum Krebsvorsorgeprogramm der gesetzlichen Krankenkassen ab dem 35. Lebensjahr gehören.

Das kutane Melanom ist überwiegend eine Erkrankung der hellhäutigen, sonnenempfindlichen Bevölkerung mit einem Erkrankungsgipfel zwischen 40 und 60 Jahren, während Menschen mit negroidem Hauttypus oder Asiaten vornehmlich Melanome an den Akren oder Schleimhäuten entwickeln, die eine im Vergleich zum kutanen Melanom unterschiedliche Ätiologie, Biologie und Prognose aufweisen. Die Exposition gegenüber Sonnenlicht (UV-Strahlung) ist unbestritten der Hauptrisikofaktor der (kutanen) Melanomentstehung.

Das kutane Melanom ist überwiegend eine Erkrankung der hellhäutigen, sonnenempfindlichen Bevölkerung

Die Exposition gegenüber ultravioletter Strahlung ist unbestritten der Hauptrisikofaktor der Melanomentstehung

Früherkennung und Diagnostik

Die frühe Detektion eines Melanoms ist von äußerster Wichtigkeit. Melanome mit einer dünnen vertikalen Tumordicke (Breslow-Index <1 mm) stellen heute mehr als 70% aller in Deutschland diagnostizierten Melanome dar. Während durch eine Exzision mit Sicherheitsabstand Patienten mit Melanomen unter 1 mm Tumoreindringtiefe in über 90% der Fälle als geheilt gewertet werden können, stellt die Behandlung des metastasierten Melanoms nach wie vor eine Herausforderung dar, da sich dieses bisher als äußerst resistent sowohl gegenüber Chemo- als auch Strahlen- und Immuntherapie erwies. In Deutschland werden aktuell rund 3000 neu metastasierte Melanome pro Jahr diagnostiziert.

Durch eine Exzision mit Sicherheitsabstand können >90% der Patienten mit Melanomen mit <1 mm Tumoreindringtiefe geheilt werden

Die Stadieneinteilung des Melanoms erfolgt nach AJCC („American Joint Committee on Cancer", [4]). Die **Tumoreindringtiefe** (TD; in mm), die **Mitoserate** und die **Ulzeration des Primärtumors** sind die wichtigsten Faktoren zur Prognoseeinschätzung, der weiteren Diagnostik und Therapie.

Melanozytäre Tumoren sollten, von wenigen Ausnahmen abgesehen, primär vollständig entfernt werden. Zur definitiven Diagnosestellung gehört obligat die **histologisch kontrollierte Exzisionbiopsie**.

Melanozytäre Tumoren sollten primär vollständig entfernt werden

Die Prognose des malignen Melanoms ist je nach Primärtumordaten und aktuellem klinischem Stadium äußerst variabel. Die Überlebenswahrscheinlichkeit im Stadium IA liegt im 5-Jahres-Vergleich nur gering unter der der Normalbevölkerung. Die Ausbreitungsdiagnostik sollte daher streng an der Tumoreindringtiefe des Melanoms und der klinischen Symptomatik des Patienten orientiert erfolgen. Während bei Melanomen <1 mm TD keine weitere Diagnostik erforderlich ist, ist bei höheren TD die **Lymphknotensonografie** und bei fehlendem Hinweis auf eine Lymphknotenmetastasierung die **Schildwächterlymphknotenbiopsie** indiziert. **Schnittbildbildgebende Verfahren** sollten ab Stadium IIC oder beim Nachweis oder klinischen Verdacht auf eine Metastasierung leitliniengerecht angewandt werden (s. Leitlinienempfehlungen [5, 6]).

Die Ausbreitungsdiagnostik sollte streng an der Melanomeindringtiefe und der klinischen Symptomatik orientiert erfolgen

Der Nachweis einer Lymphknotenmetastasierung ist prognostisch ungünstig und führt zu einer Klassifizierung als Stadium III (nach AJCC) [4]. Lymphknotenmetastasen finden sich bei etwa 20% der Melanompatienten in Deutschland und reduzieren die 5-Jahres-Überlebensrate auf 30–60% in Abhängigkeit von der Anzahl der tumorbefallenen Lymphknoten sowie des nachgewiesenen Tumorvolumens.

Der Nachweis einer Lymphknotenmetastasierung ist prognostisch ungünstig

Behandlung des fortgeschrittenen Melanoms

Lokoregionale Metastasierung (AJCC-Stadium III) und adjuvante Therapie

Adjuvante Chemotherapie

Weder eine lokoregionale Chemotherapie in Form einer adjuvanten, hyperthermen Extremitätenperfusion, bei der zumeist das Zytostatikum Melphalan verwendet wurde, noch eine systemische adjuvante Chemotherapie konnten einen Vorteil im Hinblick auf die Gesamtüberlebenszeit erbringen. In einzelnen Untersuchungen ergab sich sogar eine Verschlechterung der Prognose durch eine adjuvante Chemotherapie [7]. Eine solche sollte daher heute außerhalb von Studien nicht mehr durchgeführt werden [6].

Eine adjuvante Chemotherapie sollte heute außerhalb von Studien nicht mehr durchgeführt werden

Adjuvante Immuntherapie

Unspezifische Immunstimulation inklusive Interferon-α. In den vergangenen Jahrzehnten wurden zahlreiche Therapieversuche mit unspezifischen Immuntherapien durchgeführt. Alle prospektiv randomisierten Studien zur Evaluation unspezifischer adjuvanter Immuntherapien [u. a. BCG („bacille bilié Calmette-Guérin"), Levamisol oder *Corynebacterium parvum* sowie Misteltherapien (Iscador®)] ergaben jedoch übereinstimmend keinen Hinweis auf eine signifikante Verlängerung der rezidivfreien oder Gesamtüberlebenszeit [7, 8, 9].

Seit 1995 wurde eine Vielzahl von prospektiv randomisierten Studien zur adjuvanten Therapie des Melanoms im Stadium II und III mit Interferon in unterschiedlichen Dosierungen publiziert. Die oft widersprüchlichen Resultate dieser Untersuchungen und daraus resultierenden unterschiedlichen Schlussfolgerungen der Autoren bezüglicher einer Wirksamkeit der verschiedenen Interferonschemata führten zu unterschiedlichen Behandlungsempfehlungen weltweit (Übersicht in [7]).

Seit 2007 wurden mehrere Metaanalysen veröffentlicht, um die Effektivität der adjuvanten Interferon-α-Therapie zu evaluieren. Die letzte, in welcher veröffentlichte Studiendaten bis zum August 2012 berücksichtigt wurden, wurde von der „Cochrane Skin Group" publiziert [10]. Ausgewertet wurden Patientendaten aus 18 zwischen 1995 und 2011 publizierten kontrolliert randomisierten Studien mit insgesamt 10.499 Probanden in den Melanomstadien II und III. Die Interferon-α-Therapie war mit einer statistisch signifikanten Verlängerung des krankheitsfreien [HR („hazard ratio") 0,83, p<0,00001) und des Gesamtüberlebens (HR 0,91, p=0,003) der Patienten assoziiert. Die „number needed to treat" (NNT) bezogen auf die Verhinderung eines Todesfalls am Melanom wurde in dieser Untersuchung mit 35 behandelten Patienten angegeben. Erneut konnte keine Aussage zur optimalen Interferondosis oder der Therapiedauer gemacht werden.

Die Interferon-α-Therapie in den Melanomstadien II und III ist mit einer Verlängerung des krankheitsfreien Überlebens assoziiert

Durch die Daten der dargestellten Metaanalysen verlor die wissenschaftliche Diskussion um die optimale Interferon-α-Dosis in der adjuvanten Behandlungssituation in Deutschland in den letzten Jahren an Intensität. Es herrscht weitgehender Konsens, dass eine Therapie mit Interferon-α bei Patienten im Melanomstadium II und III zu einer Verlängerung des krankheitsfreien Überlebens und bei einer kleinen Minderheit auch des Gesamtüberlebens führt.

In der aktuellen deutschen S3-Leitlinie für das maligne Melanom wird empfohlen, dass eine adjuvante Interferon-α-Therapie Patienten mit Melanomen der Stadien IIB/C und IIIA–C empfohlen werden soll und den Patienten im Melanom-Stadium IIA angeboten werden kann [5, 6]. Das **individuelle Therapieschema** sollte dabei unter sorgfältiger Abwägung von zu erwartenden Vorteilen und möglichen Nebenwirkungen nach Diskussion mit den betroffenen Patienten festgelegt werden. Auch eine ausschließliche Nachbeobachtung der Patienten ist statthaft, wenn zuvor eine adjuvante Therapie mit Interferon-α diskutiert wurde.

Bei Melanomen der Stadien IIB/C und IIIA–C ist eine adjuvante Interferon-α-Therapie zu empfehlen, im Stadium IIA möglich

Aufgrund der Ergebnisse der EORTC18991- und EORTC18952-Studien (EORTC: „European Organisation for Research and Treatment of Cancer"), in denen sich in den Subgruppenanalysen zeigte, dass insbesondere Patienten mit einem ulzerierten Primärtumor von einer Therapie mit pegyliertem Interferon-α profitierten, wird momentan eine von der EORTC initiierte Studie mit dieser Substanz [3 µg/kgKG (KG: Körpergewicht) wöchentlich für 2 Jahre] vs. Beobachtung bei Patienten mit ulzeriertem Primärtumor ohne Nachweis einer Metastasierung durchgeführt (EORTC18081).

Der Einsatz von pegyliertem Interferon-α bei Patienten mit ulzeriertem Primärtumor wird derzeit in einer EORTC-Studie untersucht

Tab. 1 Auflistung der aktuell zugelassenen Therapeutika für das maligne Melanom (Stand August 2015)

	Substanzklasse	Anwendungsbereich
Interferon α	Interferon	Adjuvant bei Hochrisikopatienten nach vollständiger Resektion
Dacarbazin	Alkylanz	Palliativ
Vemurafenib	BRAF-Inhibitor	Palliativ
Dabrafenib	BRAF-Inhibitor	Palliativ
Ipilimumab	Anti-CTLA4-Antikörper	Palliativ
Nivolumab	Anti-PD1-Antikörper	Palliativ
Pembrolizumab	Anti-PD1-Antikörper	Palliativ

BRAF kodiert die Serin-Threonin-Kinase B-Raf, *CTLA* zytotoxisches T-Lymphozyten-Antigen, *PD* „programmed death"

Aktuelle adjuvante Therapieansätze in der klinischen Erprobung. Zu den sich aktuell im Rahmen laufender klinischer Studien in Prüfung befindlichen Substanzen gehört der **Checkpointinhibitor** Ipilimumab, der in der EORTC18071-Studie bei 950 Patienten mit lokoregionaler Metastasierung (Stadium III) des Melanoms geprüft wurde. Im Gegensatz zur Zulassung im fernmetastasierten Stadium, in dem Ipilimumab nur 4-mal im Abstand von 3 Wochen in einer Dosis von 3 mg/kgKG appliziert wird, erfolgt die adjuvante Behandlung in der EORTC-Studie mit 10 mg/kgKG i.v. 4-mal alle 3 Wochen mit anschließender Erhaltungstherapie alle 3 Monate über einen Zeitraum von 36 Monaten. Der primäre Endpunkt der Studie, das rezidivfreie Überleben, wurde kürzlich publiziert und war statistisch signifikant einer Plazebobehandlung überlegen [11]. Die Daten sind zur Zulassung auch in Europa eingereicht.

Eine adjuvante Therpaie mit Ipilimumab verlängert das rezidivfreie Überleben

Als weiterer Checkpointinhibitor wird Pembrolizumab, ein monoklonaler Anti-PD-Inhibitor, in einer Dosierung von 200 mg alle 3 Wochen für 1 Jahr vs. Plazebo in einer Phase-III-Studie bei Patienten nach vollständig reseziertem Stadium III untersucht (EORTC1325). Es wird erwartet, dass die ersten deutschen Zentren noch im 3. Quartal 2015 mit dem Patienteneinschluss beginnen können.

Pembrolizumab, ein monoklonaler Anti-PD-Inhibitor, wird derzeit in einer Phase-III-Studie untersucht

Des Weiteren wurden vielfältige Krebsimpfungsstrategien getestet. Die Überprüfung der klinischen Effektivität dieser Ansätze in der adjuvanten Therapie verlief allerdings allesamt ohne erhofften Erfolg. Zu den verwendeten Impfsubstanzen zählen das Gangliosid GM2 mit oder ohne Modifikation (z. B. ECOG 1694, EORTC18961), autologe oder allogene Melanomzellvakzinen (z. B. Canvaxin, Melacine usw.) oder sog. rekombinante Cancer-Testis-Antigene wie MAGE-A3 („melanoma-associated antigen 3"; [7, 12]).

Nach behördlicher Zulassung der BRAF-Inhibitoren (*BRAF* kodiert die Serin-Threonin-Kinase B-Raf) Vemurafenib und Dabrafenib für die Therapie des fernmetastasierten *BRAF*-mutierten Melanoms wurden diese Substanzen auch in der adjuvanten Melanomtherapie bei *BRAF*-mutierten Melanomen getestet. In der Combi-AD-Studie wird sogar die Kombination von Dabrafenib und Trametinib gegenüber Kontrolle/Beobachtung untersucht. Die Rekrutierung der 852 Patienten ist seit mehr als 1 Jahr abgeschlossen, und Ergebnisse sind möglicherweise schon in 2016 zu erwarten. Primärer Studienendpunkt ist das rezidivfreie Überleben, sekundäre Endpunkte sind das Gesamtüberleben, das fernmetastasenfreie Überleben und die Sicherheit der Kombinationstherapie. In ähnlicher Weise wurde in der GO27826-Studie (BRIM-8) der BRAF-Inhibitor Vemurafenib als Monotherapie bei tumorfreien Melanompatienten der Stadien IIC, IIIA, IIIB und des Stadiums IIIC untersucht.

Vemurafenib und Dabrafenib sind für die Therapie des fernmetastasierten *BRAF*-mutierten Melanoms zugelassen

Adjuvante Strahlentherapie

Der Bedeutung der Bestrahlung in der adjuvanten Therapie nodal und regional metastasierter Melanome ist bezüglich der lokalen Kontrolle der Tumorerkrankung unbestritten und findet sich auch als Leitlinienempfehlung wieder [5, 6]. Demnach kann die lokale Radiotherapie bei Satelliten- und In-transit-Metastasen mit dem Ziel der lokalen Tumorkontrolle eingesetzt werden. Zur Verbesserung der Tumorkontrolle im Bereich der Lymphknotenstation sollte eine **postoperative adjuvante Radiotherapie** bei Vorliegen mindestens eines der folgenden Kriterien durchgeführt werden:

- 3 befallene Lymphknoten,
- Kapseldurchbruch,
- Lympknotenmetastasen >3 cm.

Die lokale Radiotherapie kann bei Satelliten- und In-transit-Metastasen mit dem Ziel der lokalen Tumorkontrolle eingesetzt werden

Auch nach der Resektion eines lymphogenen Rezidivs sollte eine postoperative Radiatio erfolgen. Ein verlängertes, rezidivfreies Überleben bzw. Gesamtüberleben konnte in mehreren Studien durch die Bestrahlung aber nicht gezeigt werden [13].

Fernmetastasiertes Stadium (AJCC-Stadium IV)

Im Falle der fortgeschrittenen Metastasierung des Melanoms war die Prognose lange Zeit extrem ungünstig, mit einer mittleren Überlebenszeit von 8–10 Monaten ab dem Zeitpunkt der Diagnose einer Fernmetastasierung und einer 2- bzw. 5-Jahres-Überlebensrate von etwa 25 bzw. 5%. Bis 2010 stand im Stadium der Metastasierung mit dem Zytostatikum **Dacarbazin** nur eine einzige Substanz therapeutisch zur Verfügung, für die nie eine Überlebenszeitverlängerung gezeigt werden konnte und deren Ansprechraten unter 15% betrugen [14].

Neue molekularpathologische sowie tumorimmunologische Erkenntnisse führten zur Entwicklung neuer Substanzen in der Melanomtherapie

Neue Erkenntnisse auf molekularpathologischer sowie tumorimmunologischer Ebene führten zur Entwicklung neuer und nachgewiesen effektiver Substanzen, die die Melanomtherapie individualisierten und hoffentlich in Zukunft zu einer optimierten Versorgungssituation führen werden. Seit 2010 wurde eine Reihe verschiedener neuer Medikamente zugelassen, die die Prognose und die Überlebensraten deutlich verbesserten (◘ **Tab. 1**). Auch wenn die 2-, 3- und 5-Jahres-Überlebensraten beim metastasierten Melanom steigen, ist die augenblickliche Entwicklung noch sehr jung, insbesondere bezüglich der Nachhaltigkeit der Therapieerfolge und ob bzw. welche Patienten längerfristig von den neuen Therapieansätzen profitieren (Übersicht in [12]).

In Deutschland ist die Versorgung von Melanompatienten weitgehend standardisiert

Die weiterführende Diagnostik und Behandlung bei Fernmetastasierung bedingen eine enge interdisziplinäre Zusammenarbeit, hier ist insbesondere die Kooperation von Dermatologen, Internisten, Radiologen, Chirurgen und Strahlentherapeuten gefragt. Basierend auf interdisziplinär erstellten S3-Leitlinien [5, 6] und einer Vielzahl spezialisierter und teils zertifizierter Hautkrebszentren ist die Versorgung von Melanompatienten in Deutschland weitgehend standardisiert.

Checkpointblockade

Ein neuer Durchbruch in der onkologischen Therapie des Melanoms (sowie auch anderer Tumorerkrankungen) ist die therapeutische Intervention an der sog. immunologischen Checkpointkontrolle, d. h. der Interaktion zwischen **Antigenpräsentation** und **T-Lymphozyten**, die durch interagierende Antikörper bewerkstelligt wird.

Ipilimumab. Es handelt sich um einen Antikörper gegen das zytotoxische T-Lymphozyten-Antigen (CTLA4), der seit 2011 auch in Deutschland als Yervoy® auf dem Markt ist. Ein komplettes oder partielles Ansprechen des Tumors auf eine Ipilimumabtherapie ist eher selten zu verzeichnen (deutlich unter 20% zusammen). Dennoch war Ipilimumab die erste Substanz beim metastasierten Melanom überhaupt, für die ein signifikanter Überlebensvorteil gezeigt werden konnte [15].

Ipilimumab führt zu einer erhöhten Aktivierung zytotoxischer T-Lymphozyten und damit zu einer gesteigerten Immunantwort

Ipilimumab führt zu einer erhöhten Aktivierung zytotoxischer T-Lymphozyten und damit zu einer gesteigerten Immunantwort, die sich gegen Tumorzellen, aber auch körpereigene Zellen richtet. Insgesamt zeigen etwa knapp 25% der Patienten langfristig eine Tumorkontrolle bis zu 10 Jahre [16].

Wichtig beim Einsatz dieses Antikörpers sind die Kenntnis und **genaue Aufklärung** des Patienten und seiner mitbehandelnden Ärzte über mögliche (autoimmunogenbedingte) Nebenwirkungen, v. a. die Autoimmunkolitis, -hepatitis, -thyreoiditis und -hypophysitis, da diese rechtzeitig erkannt und behandelt werden müssen, um schwerste Komplikationen bis hin zu Todesfällen zu verhindern.

PD1-Antikörper wirken stark antitumorös und sind auch nach vorangegangenen Therapien klinisch effektiv

PD1-Antikörper. Neben Ipilimumab befeuerte diese weitere Generation immunologischer checkpointinhibitorischer Antikörper die onkologische Euphorie. Zwei derartige Substanzen, **Pembrolizumab** (Keytruda®) und **Nivolumab** (Opdivo®), wurden im Sommer 2015 für die Therapie des metastasierten Melanoms auch in Deutschland zugelassen, und mit Zulassungen bei anderen hämatologischen sowie onkologischen Tumoren ist kurzfristig zu rechnen. PD1-Antikörper sind ungleich stärker antitumorös wirksam (Ansprechraten um die 40%) und auch nach vorangegangenen Therapien (einschließlich Ipilimumab) klinisch effektiv. Auch im Vergleich zur traditionellen Chemotherapie erwiesen sich beide PD1-Antikörper beim Melanom nach Vortherapie als hoch überlegen [17, 18]. In der Erstlinientherapie betrug der 1-Jahres-Überlebensvorteil 30%. Die 1-Jahres-Überlebensrate für Nivolumab vs. Dacarbazin war dabei 73% vs. 43% [19]

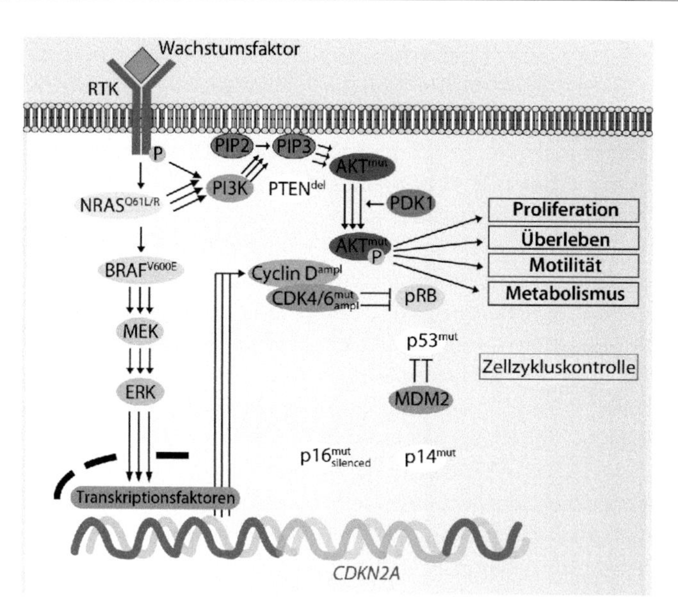

Abb. 3 ▲ Schematische Darstellung des MAPK-Signalwegs, der durch Mutationen in *BRAF* oder *NRAS* hyperaktiviert wird, guter klinischer Effekt durch Blockade mittels BRAF- und/oder MEK-Inhibitoren, *ampl* amplifiziert, *BRAF* kodiert die Serin-Threonin-Kinase B-Raf, *CDK4* zyklinabhängige Kinase 4, *CDKN2A* „cyclin-dependent kinase inhibitor 2A", *del* Deletion, *ERK* „extracellular-signal-regulated kinases", *MAPK* „mitogen-activated protein kinase", *MDM* „mouse double minute homolog", *MEK* Kinase der MAPK, *mut* mutiert, *NRAS* „neuroblastoma RAS viral (v-ras) oncogene homolog", *PD* „programmed death", *PDK1* „pyruvate dehydrogenase lipoamide kinase isozyme 1", *PI3K* Phosphoinositid-3-Kinase, *PIP* „phosphatidylinositol phosphate", *pRB* phosphoryliertes Retinoblastomprotein, *PTEN* „phosphatase and tensin homolog", *Q61L/R* Aminosäurenaustausch (durch Mutation im *NRAS*-Gen) an Stelle 61 von Glutamin (Q) zu Leucin (L) bzw. Arginin (R), *RTK* „receptor tyrosine kinase"

Darüber hinaus wurden Anfang 2015 2 Studien zur PD1-Antikörper-Behandlung von therapienaiven Melanompatienten im Stadium IV im Vergleich zu Ipilimumab vorgestellt, die beide frühzeitig beendet wurden, weil sowohl Pembrolizumab als auch Nivolumab als Monotherapie Ipilimumab bezüglich des ersten primären Studienziels (progressionsfreies Überleben) signifikant überlegen waren und zu etwa einer Verdopplung von knapp 3 auf 6 Monate führten [20, 21]. In einer der Studien wurde in einem dritten Studienarm zusätzlich die Synergie der Checkpointinhibitoren Nivolumab und Ipilimumab geprüft. Dabei zeigte sich eine erhöhte Tumorkontrolle im Vergleich zu den Einzelsubstanzen mit einer progressionsfreien Zeit von nahezu 12 Monaten. Von besonderer Bedeutung ist außerdem die Beobachtung, dass beim immunhistochemischen Nachweis von PD1-L („programmed death-ligand 1") als Marker auf den Tumorzellen das progressionsfreie Überleben unter Nivolumab vom dem unter Nivolumab plus Ipilimumab kaum differierte, während bei fehlender PD1-L-Expression nur die Kombinationsbehandlung deutlich antitumöros wirksam war. Letztlich muss aber abgewartet werden, ob sich diese Beobachtungen auch in den Gesamtüberlebensdaten, die für Ende 2015 erwartet werden, zeigen. Zu beachten ist weiterhin, dass mehr als 50% der Patienten, die die Kombinationstherapie erhalten hatten, eine Grad-3/4-Toxizität, die in der Regel zur Hospitalisation führte, entwickelten [21].

Pembrolizumab sowie Nivolumab als Monotherapie sind Ipilimumab bezüglich des progressionsfreien Überlebens signifikant überlegen

Der immunhistochemische Nachweis von PD1-L auf Tumorzellen kann evtl. als Marker für die Therapieentscheidung dienen

Ohne Zweifel werden sich tumorimmunologische Ansätze, insbesondere die Checkpointblockade mit PD1-Antikörpern, als Grundtherapie als präferierte Option beim fortgeschrittenen Melanom in den nächsten Jahren als Standard etablieren.

Für Patienten mit vollständig reseziertem kutanem Melanom im Stadium IV („no evidence of disease") steht ab sofort mit IMMUNED [22] eine immuntherapeutische Studie zur Verfügung. In dieser dreiarmigen Untersuchung (Randomisierung 1:1:1) werden Nivolumab plus Ipilimumab/Placebo vs. **Nivolumab plus Ipilimumab** vs. Doppeltplazebokontrolle untersucht. Zwischen der letzten Tumoroperation bzw. Strahlentherapie dürfen jedoch nicht mehr als 8 Wochen vor Therapiebeginn vergangen sein.

Für Patienten mit vollständig reseziertem kutanem Melanom im Stadium IV steht ab sofort die immuntherapeutische Studie IMMUNED zur Verfügung

Blockade der Signalkaskade

Das BRAF-Protein ist ein wichtiger Bestandteil des MAPK-Signalwegs (MAPK: „mitogen-activated protein kinase“; ◘ **Abb. 3**), der am normalen Wachstum und Überleben der Zellen beteiligt ist. Aktivierende Mutationen des BRAF-Gens führen dazu, dass dieser Signalweg überaktiviert wird, was zu exzessivem Zellwachstum und Krebs führen kann (◘ **Abb. 3**). Mutationen am Rest des V600-BRAF-Proteins werden bei etwa 40% der Melanomfälle beobachtet, und man schätzt, dass in etwa 8% aller soliden Tumoren *BRAF-V600*-Mutationen vorliegen [12, 23]. Deren routinemäßige Bestimmung in Tumorgewebe wird zunehmend genutzt, um Patienten zielgerichtet für geeignete Therapien auszuwählen, in der Hoffnung, ein verbessertes Tumoransprechen zu erreichen.

Aktivierende Mutationen des *BRAF*-Gens führen zu einer Überaktivierung des MAPK-Signalwegs

Parallel zur Entdeckung der *BRAF*-Mutation sowie der kritischen Bedeutung des MAPK-Signalwegs für Tumoren und das Melanom insbesondere wurden selektive BRAF-Inhibitoren entwickelt, von denen 2 Substanzen, Vemurafenib (Zelboraf®) und Dabrafenib (Tafinlar®) aufgrund des Nachweises einer Überlegenheit (Ansprechrate, Tumorkontrolle, Gesamtüberleben) gegenüber der traditionellen Chemotherapie mit DTIC (Dacarbacin) bereits zugelassen sind [24, 25]. Interessant dabei ist, dass bei *BRAF*-mutierten Melanomen auch Hirnmetastasen verhältnismäßig gut ansprachen [26].

Die BRAF-Inhibitoren Vemurafenib und Dabrafenib sind der traditionellen Chemotherapie des Melanoms überlegen

Auch im RAS-RAF-Signalweg nachgelagerte Moleküle, z. B. MEK [MEK, synonym MAPKK: Kinase der MAP-Kinase (MAP: „mitogen-activated protein“); ◘ **Abb. 3**] werden jetzt als weitere Angriffspunkte untersucht (u. a. zur Umgehung von Resistenzen). MEK-Inhibitoren alleine haben beim Melanom im Stadium IV (mit *BRAF*-Mutation) ebenfalls einen deutlichen klinischen Effekt [27]. Darüber hinaus werden sie auch für Melanompatienten mit *NRAS*-Mutationen [*NRAS*: „neuroblastoma RAS viral (v-ras) oncogene homolog“] im Tumorgewebe (etwa 15–20% der Melanome) aktuell in klinischen Studien getestet. Erste Ergebnisse sind Ende 2015 zu erwarten.

MEK-Inhibitoren haben beim Melanom im Stadium IV mit *BRAF*-Mutation einen deutlichen klinischen Effekt

Einen weiteren signifikanten Fortschritt in 3 unabhängigen randomisierten Phase-III-Studien erbrachten jetzt **Kombinationsbehandlungen** von BRAF- und MEK-Inhibitoren im Vergleich zur BRAF-Inhibitor-Monotherapie bei *BRAF*-mutierten Melanompatienten [28, 29, 30]. Alle 3 Arbeiten zeigten eine weitere Verbesserung des klinischen Ansprechens, eine verbesserte Tumorkontrolle sowie eine Überlebensverbesserung. Das Überleben liegt mit dieser Therapieform allein im Median deutlich über 2 Jahren.

„cyclin-dependent kinase inhibitor 2A“ M“mouse double minute homolog“

Ausblick in die Zukunft

Die Entwicklungen der letzten 5 Jahre sind für Behandler und Patienten sehr positiv. Allerdings bleiben derzeit auch sehr viele Fragen offen, die aufgrund der schnellen Entwicklungsphasen nicht adäquat adressiert sind. Dazu zählen Fragen zu besonders gut oder schlecht profitierenden Subgruppen, prognostischen und prädiktiven Biomarkern oder der Kombination und Sequenz (inklusive Sicherheit und Toxizität) von zielgerichteter und immunonkologischer Therapie. Auch Fragen zur Dauer einer Therapie bei klinischem Ansprechen (z. B. kompletter Remission) oder der Reexposition bei Tumorprogression sind offen.

Neben der rationalen Entwicklung von Medikamenten sowie deren bestmöglicher Kombination werden in den nächsten Monaten und Jahren auch insbesondere Fragen bezüglich der aufkommenden **Resistenzen** und deren biologischen Grundlagen im besonderen Fokus stehen. Nur das klare Verständnis dieser Grundlagen wird eine zeitnahe Prävention oder/und Überwindung ermöglichen. Hierfür ist die weitere Behandlung von Patienten in klinischen Studien – wenngleich einzelne Medikamente schon zugelassen sind – zwingend notwendig. Unterstützen Sie die Fortschritte in der Behandlung des fortgeschrittenen Melanoms weiter, in dem Sie offen mit Ihren Patienten über die Möglichkeiten reden und mit ihnen die Optionen einer Studienteilnahme erörtern.

Mit den Patienten sollten alle Möglichkeiten besprochen werden, insbesondere auch die Optionen einer Studienteilnahme

Fazit für die Praxis

- **Die adjuvante Therapie des kutanen Melanoms ist nach wie vor unbefriedigend. Interferon zeigt eine Verlängerung der rezidivfreien Zeit, ohne die Heilung wesentlich zu steigern.**
- **Klassische Chemotherapien spielen in der Erst- und Zweitlinientherapie des metastasierten Melanoms nur noch eine untergeordnete Rolle.**

- **Bei *BRAF*-mutierten Melanomen ist die Kombination von selektivem BRAF-Inhibitor und MEK-Inhibitor klinisch der Monotherapie deutlich überlegen.**
- **Checkpointinhibierende Antikörper zeigen gleichfalls eine signifikante Überlebenszeitverlängerung.**
- **PD1-Antikörper sind als Monotherapie überwiegend sehr gut verträglich.**
- **Die Kombination von checkpointinhibitorischen Antikörpern führt zur Steigerung der klinischen Effektivität, aber auch deutlich der Toxizität.**
- **Die optimale Sequenz bezüglich einer zielgerichteten Therapie oder einer Checkpointblockade ist augenblicklich unklar.**

Korrespondenzadresse

Prof. Dr. D. Schadendorf
Hauttumorzentrum am Westdeutschen Tumorzentrum
(WTZ) & Klinik für Dermatologie, Venerologie & Allergologie, Universitätsklinikum Essen
Hufelandstr. 55, 45133 Essen
dirk.schadendorf@uk-essen.de

Einhaltung ethischer Richtlinien

Interessenkonflikt. Prof. Dr. Dirk Schadendorf, Dr. Elisabeth Livingstone, PD Dr Bastian Schilling, Prof. Alexander Roesch und Dr. Lisa Zimmer geben an, dass kein Interessenkonflikt besteht.

Der Beitrag beinhaltet keine Studien an Menschen oder Tieren.

Literatur

1. Jemal A, Siegel R, Ward E et al (2007) Cancer statistics, 2007. CA Cancer J Clin 57(1):43–66
2. Garbe C, Blum A (2001) Epidemiology of cutaneous melanoma in Germany and worldwide. Skin Pharmacol Appl Skin Physiol 14(5):280–290
3. WHO (2009) Ultraviolet radiation and the INTERSUN programme. Skin cancers. WHO, Genf. http://www.who.int/uv/faq/skincancer/en/index1.html. Zugegriffen: 02.09.2015
4. Balch CM, Gershenwald JE, Soong SJ et al (2009) Final version of 2009 AJCC melanoma staging and classification. J Clin Oncol 27(36):6199–6206
5. Deutsche Dermatologische Gesellschaft (DDG) Arbeitsgemeinschaft Dermatologische Onkologie (ADO) (2013) Malignes Melanom. S3-Leitlinie „Diagnostik, Therapie und Nachsorge des Melanoms". Version 1.1. AWMF-Register-Nummer: 032-024OL. Arbeitsgemeinschaft der Wissenschaftlichen Medizinischen Fachgesellschaften e.V. (AWMF), Düsseldorf, http://www.awmf.org/uploads/tx_szleitlinien/032-024l_S3_Melanom_Diagnostik_Therapie_Nachsorge_2013-02.pdf. Zugegriffen: 21.08.201
6. Pflugfelder A, Kochs C, Blum A et al (2013) S3-Leitlinie Diagnostik, Therapie und Nachsorge des Melanoms. J Deutsch Dermatol Ges [Suppl 6] 11:1–126
7. Fluck M, Garbe C (2014) Adjuvante Strategien bei Hochrisikomelanomen. Onkologe 20(6):555–567
8. Czarnetzki BM, Macher E, Suciu S et al (1993) Long-term adjuvant immunotherapy in stage I high risk malignant melanoma, comparing two BCG preparations versus non-treatment in a randomized multicenter study (EORTC protocol 18781). Eur J Cancer 29A:1237–1242
9. Kleeberg UR, Suciu S, Brocker EB et al (2004) Final results of the EORTC 18871/DKG 80-1 randomized phase III trial: rIFN-α2b versus rIFN-γ versus ISCADOR M® versus observation after surgery in melanoma patients with either high-risk primary (thickness >3 mm) or regional lymph node metastasis. Eur J Cancer 40:390–402
10. Mocellin S, Lens MB, Pasquali S et al (2013) Interferon alpha for the adjuvant treatment of cutaneous melanoma (Review). Cochrane Database Syst Rev 6:CD008955
11. Eggermont AM, Chiarion-Sileni V, Grob JJ et al (2015) Adjuvant ipilimumab versus placebo after complete resection of high-risk stage III melanoma (EORTC 18071): a randomised, double-blind, phase 3 trial. Lancet Oncol 16(5):522–530
12. Schadendorf D, Fisher DE, Garbe C et al (2015) Melanoma. Nat Rev Dis Prim 1–20. DOI: 10.1038/nrdp.2015.3
13. Burmeister BH, Henderson MA, Ainslie J et al (2012) Adjuvant radiotherapy versus observation alone for patients at risk of lymph-node field relapse after therapeutic lymphadenectomy for melanoms: a randomised trial. Lancet Oncol 13:589–597
14. Serrone L, Zeuli M, Sega FM et al (2000) Dacarbazine-based chemotherapy for metastatic melanoma: thirty-year experience overview. J Exp Clin Cancer Res 19(1):21–34
15. Hodi FS, O'Day SJ, McDermott DF et al (2010) Improved survival with ipilimumab in patients with metastatic melanoma. N Engl J Med 363(8):711–723
16. Schadendorf D, Hodi FS, Robert C et al (2015) Pooled analysis of long-term survival data from phase II and phase III trials of ipilimumab in unresectable or metastatic melanoma. J Clin Oncol 33(17):1889–1894
17. Weber JS, D'Angelo SP, Minor D et al (2015) Nivolumab versus chemotherapy in patients with advanced melanoma who progressed after anti-CTLA-4 treatment (CheckMate 037): a randomised, controlled, open-label, phase 3 trial. Lancet Oncol 16(4):375–384
18. Ribas A, Puzanov I, Dummer R et al (2015) Pembrolizumab versus investigator-choice chemotherapy for ipilimumab-refractory melanoma: a randomised, open-label trial. Lancet Oncol 16(8):908–918

19. Robert C, Long GV, Brady B et al (2015) Nivolumab in previously untreated melanoma without *BRAF* mutation. N Engl J Med 372(4):320–330
20. Robert C, Schachter J, Long GV et al (2015) Pembrolizumab versus ipilimumab in advanced melanoma. N Engl J Med 372(26):2521–2532. DOI: 10.1056/NEJMoa1503093
21. Larkin J, Chiarion-Sileni V, Gonzalez R et al (2015) Combined nivolumab and ipilimumab or monotherapy in untreated melanoma. N Engl J Med 373(1):23–34
22. Schadendorf D (2015) Immunotherapy with nivolumab or nivolumab plus ipilimumab vs. double placebo for stage IV melanoma w. NED. https://clinicaltrials.gov/ct2/show/NCT02523313?term=IMMUNED&rank=1. Zugegriffen: 02.09.2015
23. Davies H, Bignell GR, Cox C et al (2002) Mutations of the *BRAF* gene in human cancer. Nature 417(6892):949–954
24. Chapman P, Hauschild A, Robert C et al (2011) Improved survival with vemurafenib in melanoma with *BRAF* V600E mutation. N Engl J Med 364(26):2507–2516
25. Hauschild A, Grob JJ, Demidov LV et al (2012) Dabrafenib in *BRAF*-mutated metastatic melanoma: a multicentre, open-label, phase 3 randomised controlled trial. Lancet 380:358–365
26. Long GV, Trefzer U, Davies MA et al (2012) Dabrafenib in patients with Val600Glu or Val600Lys *BRAF*-mutant melanoma metastatic to the brain (BREAK-MB): a multicentre, open-label, phase 2 trial. Lancet Oncol 13:1087–1095
27. Flaherty K, Robert C, Hersey P et al (2012) Improved survival with MEK inhibition in *BRAF*-mutated melanoma. N Engl J Med 367(2):107–114
28. Long GV, Stroyakovskiy D, Gogas H et al (2014) Combined BRAF and MEK inhibition versus BRAF inhibition alone in melanoma. N Engl J Med 371:1877–1888
29. Larkin J, Ascierto PA, Dréno B et al (2014) Combined vemurafenib and cobimetinib in *BRAF*-mutated melanoma. N Engl J Med 371:1867–1876
30. Robert C, Karaszewska B, Schachter J et al (2015) Improved overall survival in melanoma with combined dabrafenib and trametinib. N Engl J Med 372(1):30–39

Onkologe 2015 · 10:1085–1096
DOI 10.1007/s00761-015-3035-9
Online publiziert: 19. September 2015

M. Reinisch · S. Kümmel
Senologie/interdisziplinäres Brustzentrum, Kliniken Essen Mitte

Standards in der adjuvanten Systemtherapie des Mammakarzinoms

Zusammenfassung

Hintergrund. Ziel der adjuvanten Therapie ist die Heilung. Durch die adjuvante Chemotherapie wird eine potenziell-systemische Mikrometastasierung kurativ behandelt.
Standardtherapie. Standard ist eine anthrazyklin- (Epirubicin, Doxorubicin) und taxanhaltige (Paclitaxel und Docetaxel) Chemotherapie. Mögliche Nebenwirkungen (Übelkeit/Erbrechen, Myelosuppression und Alopezie) und Spättoxizitäten wie die Kardiotoxizität sowie sekundäre Leukämien bei den Anthrazyklinen und Myelosuppression, Fatique, Alopezie und Polyneuropathie für Paclitaxel und die Hämatotoxizität bei Docetaxel müssen berücksichtigt werden.
Neue Ansätze. Zur Therapie des Mammakarzinoms werden zunehmend zielgerichtete Substanzen eingesetzt. Der Her2-Inhibitor (Her2: „human epidermal growth factor receptor 2") Trastuzumab ist bei Überexpression des Her2-Rezeptors seit 2005 Standard. Aktuell wurde dieser Standard durch eine duale Blockade mit Pertuzumab in der neodjuvanten Therapiesituation erweitert. Weitere Substanzen, wie PARP- [Poly(ADP-Ribose)-Polymerase 1; ADP: Adenosindiphosphat], PIK- (Phosphoinositid-3-Kinase) und CDK4/6-Inhibitoren (CDK: zyklinabhängige Kinase), werden zurzeit in klinischen Studien untersucht.
Resümee. Insgesamt steht heutzutage die Tumorbiologie im Vordergrund der Therapieplanung. Die Behandlung älterer, schwangerer oder männlicher Patienten stellt eine besondere Herausforderung dar.

Schlüsselwörter

Brustkrebs · Chemotherapie · Zielgerichtete Therapie · Antineoplastische hormonelle Substanzen · Seltene Subgruppen

Lernziele

Die adjuvante (Chemo)therapie des Mammakarzinoms orientiert sich heute zunehmend an den molekularen Subtypen der Erkrankung. Nach der Lektüre dieses Beitrags kennen Sie …
- **die grundlegenden Therapieprinzipien,**
- **die molekularen Subgruppen, an denen sich die Therapiewahl orientiert,**
- **die Indikationsstellung zur antihormonellen Therapie,**
- **die Indikationsstellung für Chemotherapie und zielgerichtete Behandlung,**
- **Kriterien für die Entscheidung adjuvante oder neoadjuvante Therapie,**
- **die standardmäßig eingesetzten Medikamente, ihre Wirksamkeit und ihre Nebenwirkungen.**

Hintergrund

Das Mammakarzinom ist die häufigste Krebserkrankung der Frau mit einer Inzidenz von etwa 70.000 und einer jährlichen Mortalität von fast 18.000 in Deutschland. Die Therapie des Mammakarzinoms entwickelte sich in den letzten Jahrzehnten von einer Therapie des „one size fits all" zu einer zielgerichteten und auf die Tumorbiologie hin spezialisierte Behandlung. Die drei Säulen der adjuvanten Systemtherapie sind die antihormonelle Therapie, die zielgerichtete Therapie mit Antikörpern (z. B. Trastuzumab) und die Chemotherapie.

Ziel der adjuvanten systemischen Therapie ist die kurative Behandlung einer möglichen Mikrometastasierung

Ziel der adjuvanten systemischen Therapie ist es, eine mögliche Mikrometastasierung kurativ zu behandeln, die nach heutigem wissenschaftlichem Stand weder klinisch noch histopathologisch noch apparativ nachweisbar ist.

Seit den 60er-Jahren des letzten Jahrhunderts ist bekannt, dass eine adjuvante Chemotherapie des Mammakarzinoms die Heilungsrate erhöht. Zunächst wurden plazebokontrollierte Therapiestudien, u. a. mit CMF (Cyclophosphamid, Methotrexat, 5-Fluorouracil), entwickelt. Mit ihnen konnte nachgewiesen werden, dass bei prämenopausalen Frauen mit positivem Nodalstatus durch die **adjuvan-**

Standards in adjuvant systemic therapy of breast cancer

Abstract

Background. Survival is the primary goal of adjuvant chemotherapy by curative treatment of potential micrometastases.

Standard therapy. The standard of care is a chemotherapy regimen containing anthracyclines (epirubicin and doxorubicin) and taxanes (paclitaxel and docetaxel). Possible side effects (e.g. nausea and vomiting, myelosuppression and alopecia), such as cardiotoxicity and secondary leukemia with anthracyclines, polyneuropathy for paclitaxel and hemotoxicity for docetaxel need to be discussed.

New approaches. The use of targeted therapies for breast cancer is steadily increasing. Trastuzumab, an inhibitor of the human epidermal growth factor receptor 2 (Her2) has been the standard medication for Her2 positive breast cancer since 2005. The dual Her2 block with pertuzumab in the neoadjuvant setting is currently used to enlarge the range of anti-Her2 targeted agents and was approved in July 2015. A wide range of antibodies influencing the cell cycle or inhibiting cell metabolism are currently under investigation in clinical studies, e.g. cyclin-dependent kinases 4 and 6 (CDK 4/6) inhibitors, poly(ADP ribose) phosphorylase 1 (PARP) inhibitors and phosphoinositide-3 kinase (PIK) inhibitors.

Conclusion. Current therapies focus on tumor biology rather than on the tumor size alone. The therapy of subgroups with breast cancer, such as pregnant, fragile and male patients still represents a special challenge.

Keywords

Breast cancer · Adjuvant chemotherapy · Targeted therapy · Antineoplastic agents, hormonal · Rare subgroups

te Polychemotherapie die Rate der Lokalrezidive verringert und das Gesamtüberleben (OS) verlängert werden [1]. Damit wurde erkannt, dass das Mammakarzinom eine systemische Erkrankung ist, die neben der lokalen Therapie auch durch eine Systemtherapie behandelbar ist (◘ **Abb. 1**).

Substanzen und Indikationen der Chemotherapie

Anthrazykline

Doxorubicin und Epirubicin sind die am häufigsten eingesetzten Substanzen, in der (neo-)adjuvanten Chemotherapie des Mammakarzinoms. Sie unterscheiden sich innerhalb ihrer molekularen Struktur durch eine Hydroxylgruppe, wodurch Epirubicin eine höhere Lipophilie besitzt und sich intrazellulär in höheren Konzentrationen anreichert. Zusätzlich wird es schneller hepatisch eliminiert als Doxorubicin. Diese strukturellen Unterschiede führen zu einer besseren Verträglichkeit von Epirubicin gegenüber Doxorubicin mit einer geringeren Kardiotoxizität, einem geringeren emetogenen Potenzial und geringerer hämatologischer Toxizität. Epirubicin und Doxorubicin zeigen bei äquieffektiven Dosen vergleichbare Responseraten.

Epirubicin ist bei vergleichbaren Responseraten besser verträglich als Doxorubicin

Entscheidend für die therapeutische Wirksamkeit einer Substanz sind die **ausreichende Dosierung** und die Applikation entsprechend des **geplanten Regimes**. Für Epirubicin wurde eine wöchentliche Mindestdosis von 30 mg/m^2 und für Doxorubicin von 20 mg/m^2 ermittelt mit einer jeweiligen maximalen kumulativen Dosis von 900–1000 mg/m^2 für Epirubicin und 550 mg/m^2 für Doxorubicin [3].

Nachteile der anthrazyklinhaltigen Therapie sind die seltenen, aber potenziell lebensbedrohlichen Nebenwirkungen und Spättoxizitäten, z. B. die **irreversible Kardiotoxizität** und die **sekundäre Leukämie**. In einer Analyse an 20.000 Mammakarzinompatientinnen zeigte sich eine Verdopplung der Rate an Knochenmarkneoplasien (myelodysplastisches Syndrom, Leukämien) nach 5 und 10 Jahren von 0,24–0,48% [4]. Der genaue molekulare Mechanismus der mit Anthrazyklinen assoziierten Kardiotoxizität ist unklar, es wird eine Schädigung der Herzmuskelzellen durch freie Radikale diskutiert. Diese kann nach einer Latenzzeit von bis zu einigen Jahr nach der Applikation auftreten. Ihre Inzidenz beträgt zwischen 7 und 23% [5]. Die Kombination von Anthrazyklinen mit Tastuzumab erhöht die Kardiotoxizität.

Nachteile der anthrazyklinhaltigen Therapie sind die seltenen, aber potenziell lebensbedrohlichen Nebenwirkungen und Spättoxizitäten

Die Kombination von Anthrazyklinen mit Tastuzumab erhöht die Kardiotoxizität

Taxane

Hierbei handelt es sich um natürlich vorkommende **Spindelgifte**. Metaanalysen ergaben eine signifikante Verbesserung des krankheitsfreien Überlebens und des Gesamtüberlebens durch den Einsatz von taxanhaltigen Chemotherapieregimen im Hochrisikokollektiv [6]. Effektivitätsunterschiede zwischen Paclitaxel und Docetaxel zeigten sich in einer Analyse nach >12 Jahren Follow-up für Paclitaxel q1w (wöchentlich) v. a. in der Kohorte der TNBC9 (TNBC: „triple negative breast cancer").

Kombinationschemotherapie

Kombinationen aus Anthrazyklinen und Taxanen bilden heutzutage die Grundlage der (neo-)adjuvanten Therapie des Mammakarzinoms (◘ **Abb. 1**). Im Jahr 2005 publizierte die EBCTCG („Early Breast Cancer Trialists' Collaborative Group") die Überlegenheit von anthrazyklinbasierten Chemotherapien wie FAC (5-Fluorouracil, Doxorubicin, Cyclophosphamid) oder FEC (5-Fluorouracil, Epirubicin) gegenüber CMF (Cyclophosphamid, Methotrexat, 5-Fluorouracil). Diese reduzierten die brustkrebsspezifische Mortalität um 38% bei Frauen unter 50 Jahren und um 20% bei Frauen zwischen 50 und 69 Jahren [7]. Im Jahr 2012 wies die EBCTCG in einer Metaanalyse mit mehr als 20.000 Patientinnen nach, dass das krankheitsfreie Überleben („recurrence free survival") durch die Hinzunahme eines Taxans zur anthrazyklinhaltigen Chemotherapie weiter verbessert werden kann (HR ["hazard ratio"]: 0,83; p<0,00001; [6]). In der BCIRG-001-Studie (BCIRG: „Breast Cancer International Research Group") wurde in einem nodal positiven Kollektiv die Therapieeffektivität von 6-mal FAC q3w (alle 3 Wochen) vs. 6-mal TAC (Docetaxel, Doxorubicin, Cyclophosphamid) q3w untersucht und für die mit Taxan behandelte Gruppe von Patientinnen eine Senkung des Rückfallrisikos („risk reduction of relapse") von 28% [HR: 0,72; 95%-CI: (95%-Konfidenzintervall) 0,59–0,88]

Anthrazyklinbasierte Chemotherapien senken die brustkrebsspezifische Mortalität deutlich

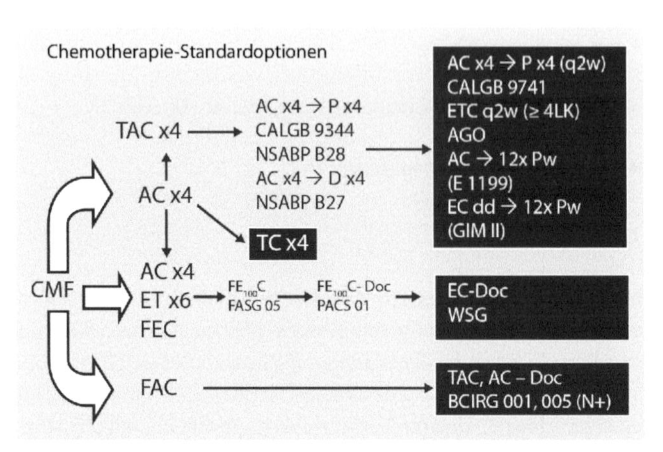

Abb. 1 ▲ Überblick über die Entwicklung der Chemotherapieregime vom CMF-Regime bis zum heutigen europäischen Standard EC-Paclitaxel sowie zu den dosisdichten Therapieregimen, *AC* Doxorubicin, Cyclophosphamid, *AGO* Arbeitsgemeinschaft Gynäkologische Onkologie, *BCIRG* „Breast Cancer International Research Group", *CALGB* „Cancer and Leukemia Group B", *CMF* Cyclophosphamid, Methotrexat, 5-Fluorouracil, *dd* „dose dense", *Doc* gefolgt von Docetaxel, *E 1199* ECOG-1199-Studie (ECOG: „Eastern Cooperative Oncology Group"), *EC* Epirubicin, Cyclophosphamid, *ET* Epirubicin, Paclitaxel, *ETC* Epirubicin, Paclitaxel, Cyclophosphamid, *FAC* 5-Fluorouracil, Doxorubicin, Cyclophosphamid, *FASG* „French Adjuvant Study Group", *FEC* 5-Fluorouracil, Epirubicin, *GIM* „Gruppo Italiano Mammella", *N+* nodal positiv, *NSABP* „National Surgical Adjuvant Bowel and Breast Project", *PACS* „Programme Action Concertée Sein", *Pw* „paclitaxel weekly", *TAC* Docetaxel, Doxorubicin, Cyclophosphamid, *TC* Docetaxel, Cyclophosphamid, *WSG* Westdeutsche Studiengruppe. (Nach [2])

aufgezeigt. Das krankheitsfreie 10-Jahres-Intervall erreichten 76% der mit TAC und 69% der mit FAC behandelten Patientinnen [8].

Sparano et al. [9] untersuchten in der ECOG-1199-Studie (ECOG: „Eastern Cooperative Oncology Group") die optimale Sequenz der Taxane sowie die Wertigkeit von Paclitaxel gegenüber Docetaxel. Fast 5000 nodal positive Patientinnen wurden in einem „two-by two factorial design" zu 4 unterschiedlichen taxanhaltigen Regimen randomisiert: Nach Abschluss der anthrazyklin- und cyclophosphamidhaltigen Chemotherapie wurden die Patientinnen entweder zu 12-mal Paclitaxel 80 mg/m^2 q1w, 4-mal Paclitaxel 175 mg/m^2 q3w, 12-mal Docetaxel 35 mg/m^2 oder 4-mal Docetaxel 100 mg/m^2 q3w randomisiert. Das DFS (krankheitsfreies Überleben) betrug für Paclitaxel q1w 81,5%, für Paclitaxel q3w 76,9%, für Docetaxel q1w 77,6% und für Docetaxel q3w 81,2%. Eine Verbesserung des OS zeigte sich für Paclitaxel q1w (HR: 1,32; p=0,01). Bei der Therapieentscheidung für die einzelne Patientin in Bezug auf Paclitaxel wöchentlich oder Docetaxel 3-mal wöchentlich sollten die unterschiedlichen Nebenwirkungsspektren berücksichtigt werden (Polyneuropathie, Hämatotoxizität). Die Langzeitanalyse nach >12 Jahren zeigte v. a. für das TNBC einen Vorteil im DFS und OS für die wöchentliche Paclitaxelgabe [10].

Bei der Therapieentscheidung für die einzelne Patientin sollten die unterschiedlichen Nebenwirkungsspektren berücksichtigt werden

Dosisdichte und dosisintensivierte Regime

Hier werden höhere Dosierungen in kürzeren Intervallen verabreicht als bei der Standardtherapie (◘ **Abb. 1**). Die **Simon-Norton-Hypothese** bildet die Grundlage dieses Therapieansatzes. Sie besagt, dass die Wachstumsrate des Tumors durch die Therapie beeinflussbar ist und somit die Tumorrückbildung bei schnell wachsenden Tumoren bei höheren Dosierungen und kürzeren Intervallen stärker ausfällt. Eine dosisdichte Chemotherapie führt also gegenüber der Standardtherapie zu geringeren Wachstumsintervallen des Tumors, dadurch zu einem schnelleren Abfall des Tumorvolumens und zu einer effektiveren Induktion der Apoptose der Tumorzellen. Dieser Therapieansatz geht mit einer erhöhten Toxizität einher, insbesondere der hämatologischen Toxizität, und macht die unterstützende Gabe von G-CSF (**Granulozyten-koloniestimulierender Faktor**) obligat.

Dosisdichte und dosisintensivierte Regime gehen mit einer gegenüber der Standardtherapie erhöhten Toxizität einher

Dosisdichte und -intensivierte Chemotherapieregime [z. B. in der ETC- (Epirubicin, Paclitaxel, Cyclophosphamid) oder GIM-II-Studie (GIM: „Gruppo Italiano Mammella")] sind v. a. für Patientinnen aus dem **Hochrisikokollektiv** mit ≥4 positiven Lymphknoten (LK) eine wirkungsvolle Therapiemöglichkeit mit deutlichem Überlebensvorteil gegenüber der Standarddosierung [11, 12, 13]. In der ETC-Studie wurden Frauen mit mindestens 4, im Median 8 positiven LK eingeschlossen (pN2), die entweder zu $E_{150}T_{225}C_{2500}$ q2w (E: Epirubicin, T: Taxan, C: Cyclophosphamid, die tiefgestellte Zahl benennt die Dosierungen der entsprechenden Chemotherapeutika pro m^2 Körperoberfläche, q2w: alle 2 Wochen) oder zu EC-Pac_{175} (Epirubicin, Cyclophosphamid, gefolgt von Paclitaxel) q3w randomisiert wurden. Es wurde über ein krankheitsfreies Überleben nach 10 Jahren von 56% der mit dem ETC-Schema im Vergleich zu 47% der mit dem EC-Pac-Regime therapierten Frauen (p=0,00014,

„one-sided", HR: 0,74, 95%-CI, 0,63–0,87) und über ein Gesamtüberleben von entsprechend 69% vs. 59% (p=0,0007, „two-sided" HR: 0,72; 95%-CI, 0,60–0,87) berichtet [12]. Dieser Therapieeffekt war in allen Subgruppen nachweisbar. In der vierarmigen dosisdichten GIM-II-Studie wurden EC-Pac bzw. FEC-Pac in 2- und 3-wöchentlichen Intervallen in einem Hochrisikokollektiv mit im Median 6–7 positiven Lymphknoten verglichen. In dieser Studie zeigte sich für die dosisdichten Regime ein signifikanter Vorteil gegenüber der Standardapplikation (p<0,0001). FEC-Pac und EC-Pac zeigten im Bezug auf das krankheitsfreie Überleben oder das Gesamtüberleben keine Unterschiede [14]. In der TACT- (TACT: „Trial to Assess Chelation Therapy", Epirubicin$_{100}$ q2w vs. q3w) oder der NSABP-B38-Studie (NSABP: „National Surgical Adjuvant Bowel and Breast Project", [15]; TAC q3w vs. EC-Pac q2w vs. EC-Paclitaxel-Gemcitabine q2w) wurde kein Therapievorteil für die intensivierten Therapieregime nachgewiesen. Ein Grund hierfür könnte das geringere Risikoprofil der Kollektive sein. So waren fast 50% der Patentinnen in der TACT-2-Studie nodal negativ, und über 40% der Patientinnen hatten nur maximal 3 positive LK. In der NSABP-B38 Studie wiesen 65% der Patientinnen im Median 2 positive LK auf. Dies steht im deutlichen Gegensatz zu dem Kollektiven der GIM-II- (im Median 6 positive LK) oder der ETC-Studie (im Median 8 positive LK). In der SWOG-S0221-Studie (SWOG: „Southwest Oncology Group"; [16]) wurden unterschiedliche dosisdichte Regime mit 1- oder 2-wöchentlichen Applikationsintervallen von AC und Paclitaxel ohne eindeutige Überlegenheit eines der Regimes überprüft. Zu bemerken ist, dass in dieser Studie mindestens 20% der Patientinnen nodal negativ waren.

Bei Hochrisikokollektiven zeigen die dosisdichten Regime einen signifikanten Vorteil gegenüber der Standardapplikation

Triple-negative Karzinome

Etwa 15–20% aller Mammakarzinome sind triple-negativ (TNBC), d. h. immunhistochemisch lassen sich keine Östrogen-, Progesteron- oder Her2-Rezeptoren (Her2: „human epidermal growth factor receptor 2") nachweisen. Bei diesen Patientinnen bilden sich häufiger Metastasen, und im Allgemeinen ist ihre Prognose bezüglich des Gesamtüberlebens schlechter als für Patientinnen mit hormonrezeptorpositiven Karzinomen. Die anthrazyklin- und taxanbasierte Chemotherapie bildet die Grundlage der Systemtherapie für diese Subgruppe.

Bei TNBC bilden sich häufiger Metastasen und die Prognose bezüglich des Gesamtüberlebens ist schlechter als bei hormonrezeptorpositiven Karzinomen

Die Gruppe der TNBC ist molekulargenetisch sehr inhomogen, die Patientinnen können jedoch möglicherweise in Zukunft differenziert betrachtet und zielgerichteter therapiert werden. So konnten an einigen TNBC Androgenrezeptoren nachgewiesen und mesenchymale, immunmodulatorische oder basal-like dominierende Subgruppen klassifiziert werden. Das androgenrezeptorpositive Mammakarzinom scheint innerhalb des TNBC-Kollektivs eine bessere Prognose aufzuweisen. In dieser Subgruppe könnte die **antiandrogene Therapie** ähnlich der antiöstrogenen Behandlung zukünftig eine Option darstellen. Dies ist Gegenstand aktueller Untersuchungen beim metastasierten Mammakarzinom. Bis dato bleibt für die Patientinnen mit TNBC die Chemotherapie als einzige Behandlungsmöglichkeit [17].

Das androgenrezeptorpositive Mammakarzinom scheint innerhalb des TNBC-Kollektivs eine bessere Prognose aufzuweisen

Die Erkenntnis, dass ein Großteil der TNBC-Patientinnen eine *BRCA*-Mutation aufweist, führte zum Einsatz DNA schädigender Substanzen wie Platinsalzen oder auch PARP-Inhibitoren [Inhibitoren der Poly(ADP-Ribose)-Polymerase 1; ADP: Adenosindiphosphat] in dieser Gruppe.

Ein Großteil der TNBC-Patientinnen weist eine *BRCA*-Mutation auf

Für die Effektivität von **Carboplatin** in TNBC fanden sich in kleinen Phase-II-Studien divergente Resultate, bis schließlich auf dem ASCO-Meeting (ASCO: „American Society of Clinical Oncology „) 2013 zwei Arbeiten die Wirksamkeit von Platinsalzen in der Gruppe der TNBC untermauerten. In der **GeparSixto-Studie** [18], einer neoadjuvanten, prospektiven, randomisierten Phase-II-Studie, wurde der Einfluss auf die pCR („pathological complete response") durch die Hinzunahme von Carboplatin zu Paclitaxel, nichtpegyliertem liposomalem Doxorubicin und Bevacizumab untersucht. Es ergab sich eine pCR-Rate von 59% bei Patientinnen, die Carboplatin erhalten hatten, im Vergleich zu 38%, die in die Gruppe mit platinfreier Behandlung randomisiert wurden. Insbesondere in der Gruppe der Patientinnen mit einer positiven Familienanamnese für Mammakarzinom oder dem Nachweis einer verminderten Fähigkeit der DNA-Reparatur (wie in *BRCA*-positiven Tumoren) erhöhte die Gabe von Carboplatin die pCR signifikant [19].

In der neoadjuvanten 4-armigen **CALGB40603-Studie** [20] erhielten die Patientin eine AC-Paclitaxel (AC: Doxorubicin, Cyclophosphamid) basierte Chemotherapie und wurden zu ±Carboplatin AUC6 (AUC: „area under the curve") q3w und ±Bevacizumab 10 mg/kgKG (KG: Körpergewicht) q2w randomisiert. In der Per-Protokoll-Analyse zeigte sich eine signifikante Zunahme der pCR-Rate für die Patientinnen, die Carboplatin erhielten, um 13% [pCR mit Carboplatin 54% (95%-CI: 48–

61%), pCR ohne Carboplatin 41% (95%-CI: 35–48%); p=0,0029]. Die Hinzunahme von Bevacizumab ging mit keinem signifikanten Anstieg der pCR-Rate einher.

BRCA-mutierte Tumoren sind genetisch instabiler und reagieren deshalb vermutlich sensibler auf DNA-schädigende Substanzen

Die Wirksamkeit von Carboplatin wird insbesondere durch den Anteil der *BRCA*-positiven Tumoren im Kollektiv der TNBC-Patientinnen bestimmt. *BRCA*-mutierte Tumoren weisen eine höhere genetische Instabilität auf und reagieren daher vermutlicher sensibler auf DNA schädigende Substanzen wie Platinsalze.

Erweiterung der (neo)adjuvanten Standardtherapie

Die (neo)adjuvante Standardtherapie des Mammakarzinoms besteht heutzutage in der Regel aus 3 Substanzen: einem **Anthrazyklin** (Epirubicin) einem **Alkylanz** (Cyclophosphamid) und einem **Taxan** (Paclitaxel oder Docetaxel). Es stellt sich nun die Frage, ob die Effektivität der Therapie durch die Hinzunahme einer vierten Substanz verbessert werden kann. Ihr wurde in verschiedenen Studien nachgegangen. In der adjuvanten GAIN-Studie wurde Capecitabine 2000 mg/m^2 als vierte Substanz zu EC-Paclitaxel vs. ETC (Epirubicin, Paclitaxel, Cyclophosphamid) eingesetzt. Gemicitabine wurde in der NSABP-B38-Studie sowie in der Tango-, der NeoTango- und der Success-Studie als zusätzliche Substanz hinzugefügt. In der GIM-II-Studie wurden Patientinnen zusätzlich zur EC-Paclitaxel-Therapie in Behandlungsgruppen mit bzw. ohne Gabe von 5-Fluorouracil randomisiert. In keiner dieser Arbeiten konnte ein signifikanter Benefit durch die Hinzunahme der vierten Substanz nachgewiesen werden. Lediglich die Nebenwirkungen waren in den experimentellen Gruppen im Vergleich zur Standardtherapie erhöht.

Durch Hinzunahme einer vierten Substanz konnte – außer bei nachgewiesener _BRCA_-Mutation – kein signifikanter Benefit erzielt werden

Eine Ausnahme bildet die Hinzunahme von Carboplatin für Patientinnen mit dem Nachweis einer *BRCA-1-/-2*-Mutation. Wie oben beschrieben, ging Carboplatin als vierte Substanz in der GeparSixto- und in der CALGB40603-Studie mit einer Zunahme der pCR-Rate in der Neoadjuvanz einher. Ob sich dies auch in einer Verbesserung des OS widerspiegelt, bleibt abzuwarten. Auch der Wechsel des Taxans von Paclitaxel zu Nab-Paclitaxel war von einer signifikanten Erhöhung der pcR-Rate v. a. bei triple-negativen Tumoren im Rahmen der GeparSepto-Studie gefolgt [21]. Ursächlich kann hier wiederum die erhöhte intratumorale Dosis bei Hochrisikokarzinomen sein. Auch hier muss sich der Vorteil der erhöhten pCR-Rate noch in der ausstehenden Überlebensanalyse nachweisen lassen.

Zielgerichtete Therapie

Zunehmend werden zielgerichtete Substanzen in der Therapie des Mammakarzinoms verwendet. Diese entfalten ihre Wirkung vorrangig an der Tumorzelle, Nebenwirkungen sollen dadurch reduziert werden. Ein klassisches Beispiel hierfür ist Trastuzumab, ein monoklonaler Antikörper, der zielgerichtet den Her2-Rezeptor blockiert und damit die Signaltransduktion in die Zelle inhibiert. In einer gemeinsamen Auswertung der NSABP-B31- und der N9831-Studie der „North Central Cancer Treatment Group" zeigten sich eine signifikante Verbesserung des krankheitsfreien Überlebens (p<0,0001; HR: 0,48) und des Gesamtüberlebens (p=0,015; HR: 0,67) durch das Hinzufügen von Trastuzumab zur anthrazyklin- und taxanbasierten Chemotherapie (EC-P; [22]).

Trastuzumab blockiert zielgerichtet den Her2-Rezeptor und inhibiert damit die Signaltransduktion in die Zelle

In der HERA-Studie konnte ein signifikanter Vorteil für die 1-jährige Gabe von Trastuzumab gezeigt werden mit einer Zunahme des krankheitsfreien Überlebens auf 78,6% im Vergleich zur Observationsgruppe mit 72,2%; (HR: 0,76; 95%-CI: 0,66–0,87; p<0,0001; [23]).

Hauptnebenwirkung von Trastuzumab ist die reversible Kardiotoxizität

Die Hauptnebenwirkung ist die reversible Kardiotoxizität. Eine maximale kumulative Dosis ist für Trastuzumab nicht angegeben. In der adjuvanten Situation wird es über 1 Jahr s.c. oder iv gegeben, in der Regel alle 3 Wochen, in der metastasierten Situation kann es bis zum Progress verabreicht werden.

Neuste Therapieansätze sind die Blockade des Her2- und Her3-Rezeptors bzw. deren Dimerisierung durch das Medikament Pertuzumab. In der metastasierten Situation verbesserte Pertuzumab in Kombination mit Trastuzumab und Docetaxel im Vergleich zur alleinigen Therapie mit Trastuzumab und Docetaxel im Rahmen der Cleopatra-Studie das OS um 15 Monate (HR: 0,68, p=0,0002, [24]). Auch in der Kombination mit Paclitaxel in der Erst- oder Folgelinientherapie zeigte die doppelte Blockade eine hohe Effektivität [25].

In der neoadjuvanten NeoSphere-Studie erhielten die Patientinnen die Antikörper Trastuzumab oder Pertuzumab alleine oder in Kombination und mit oder ohne Docetaxel [26]. Bei den Patientinnen mit der **doppelten Blockade** in Kombination mit Docetaxel wurden die höchste komplette Remissionsrate (pCR, ypT0/is ypN0 ["no residual invasive tumour in breast and lymph nodes"]) beobachtet mit 39,3% gegenüber 21,5% bei den Patientinnen, die Docetaxel und Trastuzumab erhielten, und 17,7% bei den Patientinnen, denen Docetaxel und Pertuzumab verabreicht wurden. Die doppelte Blockade alleine führte nur bei 11,2% zu einer pCR. Diese Arbeit sowie die Tryphena-Studie zeigten, dass die doppelte Blockade nicht mit einer Zunahme der kardialen Ereignisse einhergeht. Die Follow-up-Daten der NeoSphere-Studie vom ASCO-Meeting 2015 bestätigten den Therapiebenefit durch die Kombinationstherapie von Trastuzumab und Pertuzumab im Vergleich zu docetaxelhaltigen Regimen [27]. Pertuzumab wurde in Kombination mit Trastuzumab im Juli 2015 für die neoadjuvante Behandlung zugelassen.

Pertuzumab wurde in Kombination mit Trastuzumab im Juli 2015 für die neoadjuvante Behandlung zugelassen

Künftig werden zunehmend zielgerichtete Substanzen in der Therapie des Mammakarzinoms auf der Grundlage tumorbiologisch definierter Subgruppen individualisiert eingesetzt werden. Derzeit wird die Effektivität diverser Substanzen in Phase-II- und -III-Studien geprüft, wie beispielsweise die Phosphatidylinositol-3-Kinasen-Inhibitoren (PI3K-Inhibitoren), Poly(ADP-Ribose)-Polymerase-1-Inhibitoren (PARP-Inhibitoren), die Kombination aus Trastuzumab mit der zytotoxischen Substanz Emtansine (TDM-1), Substanzen, die in den Zellzyklus eingreifen und dadurch die Mitose inhibieren [z. B. CDK4/6-Inhibitoren (CDK: zyklinabhängige Kinase)] oder durch Modulierung des lokalen Immungeschehens wirken (Checkpointinhibitoren).

Antihormonelle Therapie

Seit den 1970er-Jahren ist **Tamoxifen** für die antihormonelle Therapie des hormonrezeptorpositiven Mammakarzinoms im Einsatz, und es ist die am längsten bekannte zielgerichtete Therapie. Im Jahr 1995 wurde **Anastrozol** als erster Aromataseinhibitor zu Behandlung des metastasierten Mammakarzinoms und im Jahr 2002 auch in der Adjuvanztherapie zugelassen.

In der Regel erfolgt die antihormonelle Therapie für mindestens 5 Jahre. Patientinnen mit hormonrezeptorpositivem Mammakarzinom und erhöhtem Rückfallrisiko kann entsprechend der Daten aus der aTTom- („adjuvant tamoxifen to offer more", [28]), ATLAS- („adjuvant tamoxifen: longer against shorter", [28]) und MA-17-Studie eine erweiterte endokrine Therapie bis zu 10 Jahren empfohlen werden. Auf dem ASCO-Meeting 2014 wurde eine gemeinsame Auswertung der ATLAS- und aTTom-Studien präsentiert, in der die Patientinnen nach initialen 5 Jahren weitere 5 Jahre Tamoxifen erhielten. Die gemeinsame Analyse zeigte eine Wirksamkeit der erweiterten antihormonellen Therapie v. a. nach 10 Jahren Therapiedauer als Überhangeffekt (HR: 0,75; 95%-CI: 0,65–0,85; p=0,00004; [29]). In der MA-17-Studie erhielten die Patientinnen nach 5-jähriger Tamoxifentherapie weitere 5 Jahre einen Aromataseinhibitor, wenn sie nach den ersten 5 Jahren Tamoxifentherapie sicher postmenopausal waren. Hier konnte gerade für die initial prämenopausalen Patientinnen ein signifikanter absoluter Nutzen (DFS) von 10,1% gezeigt werden. Die erweiterte endokrine Therapie wird von der AGO mit „++" bewertet [30, 31]. Eine aktuelle Metaanalyse der EBCTCG [32] an 31.920 postmenopausalen Patientinnen bestätigte für die Aromataseinhibitoren eine Reduzierung des Rezidivrisikos in den ersten 5 Jahren Therapie gegenüber der alleinigen Tamoxifentherapie. Diesen Vorteil für die Therapie mit Aromataseinhibitoren zeigte sich auch in der Subgruppenanalyse.

In der Regel erfolgt die antihormonelle Therapie für mindestens 5, bei bestimmten Patientinnen bis zu 10 Jahre

Aromataseinhibitoren reduzieren das Rezidivrisiko in höherem Ausmaß als die alleinige Tamoxifentherapie

Therapie von Subgruppen

Schwangere Patientinnen

Die erste Schwangerschaft tritt heute zunehmend nach dem 30. Lebensjahr ein, sodass die Erstdiagnose des Mammakarzinoms auch immer häufiger in der Schwangerschaft gestellt wird. Aus Registerstudien ist bekannt, dass die adjuvante oder neoadjuvante Chemotherapie ab dem 2. Schwangerschaftstrimester möglich ist, ohne das fetale Outcome zu gefährden [33, 34]. Die Schwangerschaft sollte möglichst nicht vorzeitig beendet werden, denn der Fetus wird durch die potenziellen Risiken einer Frühgeburt mehr geschädigt als durch die Chemotherapie. Empfohlen wird, die Chemotherapie so durchzuführen wie bei nichtschwangeren Frauen.

Die Trastuzumabgabe, antihormonelle Therapie oder Bestrahlung sind in der Schwangerschaft nicht indiziert. Neue Daten zeigten keinen Unterschied im OS oder im krankheitsfreien Überleben zwischen Frauen, die die Chemotherapie in der Schwangerschaft erhalten hatten und einem jungen Vergleichskollektiv [35].

Die Trastuzumabgabe, eine antihormonelle Therapie oder Bestrahlung sind in der Schwangerschaft nicht indiziert

Männer

In Deutschland gibt es jährlich etwa 500–600 Erstdiagnosen von Mammakarzinom bei Männern

In Deutschland werden jährlich etwa 500–600 Mammakarzinomerstdiagnosen bei Männern gestellt. Das Durchschnittsalter liegt bei etwa 67 Jahren und damit etwas über dem der Frau. Etwa 90% aller Mammakarzinome beim Mann sind hormonrezeptorpositiv, und 15% sind Her2-positiv [36, 37, 38]. Die Diagnose erfolgt häufig verzögert, sodass das Tumorstadium beim Mann bei der Erstdiagnose häufig fortgeschrittener ist mit einem höheren Anteil an positiven Lymphknoten. Insgesamt führt das höhere Alter mit mehr Nebendiagnosen und fortgeschrittener Erkrankung auch zu einer Abnahme des OS der betroffenen Männer [39].

Tamoxifen gilt als Standard der endokrinen Therapie des Mammakarzinoms bei Männern

Aufgrund der geringen Fallzahl ist das Wissen um die Therapie dieser kleinen Gruppe sehr gering. Die gesamte systemische Therapie erfolgt nicht auf Grundlagen von Daten aus klinischen Studien, sondern nur anhand der Extrapolation des Therapieverständnisses bei der prämenopausalen Frau. Tamoxifen gilt als Standard der endokrinen Therapie, eine Effektivität von GnRH-Analoga (GnRH: „gonadotropin releasing hormone") oder Aromataseinhibitoren wurde nur in wenigen Fallberichten beschrieben. Die Chemotherapie wird ebenfalls analog der bei der Frau appliziert, ohne genderspezifische Unterschiede. Zurzeit gibt es nur eine Studie weltweit, in welcher die endokrine Therapie des männlichen Mammakarzinoms prospektiv randomisiert untersucht wird [40].

Geriatrische Patientinnen

Mehr als 50% aller Mammakarzinome werden bei Frauen diagnostiziert, die älter als 65 Jahre sind, davon 1/3 älter als 70 Jahre. Brustkrebspatientinnen >70 Jahre wurden häufig aus klinischen Studien ausgeschlossen, sodass das Wissen über das Ausmaß des Therapieerfolgs in dieser Gruppe von Patientinnen begrenzt ist. Komorbiditäten und mögliche Medikamenteninteraktionen können die Wirksamkeit beeinträchtigen. Die Effektivitätsdaten der jüngeren Patientin können nicht einfach auf die ältere (und ggf. multimorbide) Patientin übertragen werden. Alternative Therapieregime oder Dosierungen werden gesucht.

Die ältere, hormonrezeptornegative Patientin profitiert von einer Kombinationschemotherapie mit CMF oder AC, dem aktuellen Standard

Eine wichtige Arbeit aus den USA zeigte, dass insbesondere die ältere, hormonrezeptornegative Patientin von einer Kombinationschemotherapie mit CMF oder AC im Vergleich zu einer Monotherapie mit dem oralen Fluorouracilabkömmling Capecitabine profitiert ([41], HR: 2,09, 95%-CI: 1,38–3,17; p<0,001), und diese gilt als aktuell gültiger Standard. Die ICE-Studie an 1358 Patientinnen ergab, dass die alleinige Monotherapie mit Capecitabine nicht effektiver ist als die Therapie mit Bisphosphonaten [42]. Die Behandlung der älteren Patientin sollte also möglichst dem Standard angeglichen und die Therapeutika in definierten Dosierungen und Intervallen appliziert werden, wenn die Indikation zur Chemotherapie aufgrund der Tumorbiologie besteht. Patientinnen über 65 Jahre scheinen die sequenzielle Gabe der Chemotherapie besser zu tolerieren als Kombinationsschemata, hier können entsprechend der Leitlinien taxan- und anthrazyklinhaltige Regime eingesetzt werden [43, 44].

Die Entscheidung für oder gegen eine Chemotherapie soll niemals allein abhängig vom chronologischen Alter der Patientin gefällt werden

Entsprechend der SIOG („Society of Geriatric Oncology") und der EUSOMA („European Society of Breast Cancer Specialists") soll die Entscheidung für oder gegen eine Chemotherapie niemals allein abhängig vom chronologischen Alter der Patientin gefällt werden, denn gerade bei älteren, fitten Patientinnen ist die **potenzielle Untertherapie** ein Risiko, welches maßgeblich das Überleben der Betroffenen beeinflussen kann. Komorbiditäten müssen bei der Entscheidungsfindung berücksichtigt werden, Hilfestellungen können dabei **standardisierte geriatrisch-onkologische Assessments** geben.

Fazit für die Praxis

- **Gegenwärtig steht die Tumorbiologie im Mittelpunkt der Therapieentscheidung. Antrazyklin- und taxanhaltige Regime bilden die Grundlage der (neo-)adjuvanten Chemotherapie.**
- **Die differenziertere Betrachtung der TNBC-Tumoren anhand von molekulargenetischen Analysen kann zukünftig helfen, neue, optimierte Therapiestrategien zu entwickeln.**
- **Bei TNBC zeigt Paclitaxel „dose dense" einen Therapievorteil gegenüber Docetaxel oder Paclitaxel q3w.**
- **Die Testung auf eine *BRCA*-Mutation in Risikofamilien ist in den AGO-Empfehlungen fest implementiert. Bei Nachweis einer solchen sollte die antrazyklin- und taxanbasierte Chemotherapie um Carboplatin ergänzt werden.**

- **Die Hinzunahme einer vierten Substanz konnte bisher die Therapieeffektivität nicht verbessern, lediglich die Rate der Nebenwirkungen steigt. Einzige Ausnahme bildet Carboplatin bei für die *BRCA*-Mutation positiven Patientinnen. Bei ihnen konnte durch die Ergänzung der antrazyklin- und taxanhaltigen Chemotherapie um Carboplatin AUC5 q3w eine Steigerung der pCR-Rate nachgewiesen werden.**
- **Die Therapie von schwangeren, älteren und männlichen Patienten stellt nach wie vor eine Herausforderung dar. Die Therapieempfehlungen basieren häufig nicht auf prospektiven, randomisierten Studien, sodass es an fundiertem Wissen mangelt.**

Korrespondenzadresse

Dr. M. Reinisch
Senologie/interdisziplinäres Brustzentrum, Kliniken Essen Mitte
Henricistraße 90, 45136 Essen
m.reinisch@kliniken-essen-mitte.de

Einhaltung ethischer Richtlinien

Interessenkonflikt. Mattea Reinisch und Sherko Kümmel geben an, dass kein Interessenkonflikt besteht.

Dieser Beitrag beinhaltet keine Studien an Menschen oder Tieren.

Literatur

1. Fisher B, Ravdin RG, Ausman RK et al (1968) Surgical adjuvant chemotherapy in cancer of the breast: results of a decade of cooperative investigation. Ann Surg 168(3):337–356
2. Reinisch M, Kümmel S (in Vorbereitung) Adjuvante Chemotherapie des Mammakarzinoms. In: Elling D (ed) Medikamentöse Therapie des invasiven Mammakarzinoms unter dem Aspekt der Anthrazykline. Unimed, Bremen
3. Poole CJ, Earl HM, Hiller L (2006) Epirubicin and cyclophosphamide, methotrexate and fluorouracil as adjuvant therapy for early breast cancer. N Engl J Med 355:1851–1862
4. Wolff AC, Blackford AL, Visvanathan K (2015) Risk of marrow neoplasms after adjuvant breast cancer therapy: the National Comprehensive Cancer Network experience. J Clin Oncol 33(4):340–348
5. Swain SM, Whaley FS, Ewer MS (2003) Congestive heart failure in patients treated with doxorubicin: a retrospective analysis of three trials. Cancer 97(11):2869–2879
6. Early Breast Cancer Trialists' Collaborative Group (EBCTCG), Peto R, Davies C, Godwin J (2012) Comparisons between different polychemotherapy regimens for early breast cancer: meta-analyses of long-term outcome among 100,000 women in 123 randomised trials. Lancet 379(9814):432–444
7. Early Breast Cancer Trialists' Collaborative Group (2005) Effects of chemotherapy and hormonal therapy for early breast cancer on recurrence and 15-year survival: an overview of the randomised trials. Lancet 365:1687–1717
8. Martin M, Pienkowski T, Mackey J et al (2005) Adjuvant docetaxel for node-positive breast cancer. N Engl J Med 352(22):2302–2313
9. Sparano JA, Wang M, Martino S et al (2008) Weekly paclitaxel in the adjuvant treatment of breast cancer. N Engl J Med 358(16):1663–1671
10. Sparano JA, Zhao F, Martino S (2015) Long-term follow-up of the E1199 phase III trial evaluating the role of taxane and schedule in operable breast cancer. J Clin Oncol 33(21):2353–2360
11. Bergh J, Wiklund T, Erikstein B (2000) Tailored fluorouracil, epirubicin, and cyclophosphamide compared with marrow-supported high-dose chemotherapy as adjuvant treatment for high-risk breast cancer: a randomised trial. Scandinavian Breast Group 9401 study. Lancet 356(9239):1384–1391
12. Moebus V, Schneeweiss A, Bois A du (2012) Ten year follow-up analysis of intense dose-dense adjuvant ETC (Epirubicin (E), Paclitaxel (T) and Cyclophosphamide (C)) confirms superior DFS and OS benefit in comparison to conventional dosed chemotherapy in high-risk breast cancer patients with ≥4 positive lymph nodes. Abstract S3–4. San Antonio Breast Cancer Symposium (SABCS), Dec 4–8, 2012; San Antonio, TX
13. Citron ML, Berry DA, Cirrincione C (2003) Randomized trial of dose-dense vs conventionally scheduled and sequential versus concurrent combination chemotherapy as postoperative adjuvant treatment of node-positive primary breast cancer: first report of Intergroup Trial C9741/Cancer and Leukemia Group B Trial 9741. J Clin Oncol 21(8):1431–1439
14. Cognetti F, Bruzzi P, De Placido S (2013) Epirubicin and cyclophosphamide (EC) followed by paclitaxel (T) versus fluorouracil, epirubicin and cyclophosphamide (FEC) followed by T, all given every 3 weeks or 2 weeks, in node-positive early breast cancer (BC) patients (pts). Final results of the Gruppo Italiano Mammella (GIM)-2 randomized phase III study, [S5–06], SABCS 2013. Cancer Res 73:S5–S06
15. Swain SM, Tang G, Geyer CE Jr (2013) Definitive results of a phase III adjuvant trial comparing three chemotherapy regimens in women with operable, node-positive breast cancer: the NSABP B-38 trial. Clin Oncol 31(26):3197–3204
16. Budd GT, Barlow WE, Moore HC (2015) SWOG S0221: a phase III trial comparing chemotherapy schedules in high-risk early-stage breast cancer. J Clin Oncol 33(1):58–64
17. Lehmann BD, Pietenpol JA, Tan AR (2015) Triple-negative breast cancer: molecular subtypes and new targets for therapy. Am Soc Clin Oncol Educ Book 35:e31–39. DOI 10.14694/EdBook_AM.2015.35.e31

18. Minckwitz G von, Schneeweiss A, Salat C et al (2013) A randomized phase II trial investigating the addition of carboplatin to neoadjuvant therapy for triple-negative and HER2-positive early breast cancer (GeparSixto). Abstract 1004. J Clin Oncol Suppl 31:15s
19. Minckwitz von, Timms K, Untch M (2015) Prediction of pathological complete response (pCR) by homologous recombination deficiency (HRD) after carboplatin-containing neoadjuvant chemotherapy in patients with TNBC – Results from GeparSixto. American Society of Clinical Oncology (ASCO), Chicago, 29.05.–02.06.2015
20. Sikov WM, Berry DA, Perou CM et al (2013) Impact of the addition of carbo-platin (Cb) and/or bevacizumab (B) to neoadjuvant weekly paclitaxel (P) followed by dose-dense AC on pathologic complete response (pCR) rates in triple-negative breast cancer (TNBC): CALGB 40603 (Alliance). Abstract S5-01. San Antonio Breast Cancer Symposium, December 2013, San Antonio, TX
21. Untch M, Jackisch C, Schneeweiß A (2014) A randomized phase III trial comparing neoadjuvant chemotherapy with weekly nanoparticle-based paclitaxel with solvent-based paclitaxel followed by anthracyline/cyclophosphamide for patients with early breast cancer (GeparSepto); GBG 69. Abstract [PD2–6]. San Antonio Breast Cancer Symposium (SABCS), Dezember 2014
22. Romond EH, Perez EA, Bryant J et al (2005) Trastuzumab plus adjuvant chemotherapy for operable HER2-positive breast cancer. N Engl J Med 353:1673–1684
23. Gianni L, Dafni U, Gelber RD (2011) Treatment with trastuzumab for 1 year after adjuvant chemotherapy in patients with HER2-positive early breast cancer: a 4-year follow-up of a randomised controlled trial. Lancet Oncol 12(3):236–244
24. Gianni L (2015) Final overall survival (OS) analysis from the CLEOPATRA study of first-line (1L) pertuzumab (Ptz), trastuzumab (T), and docetaxel (D) in patients (pts) with HER2-positive metastatic breast cancer (MBC). Abstract 350O_PR. ESMO, Madrid, Spanien, Dezember 2015
25. Dang C, Iyengar N, Datko F (2015) Phase II study of paclitaxel given once per week along with trastuzumab and pertuzumab in patients with human epidermal growth factor receptor 2-positive metastatic breast cancer. J Clin Oncol 33(5):442–447
26. Gianni L, Pienkowski T, Im YH et al (2012) Efficacy and safety of neoadjuvant pertuzumab and trastuzumab in women with locally advanced, inflammatory, or early HER2-positive breast cancer (NeoSphere): a randomised multicentre, open-label, phase 2 trial. Lancet Oncol 13:25–32
27. Gianni L, Tadeusz Pienkowski T, Im YH (2015) Five-year analysis of the phase II NeoSphere trial evaluating four cycles of neoadjuvant docetaxel (D) and/or trastuzumab (T) and/or pertuzumab (P). Abstract 505. J Clin Oncol Suppl 33:505
28. Gray RG, Rea D, Handley K et al (2013) aTTom: long-term effects of continuing adjuvant tamoxifen to 10 years versus stopping at 5 years in 6,953 women with early breast cancer. Abstract 5. J Clin Oncol Suppl 31(15)
29. Smith I (2014) How long is long enough? Defining optimal duration and selection of adjuvant endocrine therapy for breast cancer. 2014 ASCO Annual Meeting, Chicago, 30.05.–03.06.2014
30. Goss PE, Ingle JN, Martino S (2013) Impact of premenopausal status at breast cancer diagnosis in women entered on the placebo-controlled NCIC CTG MA17 trial of extended adjuvant letrozole. Ann Oncol 24(2):355–361
31. Arbeitsgemeinschaft Gynäkologische Onkologie e.V. (AGO) (2015) Adjuvante endokrine Therapie bei prä- und postmenopausalen Patientinnen. Guidelines Breast, Version 2015.1D. http://www.ago-online.de/fileadmin/downloads/leitlinien/mamma/maerz2015/de/2015D_10_Adjuvante_endokrine_Therapie_prae-_und_postmenopausaler_Patientinnen.pdf. Zugegriffen: 07.09.2015
32. Early Breast Cancer Trialists' Collaborative Group (EBCTCG) (2015) Aromatase inhibitors versus tamoxifen in early breast cancer: patient-level meta-analysis of the randomised trials. Lancet pii:S0140-6736(15)61074-1
33. Amant F, Loibl S, Neven P (2012) Breast cancer in pregnancy. Lancet 379(9815):570–579
34. Amant F, Minckwitz G von, Han SN (2013) Prognosis of women with primary breast cancer diagnosed during pregnancy: results from an international collaborative study. J Clin Oncol 31(20):2532–2539
35. Loibl S, Han SN, Minckwitz G von (2012) Treatment of breast cancer during pregnancy: an observational study. Lancet Oncol 13(9):887–896
36. Giordano SH, Cohen DS, Buzdar AU (2004) Breast carcinoma in men: a population-based study. Cancer 101(1):51–57
37. Cutuli B (2007) Strategies in treating male breast cancer. Expert Opin Pharmacother 8(2):193–202
38. Fentiman IS, Fourquet A, Hortobagyi GN (2006) Male breast cancer. Lancet 367(9510):595–604
39. Korde LA, Zujewski JA, Kamin L (2010) Multidisciplinary meeting on male breast cancer: summary and research recommendations. J Clin Oncol 28(12):2114–2122
40. GBG (2015) MALE. http://www.germanbreastgroup.de/studien/adjuvant/male.html. Zugegriffen: 29.08.2015
41. Muss HB, Berry DA, Cirrincione CT et al (2009) Adjuvant chemotherapy in older women with early-stage breast cancer. N Engl J Med 360:2055–2065
42. Minckwitz G von, Reimer T, Potenberg J (2014) The phase III ICE study: adjuvant ibandronate with or without capecitabine in elderly patients with moderate or high risk early breast cancer. Abstract [S3–04]. San Antonio Breast Cancer Symposium (SABCS), Dezember 2014
43. Loibl S, Minckwitz G von, Harbeck N et al (2008) Clinical feasibility of (neo)adjuvant taxane-based chemotherapy in older patients: analysis of >4,500 patients from four German randomized breast cancer trials. Breast Cancer Res 10:R77
44. Reinisch M, Minckwitz G von, Harbeck N et al (2013) Side effects of standard adjuvant and neoadjuvant chemotherapy regimens according to age groups in primary breast cancer. Breast Care 8(1):60–66

Onkologe 2015 · 21:1193–1202
DOI 10.1007/s00761-015-3038-6
Online publiziert: 1. November 2015

J. Weis[1] · M.E. Heim[2]
[1] Klinik für Tumorbiologie Freiburg
[2] Gesundheitszentrum Bodensee Güttingen

Tumorassoziierte Fatigue

Aktuelle Entwicklungen zur Diagnostik und Behandlung

Zusammenfassung

Hintergrund. Die tumorassoziierte Fatigue (CRF) ist ein belastendes subjektives Gefühl körperlicher, emotionaler und kognitiver Erschöpfung, das im Zusammenhang mit einer Krebserkrankung und ihrer Behandlung auftritt, nicht proportional zu einer Aktivität steht und das Alltagsleben beeinträchtigt. Die CRF kann sich in allen Krankheitsphasen manifestieren. Ihre Ursachen sind multikausal, und es gibt bislang noch kein pathogenetisches Erklärungsmodell.
Diagnostik. Bei allen Tumorpatienten sollte ein Screening auf CRF erfolgen, um eine frühzeitige Intervention zu ermöglichen. Die diagnostische Abklärung erfolgt nach einem Algorithmus mit Screening, erweiterter Diagnostik und Evaluation nach Therapie. Somatische und psychische Begleiterkrankungen müssen differenzialdiagnostisch abgegrenzt werden, da diese kausal behandelt werden können. Eine detaillierte Medikamentenanamnese ist notwendig, um eine Sedierung als Arzneimittelwirkung zu erkennen und die Therapie ggf. umzustellen.
Behandlung. Die CRF wird primär symptomorientiert und so früh wie möglich behandelt. Körperliches Training und psychosoziale Therapieansätze stehen im Zentrum der Maßnahmen. Daneben können Medikamente, insbesondere Phytopharmaka und Psychostimulanzien, ergänzend therapeutisch eingesetzt werden. Aufgrund der Multikausalität der CRF sind die besten Erfolge von einem multimodalen Therapiekonzept zu erwarten.

Schlüsselwörter

Krebs · Erschöpfung · Psychoonkologie · Körperliches Training · Supportive Therapie

Lernziele

Nach Lektüre dieses Beitrags ...
- **kennen Sie das klinische Bild der tumorassoziierten Fatigue (CRF),**
- **ist Ihnen die Häufigkeit der CRF im Krankheitsverlauf bekannt,**
- **sind Sie in der Lage, die CRF zu diagnostizieren,**
- **kennen Sie die Differenzialdiagnosen der CRF,**
- **wissen Sie, welche Therapien bei der CRF Erfolg versprechen.**

Klinisches Bild und Epidemiologie der tumorassoziierten Fatigue

Neben funktionellen Einschränkungen und Schmerzen gehört die Erschöpfung zu den häufigsten Folgeproblemen einer Tumorerkrankung

Die CRF kann durch Erholungsphasen oder Schlaf nicht oder nur geringfügig verbessert werden

Aufgrund einer optimierten Früherkennung und besserer Behandlungsmöglichkeiten (Operation, Bestrahlung, Chemotherapie) konnten insgesamt die Heilungsraten sowie die Überlebenszeiten für viele Tumorarten deutlich verbessert werden. Hierdurch wird vielen Patienten ein längeres Leben mit oder nach der Erkrankung ermöglicht, aufgrund der intensivierten Therapie nimmt allerdings auch die behandlungsbedingte Morbidität zu. Neben funktionellen Einschränkungen und Schmerzen gehört die Erschöpfung zu den häufigsten Folgeproblemen einer Tumorerkrankung. Das klinische Bild der Müdigkeit bei Tumorpatienten wird mit dem Fachbegriff tumorassoziierten Fatigue (CRF) bezeichnet und umfasst Müdigkeit, körperliche Erschöpfung, Abgeschlagenheit sowie Schwäche- und Schweregefühl der Muskulatur und steht nicht oder nur geringfügig mit körperlicher oder geistiger Anstrengung im Zusammenhang. Hinzu kommen **kognitive Auswirkungen** wie Störungen der Konzentrationsfähigkeit und des Gedächtnisses sowie **emotionale Folgeerscheinungen** wie Gefühle der Lustlosigkeit oder des fehlenden Antriebs [1, 2]. Die CRF kann durch Erholungsphasen oder Schlaf, wenn überhaupt, nur geringfügig verbessert werden. Viele Betroffene leiden zusätzlich unter Schmerzen, Schlafstörungen und psychischer Belastung durch Angst und Depression [3, 4]. Die Beschwerden in Zusammenhang mit der CRF können die Lebensqualität und den Alltag der Betroffenen erheblich beeinträchtigen [5, 6].

Die CRF wird in der Literatur in 3 Formen unterteilt:
- CRF während bzw. bis etwa 3 Monate nach Abschluss der tumorspezifischen Therapie,
- CRF als Spätfolge, die Monate bis Jahre nach Abschluss der Behandlung andauern kann, und
- CRF im Kontext der palliativen Situation oder in der terminalen Phase der Erkrankung [2].

Cancer-related fatigue · Recent developments in diagnosis and treatment

Abstract

Background. Cancer-related fatigue (CRF) is a distressing subjective feeling of physical, emotional, and cognitive exhaustion related to cancer and cancer treatment that is not proportional to recent activity and interferes with daily functioning. CRF can be present in all phases of the disease. CRF is influenced by various factors, but a pathogenetic model of CRF is still missing.

Diagnosis. All cancer patients should be screened to allow for early intervention. The diagnostic work-up follows an algorithm with the phases screening, extended diagnostic procedures, and evaluation following treatment. Somatic and psychiatric comorbidities have to be assessed as treatable contributing factors. A review of current medication is essential to recognize sedation as a drug reaction and possible change in medication.

Therapy. Treatment of CRF should start as early as possible and is primarily symptom oriented. Physical activity and psychosocial interventions have the strongest evidence for treatment. In addition, pharmacologic interventions, mainly herbal medicines and psychostimulants have been reported to improve symptoms. Because of various causes of CRF, the best results can be expected by using a multimodal treatment approach.

Keywords

Cancer · Lassitude · Psychooncology · Physical education, training · Supportive therapy

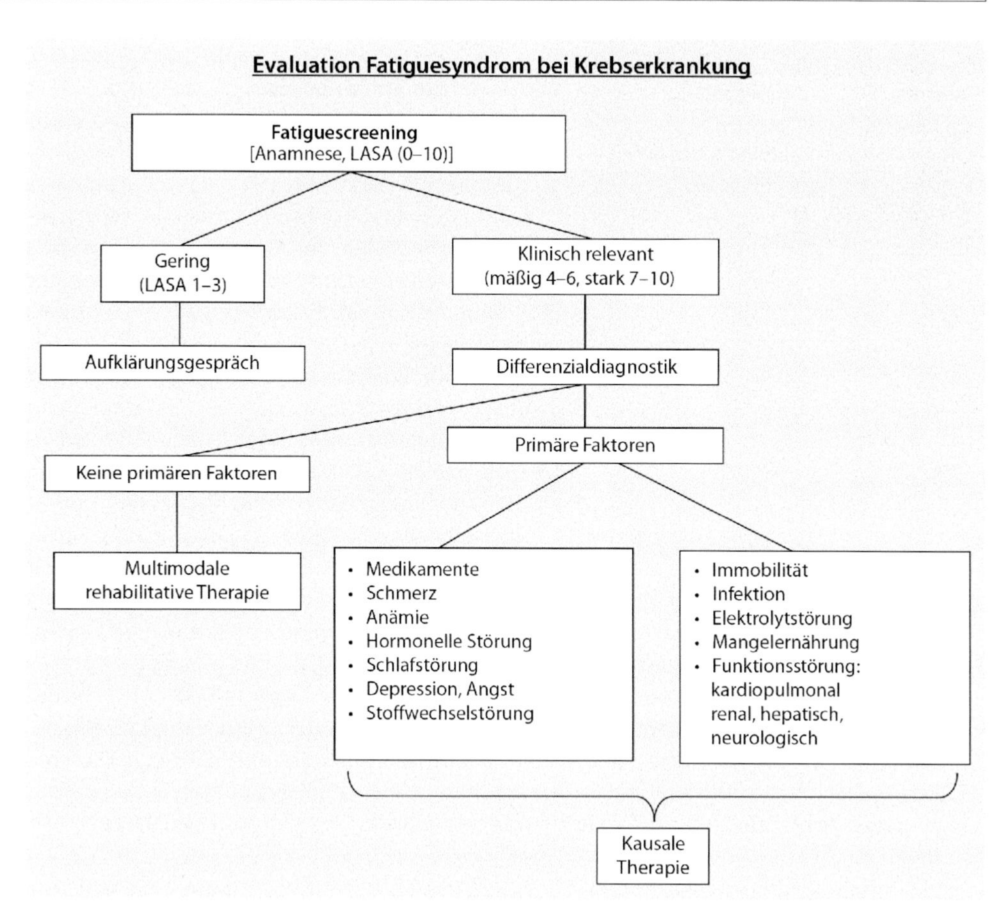

Abb. 1 ▲ Algorithmus zur Abklärung der Tumorfatigue in Anlehnung an die Vorschläge des „National Comprehensive Cancer Network" (NCCN 2015), *LASA* „linear analog self assessment scale"

Die Prävalenzangaben zur CRF variieren in Abhängigkeit der untersuchten Patientengruppen sowie der eingesetzten Messverfahren. Für die CRF während und unmittelbar nach der Tumortherapie wurden in einer systematischen Übersichtsarbeit Prävalenzwerte zwischen 39 und 100% berichtet, während die Angaben zu CRF als Langzeitfolge mehr als 1 Jahr nach dem Ende der Behandlung zwischen 19 und 38% variieren [2, 7]. Für die Palliativsituation werden Prävalenzen zwischen 88 und 99% angegeben [8].

Für die Palliativsituation werden CRF-Prävalenzen zwischen 88 und 99% angegeben

Die CRF wird nicht als eigene Erkrankung klassifiziert, sondern ist in der neuen ICD-10-Version [ICD-10-CM 2015 („International Classification of Diseases, 10th Revision, Clinical Modification 2015")] als **Symptomkomplex** unter der Bezeichnung R53.0 („neoplastic malignant related fatigue") aufgenommen.

Diagnostik der CRF

Ihre Aufgabe ist es, spezifische Ursachen und Einflussfaktoren der Symptomatik zu identifizieren und die Symptome der CRF sowie der sie begleitenden Beschwerden frühzeitig und differenziert zu erfassen. Entsprechend den Empfehlungen aktueller Leitlinien sollten alle Patienten während der Tumortherapie und in der Nachsorge regelmäßig durch **geeignete Screeninginstrumente** in Bezug auf CRF untersucht werden ([9]; ◻ **Abb. 1**). Bei Werten >3 in der LASA („linear analog self assessment scale") empfiehlt sich eine weiterführende diagnostische Abklärung.

Alle Patienten sollten während der Therapie und in der Nachsorge regelmäßig auf CRF untersucht werden

In der klinischen Praxis nimmt das anamnestische Gespräch eine zentrale Rolle ein. In ihm sollten zunächst die Art, die Ausprägung und der zeitliche Verlauf der Beschwerden erfragt werden sowie auch, ob die Symptome als neuartig bzw. ungewohnt erlebt werden. Hierbei wird empfohlen, sich an den Kriterien zu orientieren, die analog der ICD-10 vorgeschlagen wurden und die sich als reliabel und valide erwiesen haben [10]. Zudem sollte auf mögliche Zusammenhänge der Beschwerden mit Begleiterkrankungen (s. unten), der aktuellen Medikation einschließlich Selbstmedikationen

Tab. 1 Basislabordiagnostik

Bereich	Zielgrößen
Hämatologie	Blutbild Differenzialblutbild Retikulozyten
Klinische Chemie	CRP Glukose Transaminasen Harnstoff Kreatinin Elektrolyte Ferritin
Endokrinologie	TSH

CRP C-reaktives Protein, *TSH* thyreoidstimulierendes Hormon.

(s. unten), dem Gebrauch von **Genuss- und Rauschmitteln** sowie dem **Schlafverhalten** geachtet werden. Auch Erschöpfungs- und Müdigkeitsepisoden in der Vorgeschichte und das Ausmaß der körperlichen Aktivität sollten erfragt werden.

Eine eingehende Medikamentenanamnese ist von Bedeutung

Eine eingehende Medikamentenanamnese ist von Bedeutung, da Müdigkeit und verminderte Vigilanz häufige Nebenwirkungen verschiedener Arzneimittel sind [11]. Einige zur Tumortherapie eingesetzte Tyrosinkinaseinhibitoren, z. B. Regorafenib, können Fatigue fördern, oder, wie Sunitinib, zu einer Hypothyreose führen.

Ebenso wesentlich ist es, den Zusammenhang mit **psychischer Komorbidität** zu klären. Aufgrund der Überlappung der CRF in einzelnen Symptombereichen mit den klinischen Zeichen einer **Depression** ist diesbezüglich immer eine differenzialdiagnostische Abklärung erforderlich [4]. Der Einsatz von psychometrischen Verfahren, insbesondere von Fragebögen zur Selbsteinschätzung, kann bei der Diagnostik der CRF hilfreich sein [12]. Mit ihnen können die Art und Intensität der Symptome der tumorassoziierten Fatigue sowie deren Auswirkungen auf verschiedene Lebensbereiche erfasst werden.

Die einer spezifischen Therapie zugänglichen Ursachen der multifaktoriell bedingten CRF müssen identifiziert werden

Die Anamnese, **körperliche Untersuchung** und eine **Basislabordiagnostik** (■ **Tab. 1**) dienen der Abklärung möglicher Ursachen oder beeinflussender Faktoren der CRF. Da diese multifaktoriell bedingt ist, ist es wichtig, diejenigen Parameter zu identifizieren, die eine spezifische Therapie möglich machen. Weiterführende Labor- oder apparative Untersuchungen bringen in den meisten Fällen keine weitere Aufklärung und sollten nur in begründeten Einzelfällen zielgerichtet durchgeführt werden.

Therapie

Die Behandlung der CRF muss in den meisten Fällen ohne eindeutig diagnostizierte Ursache erfolgen. Sie ist daher primär darauf ausgerichtet, die Symptome zu reduzieren und dem Patienten angemessene **Bewältigungsstrategien** zu vermitteln. Sie richtet sich nach der Situation der Tumorerkrankung und dem Ausmaß der individuellen Beschwerden bzw. der funktionellen Beeinträchtigungen. Grundsätzlich gilt, dass die CRF so früh wie möglich behandelt werden sollte, um einer Chronifizierung entgegenzuwirken. Heutzutage stehen als Optionen hierfür

Die CRF sollte so früh wie möglich behandelt werden, um einer Chronifizierung entgegenzuwirken

- körperliches Training,
- psychosoziale Therapieansätze,
- Mind-Body-Interventionen sowie
- medikamentöse Behandlungsansätze

zur Verfügung [2, 9].

Körperliches Training

Ausdauer- und Krafttrainingsprogramme beugen dem Teufelskreis aus Bewegungsmangel, Verlust an Kondition und rascher Erschöpfung vor und können Patienten mit CRF empfohlen werden, solange keine Kontraindikationen bestehen. Insgesamt sind sehr gute Daten für die Effekte des körperlichen Trainings im Hinblick auf die Reduktion der Fatigue vorhanden, wobei auf der Basis der vorliegenden Studien v. a. dem Ausdauertraining ein hoher Stellenwert beigemessen wird, da für das progressive Krafttraining noch weniger Arbeiten veröffentlicht wurden [13, 14, 15].

Meist wird eine Kombination von Kraft- und Ausdauertraining empfohlen

Die meisten Empfehlungen sehen eine Kombination von Kraft- und Ausdauertraining vor. Ein medizinisches Aufbautraining sollte mehrmals pro Woche stattfinden und tägliche Ausdauer- und 2-mal wöchentlich Krafttrainingseinheiten umfassen. Die Trainingsdauer sollte etwa 30–45 min pro Trainingseinheit betragen [16]. Es hilft, die Neigungen der Patienten bezüglich der verschiedenen Sportarten zu berücksichtigen sowie Intensität und Dauer der Trainingseinheiten an die Möglichkeiten der Patienten und die jeweilige Krankheitssituation anzupassen und über einen Zeitraum von

1–2 Monaten langsam zu steigern. Bei Trainingsprogrammen während der Therapiephase sollte die Belastungsintensität nicht zu hoch gewählt werden [Richtwert 50–60% der maximalen Belastbarkeit (maximaler Puls bzw. maximale Kraft) nicht überschreiten [17]].

Bei Trainingsprogrammen während der Therapiephase sollte die Belastungsintensität nicht zu hoch gewählt werden

Psychosoziale Behandlungsansätze

In den letzten Jahren wurde eine Vielzahl von psychosozialen Interventionen entwickelt und evaluiert, die darauf abzielen, die CRF durch **gezielte Verhaltensstrategien** zu reduzieren bzw. durch **Veränderung des Erlebens** positiv zu beeinflussen. Psychosoziale Interventionen umfassen verschiedene Interventionen wie psychosoziale Beratung, Psychotherapie, Psychoedukation sowie Mind-Body-Verfahren. Sie zielen darauf ab, dem Patienten zu helfen, mit der Fatigueproblematik besser umgehen zu können, seine kognitive Bewertung der erlebten Fatigue und die damit verbundene Verarbeitungsstrategie zu verändern und Selbsthilfe- sowie Selbstfürsorgestrategien zu fokussieren, um die Belastungen durch die Fatigue zu reduzieren oder zu erleichtern [18].

Psychosoziale Interventionen sollen dem Patienten helfen, mit der Fatigueproblematik besser umgehen zu können

Information und Beratung

Strategien der Information und Beratung beziehen sich primär auf die Vermittlung von Wissen in Bezug auf die **Entstehung der Fatigue**, ihre Einflussfaktoren und die **Einflussmöglichkeiten**. Auf der Basis dieser Informationen kann der Patient seinen Alltag unter den Rahmenbedingungen der Fatigueproblematik besser gestalten, seine Aktivitäten besser planen sowie besser mit den erlebten Einschränkungen infolge der CRF umgehen.

Psychoedukative Interventionen

Sie können als Einzel- oder Gruppenintervention angeboten werden und verbinden Information und Beratung mit strukturierten Aufgaben, einem durch einen Leiter moderierten Austausch der Erfahrungen der Teilnehmer (im Fall eines Gruppenangebots) sowie die Anleitung zur Neuerprobung bestimmter Verhaltensweisen. In der Regel wird Psychoedukation auf der Basis eines strukturierten und manualisierten Leitfadens mit einer vorgegebenen Anzahl von Sitzungen durchgeführt. Das wichtigste Ziel psychoedukativer Interventionen sind die Förderung und Stärkung des Selbstmanagements mit dem Ziel einer besseren Bewältigung der Fatigue und damit verbundener Folgeprobleme [19, 20].

Das wichtigste Ziel psychoedukativer Interventionen sind die Förderung und Stärkung des Selbstmanagements

In Abgrenzung zur reinen Information und Beratung beinhalten psychoedukative Interventionen neben Informationen immer übende und erfahrungsorientierte Elemente. Für den deutschsprachigen Bereich liegen ein psychoedukatives **Schulungsmanual** und Selbstmanagementprogramm für die CRF vor [21]. Wissenschaftliche Untersuchungen zur Evaluation der psychoedukativen Programme bei tumorassoziierter Fatigue zeigten, dass durch diese eine Verbesserung der Lebensqualität zu erzielen war und die Fatigue mit kleinen bis mittleren Effektstärken reduziert werden konnte [22, 23].

Der prophylaktische Einsatz psychoedukativer Maßnahmen zur Vorbeugung der Fatigue vor der Therapie wird derzeit sehr unterschiedlich bewertet. Während teilweise positive Auswirkungen auf das Fatigueerleben berichtet wurden, konnte in einer aktuellen Studie zum Einsatz einer psychoedukativen Maßnahme vor Beginn der Radiotherapie für die Behandlungsgruppe kein Effekt auf die Fatigue oder die Lebensqualität nachgewiesen werden [24].

Kognitiv-behaviorale Therapie (CBT)

Diese Intervention scheint insbesondere für Patienten mit einer chronischen oder **Langzeitfatigue** geeignet zu sein. Die CBT zeigt gewisse Überschneidungen mit den Ansätzen der Psychoedukation, insoweit die dort vorgeschlagenen Strategien auf der Basis der kognitiven Verhaltenstherapie umgesetzt werden. Im Gegensatz zu psychoedukativen Maßnahmen ist die therapeutische Intervention eher auf eine gezielte Veränderung von Kognitionen und Verhaltensweisen ausgerichtet, die das Fatiguesyndrom stärken oder unterstützen können. Hierbei werden v. a. ungünstige Verarbeitungsstrategien, Rezidiv- oder Progressionsangst sowie dysfunktionale Kognitionen in Bezug auf Fatigue fokussiert, was sich im Vergleich zu anderen psychosozialen Interventionen als effektivste Interventionsform bei CRF erwies [22, 23].

Im Gegensatz zur Psychoedukation ist die CBT eher auf eine gezielte Veränderung von Kognitionen und Verhaltensweisen ausgerichtet

Die CBT ist die effektivste psychosoziale Interventionsform bei CRF

Mind-Body-Interventionen

Unter diesem Begriff werden Interventionen zusammengefasst, die aktive und gesundheitsfördernde Strategien des Patienten aufbauen, mit dem übergeordneten Ziel, die Selbstfürsorge zu stärken. Im Kontext der CRF werden zurzeit **achtsamkeitsbasierte Verfahren** sowie **Yoga** und **Qigong** diskutiert.

Die Achtsamkeitsmeditation ist ein Verfahren, das primär auf Meditationsübungen ausgerichtet ist und vereinzelt auch Bewegungsübungen einschließt und in Form eines speziellen Trainings zur Achtsamkeit („mindfullness-based stress reduction": MBSR) verstärkt auch bei Krebspatienten eingesetzt wird. In einer kürzlich veröffentlichten Metaanalyse wurden Effekte der MBSR bei verschiedenen Zielkriterien aus dem Bereich der Lebensqualität und psychischen Befindlichkeit bei Krebspatienten nachgewiesen, wobei im Durchschnitt mittlere Effektstärken erzielt wurden [25, 26]. Allerdings konnte nur in wenigen Studien ein Effekt der MBSR im Hinblick auf eine Reduktion der tumorassoziierten Fatigue nachgewiesen werden. Aufgrund der derzeitigen Datenlage scheint die MBSR derzeit als eine Methode zur Verbesserung der allgemeinen Lebensqualität geeignet zu sein, zur Beurteilung ihrer Bedeutung als spezifische Maßnahme zur Reduktion der Fatigue liegen jedoch noch keine ausreichenden Daten vor.

Laut derzeitiger Datenlage scheint die Achtsamkeitsmeditation zur Verbesserung der allgemeinen Lebensqualität geeignet zu sein

Yoga verbindet körperliche Haltungen mit Atemübungen und Meditationstechniken. In einer Metaanalyse zu seiner Wirksamkeit bei Krebspatienten allgemein sowie im Hinblick auf die Reduktion von Fatigue wurden spezifische Effekte in Bezug auf die CRF belegt [27, 28].

Medikamentöse Behandlungsansätze

Die medikamentöse Therapie der CRF hat zum Ziel, den Einfluss von spezifischen Faktoren, wie beispielsweise Anämie, Malnutrition, Schlaf- oder endokrinologische Störungen, zu mindern. Zudem wird versucht, auf mögliche pathogenetische Faktoren Einfluss zu nehmen, z. B. auf dopaminerge und serotoninerge Systeme des ZNS (Zentralnervensystem) und solche der zentralen Energiehomöostase.

Erythropoesestimulierende Agenzien (ESA)

Ihre Anwendung kann die Symptomatik der CRF bei anämischen Patienten während der Chemotherapie vermindern. Der zu erwartende Behandlungseffekt ist jedoch meist nicht stark ausgeprägt und tritt vornehmlich bei Hämoglobinwerten zwischen 8 und 10 mg/dl auf [29]. Aufgrund möglicher unerwünschter Wirkungen ist eine kritische Nutzen-Risiko-Abwägung erforderlich, und die Empfehlungen aktueller Leitlinien sollten beachtet werden.

Der Einsatz erythropoesestimulierender Agenzien erfordert eine kritische Nutzen-Risiko-Abwägung

Antidepressiva und Psychostimulanzien

Interventionsstudien mit Antidepressiva aus der Gruppe der selektiven Serotoninwiederaufnahmehemmer (SSRI), wie Paroxetin, zeigten bislang keine spezifische Wirksamkeit bezüglich der CRF [29]. **Bupropion** gehört zu der Klasse der selektiven Noradrenalin-/Dopaminwiederaufnahmehemmer (NDRI), und Ergebnisse einer Fallserie mit Patienten unterschiedlicher Krebserkrankungen weisen auf einen möglichen positiven Effekt auf die CRF hin [30].

Die Psychostimulanzien **Methylphenidat** (MP) und **Modafinil** (MF) können Symptome der CRF verringern, allerdings legen die negativen Ergebnisse aktueller Studien eine sehr zurückhaltende Anwendung von Psychostimulanzien nahe [31]. Grundsätzlich können beide Substanzen bei CRF in Deutschland nur „off-label" eingesetzt werden. Häufig auftretende unerwünschte Wirkungen von Methylphenidat sind Nervosität, Schlaflosigkeit, Kopfschmerzen, Mundtrockenheit und Übelkeit. Psychostimulanzien sollten nur in begründeten Einzelfällen zur Anwendung kommen [32].

Psychostimulanzien sollten nur in begründeten Einzelfällen zum Einsatz kommen

Synthetische Glukokortikoide

In der **palliativmedizinischen Situation** können sich Glukokortikoide durch ihre zentralnervösen und antiinflammatorischen Effekte positiv auf die tumorassoziierte Fatigue und damit verbunden auf die Lebensqualität auswirken. In einer neueren Studie wurde ein positiver Effekt von täglich 4 mg Dexamethason über 14 Tage bei Patienten mit fortgeschrittenen Tumorerkrankungen und Fatigue nachgewiesen [33]. Fachgesellschaften empfehlen kurzzeitige Behandlungen, insbesondere wenn die Fa-

Fachgesellschaften empfehlen nur kurzzeitige Behandlungen mit Glukokortikoiden

tigue mit Zeichen und Beschwerden des Kachexie-Anorexie-Syndroms verbunden ist oder bei Knochen- bzw. Hirnmetastasen [8].

Ginseng

Es gilt als traditionelles Mittel gegen Erschöpfungszustände aller Art. In klinischen Studien wurden der amerikanische (*Panax quinquefolius*) und der asiatische Ginseng (*Panax ginseng C. A. Meyer*) auf ihre Wirksamkeit gegen tumorassoziierte Fatigue untersucht. Die Ergebnisse der Studien legen nahe, dass sowohl Extrakte aus *Panax quinquefolius* als auch aus *Panax ginseng* die CRF wirksam mindern können [34], und in einer neueren Untersuchung konnte die Fatigue deutlich reduziert werden [35]. Die Verträglichkeit von Ginsengpräparaten in den empfohlenen Dosierungen ist meist sehr gut. Unerwünschte Wirkungen sind leichte Kopfschmerzen, Einschlafstörungen und gastrointestinale Unverträglichkeiten.

Sowohl Extrakte aus *Panax quinquefolius* als auch aus *Panax ginseng* können die Fatigue wirksam mindern

Resümee

Die tumorassoziierte Fatigue ist das häufigste Folgeproblem einer Tumorerkrankung und -behandlung und kann körperliche, psychische und kognitive Symptome aufweisen. Fatigue kann in allen Krankheitsphasen auftreten. Neben der akuten Fatigue bis etwa 3 Monate nach Beendigung der Tumortherapie werden die Fatigue als Langzeitfolge, die noch Jahre nach der Behandlung bestehen kann, sowie die Fatigue bei Patienten mit fortgeschrittener Erkrankung unterschieden.

Fatigue kann in allen Krankheitsphasen auftreten

Die Fatiguesymptome sind subjektiv belastend und können die Lebensqualität, das Alltagsleben und die berufliche Leistungsfähigkeit erheblich einschränken. Die Ursachen der Fatigue sind multikausal, die pathophysiologischen Mechanismen sind noch immer weitgehend ungeklärt.

Bei allen Tumorpatienten sollte in regelmäßigen Intervallen ein Screening auf Fatigue erfolgen, um eine frühzeitige Therapie einleiten zu können. Bei Patienten mit Fatiguebelastung soll eine diagnostische Abklärung nach Algorithmus erfolgen, um mögliche Ursachen der Symptome behandeln zu können. Für die Diagnostik sind eine ausführliche Anamnese, körperliche Untersuchung und Basislabordiagnostik in der Regel ausreichend. Wegen der Häufigkeit psychischer Komorbidität ist die Abgrenzung zu depressiven Störungen wichtig.

Für die CRF-Diagnostik sind eine ausführliche Anamnese, körperliche Untersuchung und Basislabordiagnostik in der Regel ausreichend

Therapeutisch bewährten sich Trainingsprogramme für Ausdauer- und Krafttraining sowie psychosoziale Ansätze wie Psychoedukation und kognitiv-behaviorale Therapien. Mind-Body-Interventionen wie Achtsamkeitsmeditation, Yoga und Qigong können ergänzend eingesetzt werden, auch wenn die Datenlage zur Reduzierung der Fatigue noch nicht ausreichend ist. Für hochdosierte Ginsengpräparate konnte in klinischen Studien eine Besserung der CRF festgestellt werden. Methylphenidat kann in Einzelfällen mit stark ausgeprägter Fatigue in einschleichender Dosierung hilfreich sein. Eine zeitlich begrenzte Behandlung mit Glukokortikoiden kann die Fatigue und die Lebensqualität in der palliativen Situation verbessern. Die besten Therapieerfolge sind am ehesten von einem **multimodalen Therapiekonzept** zu erwarten, das sowohl körperliche Trainingsmaßnahmen als auch psychoonkologische Interventionen umfasst.

Eine zeitlich begrenzte Behandlung mit Glukokortikoiden kann die Fatigue und die Lebensqualität in der palliativen Situation verbessern

Fazit für die Praxis

- **Die tumorassoziierte Fatigue ist das häufigste Folgeproblem einer Tumorerkrankung und -behandlung und kann in allen Krankheitsphasen auftreten.**
- **Bei allen Tumorpatienten sollte in regelmäßigen Intervallen ein Screening auf Fatigue erfolgen, um eine frühzeitige Therapie einleiten zu können.**
- **Für die Diagnostik sind eine ausführliche Anamnese, körperliche Untersuchung und Basislabordiagnostik in der Regel ausreichend.**
- **Trainingsprogramme für Ausdauer- und Krafttraining und psychosoziale Ansätze wie Psychoedukation und kognitiv-behaviorale Therapien bewährten sich in der CRF-Behandlung, Mindbody-Interventionen können ergänzend eingesetzt werden.**
- **Die besten Therapieerfolge sind von einem multimodalen Therapiekonzept zu erwarten.**

Korrespondenzadresse

Prof. Dr. J. Weis
Klinik für Tumorbiologie Freiburg
Breisacher Straße 117, 79106 Freiburg
weis@tumorbio.uni-freiburg.de

Einhaltung ethischer Richtlinien

Interessenkonflikt. J. Weis und M.E. Heim geben an, dass kein Interessenkonflikt besteht.

Dieser Beitrag beinhaltet keine Studien an Menschen oder Tieren.

Literatur

1. Heim M, Weis J (2015) Fatigue bei Tumorerkrankungen: Erkennen, Behandeln, Vorbeugen. Schattauer, Stuttgart New York
2. NCCN (National Comprehensive Cancer Network) (2015) Clinical practice guidelines in oncology: cancer related fatigue. Version 4. National Comprehensive Cancer Network, Fort Washington. http://www.nccn.org/professionals/physician_gls/f_guidelines.asp. Zugegriffen: 11.09.2015
3. Ancoli-Israel S, Moore PJ, Jones V (2001) The relationship between fatigue and sleep in cancer patients: a review. Eur J Cancer Care 10:245–255
4. Brown LF, Kroenke K (2009) Cancer-related fatigue and its associations with depression and anxiety: a systematic review. Psychosomatics 50(5):440–447
5. Scott JA, Lasch KE, Barsevick AM (2011) Patients' experiences with cancer-related fatigue: a review and synthesis of qualitative research. Oncol Nurs Forum 38(3):191–203
6. Shi Q, Smith TG, Michonski JD et al (2011) Symptom burden in cancer survivors 1 year after diagnosis: a report from the American Cancer Society's studies of cancer survivors. Cancer 117:2779–2790
7. Andrykowski MA, Donovan KA, Laronga C et al (2010) Prevalence, predictors, and characteristics of off-treatment fatigue in breast cancer survivors. Cancer 15(116):5740–5748
8. Radbruch L, Strasser F, Elsner F et al (2008) Fatigue in palliative care patients – an EAPC approach. Palliat Med 22:13–32
9. Bower JE, Bak K, Berger A et al (2014) Screening, assessment, and management of fatigue in adult survivors of cancer: an American Society of Clinical Oncology clinical practice guideline adaptation. J Clin Oncol 32:1840–1850
10. Donovan K, McGinty H, Jacobsen P (2013) A systematic review of research using diagnostic criteria for cancer related fatigue. Psychooncology 22:737–744
11. Zlott D, Byrne M (2010) Mechanisms by which pharmacologic agents may contribute to fatigue. PM R 2(5):451–455
12. Alexander S, Minton O, Stone PC (2009) Evaluation of screening instruments for cancer-related fatigue syndrome in breast cancer survivors. J Clin Oncol 27(8):1197–1201
13. Brown JC, Huedo-Medina TB, Pescatello LS et al (2011) Efficacy of exercise interventions in modulating cancer-related fatigue among adult cancer survivors: a meta-analysis. Cancer Epidemiol Biomarkers Prev 20:123–133
14. Cramp F, Byron-Daniel J (2012) Exercise for the management of cancer-related fatigue in adults. Cochrane Data Base Syst Rev 11:CD006145. DOI: doi:10.1002/14651858.CD006145.pub3
15. Strasser B, Steindorf K, Wiskemann et al (2013) Impact of resistance training in cancer survivors: a meta-analysis. Med Sci Sports Exerc 45:2080–2090
16. Wiskemann J, Hedrich C et al (2012) Krafttraining. Körperliche Aktivität und Sport bei Krebs. In: Baumann FT, Jäger E, Bloch W (eds) Sport und körperliche Aktivität in der Onkologie. Springer, Berlin Heidelberg New York, S 131–144
17. Buffart LM, Galvão DA, Brug J et al (2014) Evidence-based physical activity guidelines for cancer survivors: current guidelines, knowledge gaps and future research directions. Cancer Treat Rev 40(2):327–340
18. Mustian K, Morrow G, Carroll J et al (2007) Integrative nonpharmacologic behavioral interventions for the management of cancer-related fatigue. Oncologist 12:52–67. DOI: 10.1634/theoncologist.12-S1-52
19. Boesen EH, Ross L, Frederiksen K et al (2005) Psychoeducational intervention for patients with cutaneous malignant melanoma: a replication study. J Clin Oncol 23:1270–1277
20. Williams SA, Schreier AM (2005) The role of education in managing fatigue, anxiety, and sleep disorders in women undergoing chemotherapy for breast cancer. Appl Nurs Res 18:138–147
21. de Vries U, Reif K, Petermann F et al (2011) Fatigue individuell bewältigen (FIBS): Schulungsmanual und Selbstmanagementprogramm für Menschen mit Krebs. Huber, Bern Stuttgart Toronto
22. Jacobsen PB, Donovan KA, Vadaparampil ST et al (2007) Systematic review and meta-analysis of psychological and activity-based interventions for cancer-related fatigue. Health Psychol 26:660–667
23. Kangas M, Bovbjerg DH, Montgomery GH (2008) Cancer-related fatigue: a systematic and meta-analytic review of non-pharmacological therapies for cancer patients. Psychol Bull 134:700–741
24. O'Brien L, Loughnan A, Purcell A, Haines T (2014) Education for cancer-related fatigue: could talking about it make people more likely to report it? Support Care Cancer 22(1):209–215
25. Ledesma D, Kumano H (2009) Mindfulness-based stress reduction and cancer: a meta-analysis. Psychooncology 18:571–579
26. Shennan C, Payne S, Fenlon D (2011) What is the evidence for the use of mindfulness-based interventions in cancer care? A review. Psychooncology 20(7):681–697
27. Buffart L, Uffelen J va, Riphagen I et al (2012) Physical and psychosocial benefits of yoga in cancer patients and survivors, a systematic review and meta-analysis of randomized controlled trials. BMC Cancer 12:559. DOI: 10.1186/1471-2407-12-559
28. Kiecolt-Glaser JS, Bennett JM, Andridge R et al (2014) Yoga's impact on inflammation, mood, and fatigue in breast cancer survivors: a randomized controlled trial. J Clin Oncol 32(10):1040–1049
29. Minton O, Stone P, Richardson A et al (2010) Drug therapy for the management of cancer related fatigue. Cochrane Database Syst Rev 7:CD006704
30. Moss EL, Simpson JS, Pelletier G (2006) An open-label study of the effects of bupropion SR on fatigue, depression and quality of life of mixed-site cancer patients and their partners. Psychooncology 15:259–267
31. Fife K, Spathis A, Dutton SJ et al (2013) A multicenter, randomized, double-blinded, placebo-controlled trial of modafinil for lung cancer-related fatigue: dose response and patient satisfaction data. J Clin Oncol [Suppl] 31:9503
32. Moraska AR, Sood A, Dakhil SR et al (2010) Phase III, randomized, double-blind, placebo-controlled study of long-acting methylphenidate for cancer-related fatigue: North Central Cancer Treatment Group NCCTG-N05C7 trial. J Clin Oncol 28:3673–3679
33. Yennurajalingam S, Frisbee-Hume S, Palmer JL et al (2013) Reduction of cancer-related fatigue with dexamethasone: a double-blind, randomized, placebo-controlled trial in patients with advanced cancer. J Clin Oncol 31:3076–3082
34. Finnegan-John J, Molassiotis A, Richardson A et al (2013) A systematic review of complementary and alternative medicine interventions for the management of cancer-related fatigue. Integr Cancer Ther 12:276–290
35. Barton DL, Liu H, Dakhil SR et al (2013) Wisconsin Ginseng (*Panax quinquefolius*) to improve cancer-related fatigue: a randomized, double-blind trial, N07C2. J Natl Cancer Inst 105:1230–1238

Printed in the United States
By Bookmasters